からだの動きの解剖生理学

編集 **加藤征治** 大分大学名誉教授

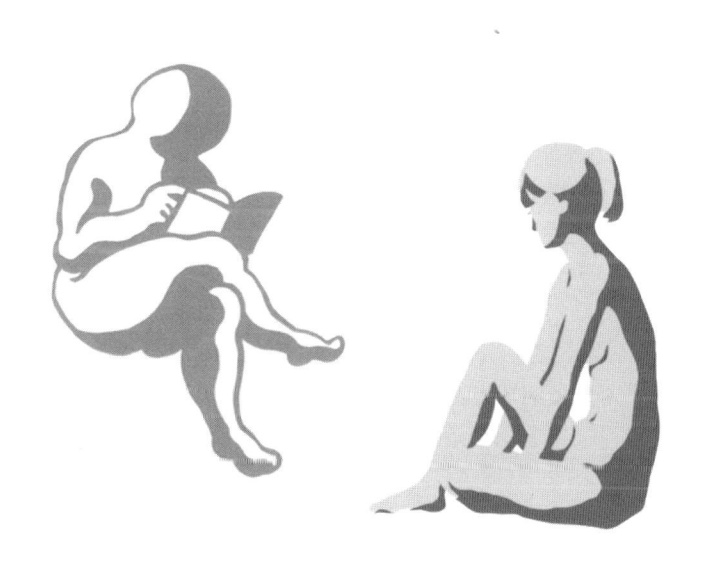

金芳堂

編集

加藤 征治　　大分大学名誉教授, 医学博士
　　　　　　　大分大学非常勤講師（医学部解剖学講座）
　　　　　　　後藤学園藤華医療技術専門学校長

著（執筆順）

宮原 龍司　　後藤学園藤華医療技術専門学校 理学療法学科 学科長
彌田 　剛　　後藤学園藤華医療技術専門学校 作業療法学科 学科長
原 　賢治　　福岡リハビリテーション専門学校 専任教員
森田 正治　　福岡国際医療福祉学院 理学療法学科 学科長
　　　　　　　国際医療福祉大学大学院 准教授
澤田 泰洋　　中部大学 生命健康科学部作業療法学科 助教
東 　裕一　　柳川リハビリテーション学院 理学療法学科 専任教員
松田 隆治　　熊本総合医療リハビリテーション学院 作業療法学科 主任講師
佐藤 佳代子　学校法人後藤学園 附属リンパ浮腫研究所 所長
安部 眞佐子　大分県立看護科学大学 生体科学講座 准教授
佐々木寿美子　後藤学園藤華医療技術専門学校 看護学科 専任教員
原山 路乃　　後藤学園藤華医療技術専門学校 看護学科 主事

はじめに

　医療に携わる人々にとって，医学の基礎となる解剖生理学は必須の学科目である．特に，看護・介護やリハビリテーションなどの医療技術を専門とする領域においては，からだのつくりと動き，その運動機能・技術に関する解剖学的・生理学的知識は極めて重要である．それら習得するための教科課程では，講義と実習を含めてかなりの学習時間数を要する．教科内容は，基礎医学関連では，からだの基本構造である運動器系，筋肉の神経支配による運動調節，栄養の消化・吸収，排泄や呼吸と循環，自律神経・内分泌系による内臓機能の調節，さらに神経系・感覚器系による情報の受容・伝達・処理など多岐にわたる．また，臨床医学領域の各疾病・疾患や加齢・老化に伴う身体機能の変化などの理解に，解剖生理学的アプローチが必要となる．

　本書はこのような観点から，看護師，理学療法士，作業療法士，視能訓練士，臨床検査技師，放射線技師，管理栄養士などの多くの医療従事者達にとって医療現場で役立つ解剖生理学の知識と技術を修得することを目的として編纂したものである．さらに，このような医療技術系に留まらず広く歯学・薬学・農学・人間生物学系の分野など多くの学生さん達にご活用いただければ幸いである．

　本書の特徴は，「からだの動き」をキーワードとして，その機序を基礎と臨床の両面から概観するものである．各章の執筆はいずれも医療技術系の教育機関（大学・専門学校）に所属し国家資格取得の指導に当たっている新進気鋭の教員や病院や医療介護施設など臨床の第一線で活躍している医療従事者達11名による．なお，分担執筆により章ごとの内容の粗密は否めないが，短時間の学習で理解し憶えやすくするため，基本的知識の記述と明快なアトラス（解剖図譜）を見開きページにまとめた．さらに，各章・項目の合間に関連する事項を「コラム」として記したので，一読し「解剖生理学」に興味を深めていただきたい．

　なお，執筆内容に関して，分担執筆者が参考にさせていただいた多くの著書・文献等を巻末に記載し，深謝するとともに，改めて諸先生方に敬意を表します．本書の執筆に際して，ご協力ご助言頂いた戸崎昭一先生（戸崎鍼灸院長）に感謝します．また，本書の出版にあたりいろいろご尽力下さった株式会社金芳堂代表取締役市井輝和氏，編集部前崎節也氏の各位に篤く御礼申し上げます．

　　平成22年8月　盛夏

　　　　　　　　　　　　　　　　　　　　　　　　　編集　加藤征治

『からだの動きの解剖生理学』 正誤表

ページ	行（図・表）	誤	正
3	図1-1	正中面（矢状面）	矢状面（正中面）
6	右5行目	（筋細胞）	（筋線維）
8	右4行目	すべて伸筋	主に伸筋
10	左2行目	図1-12	図1-13
11	図1-14	a．第1のてこのシーソーの図中黒矢印の上の文字欠損	作用点を挿入
13	左30行目	運動障害	運動麻痺
30	右3行目	が存在する（図2-9）．	が存在する．
31	右8行目	図2-11	図2-13
35	左4行目	酸化酵素活性が低く	酸化酵素活性が高く
45	左19行目	7～10kcal	7～12kcal
54	図4-1	頭頚部の伸展	頭頚部の屈曲
54	図4-2	頭頚部の屈曲	頭頚部の伸展
54	右14行目	制限される（図4-5b）．	制限される．
54	右16行目	図4-5a	図4-4a
55	図4-5a	露出された環椎関節	露出された環軸関節
56	左11行目	周囲を固められている	周囲を筋で固められている
58	右6行目	外転も屈曲と同様に60°程度	外転は30°程度
63	右8行目	橈側手根関節	橈骨手根関節
63	右10行目	橈側手根関節	橈骨手根関節
65	図4-12	第8～12肋骨	第11～12肋骨
65	右33行目	皮膚骨	皮置骨
67	コラム7行目	内側上顆起ころ	内側上顆から起こる
67	コラム11行目	からきます	働きます
69	左33行目	矢状面から20°	前額面から45°
70	図4-19	体側下肢	対側下肢
70	左22行目	平坦し	平坦化
70	右7行目	後方回旋は脊柱起立筋，腹直筋，	後方回旋は腹筋群，
70	右7行目	腹直筋	ハムストリングス
71	図4-21	腹横筋	腹直筋
71	図4-21	腹筋膜	腹横筋
72	図4-23	外反膝	内反膝
72	図4-23	内反膝	外反膝
106	左9行目～10行目	大きなかたまりで	大きな組織で

107	左14行目	など嗅覚以外の…	などの…
112	図6-19	視床 ⇔ 小脳	⇔を削除
113	左1行目〜2行目	延髄での錐体交叉をはじめとして随所で交叉している	延髄の錐体で大半が交叉している．
179	右2行目	胸腺	胸腺は
183	コラム3行目	離乳といいますが，	離乳といいます．
184	右7行目	粘液を分泌するする	粘液を分泌する
189	コラム6行目	作用をします．	作用もします．
195	コラム11行目	達してしる	達している
196	右2行目	上部のみがお	上部のみが
202	MEMO 2行目	髄液中	髄質内
205	右2行目	尿たんぱく，	尿たんぱくは，
209	コラム18行目	図10-5	図10-7
211	表10-1	低調液、等調液	低張液，等張液
217	右18行目	反射的陰茎筋	反射的に陰茎筋
221	MEMO 2行目	黄体形成ホルモンが（LH）が	黄体形成ホルモン（LH）が
227	コラム17行目	プリゲステロン	プロゲステロン
230	右2行目	未分化生殖線	未分化生殖腺
231	コラム4行目	Ｉ部の	一部の
237	図11-4	効果器（汗腺・立毛筋・一部の血管）	効果器（汗腺・一部の血管）

目　次

1章　からだの動きと解剖学・生理学 ……… 1

1　人体の構造—形態科学としての解剖学（宮原龍司） ……… 2
- A　はじめに ……… 2
- B　解剖学とは ……… 2
- C　解剖学用語 ……… 2
- D　人体の構成 ……… 3
  - 1　細胞 ……… 3
  - 2　組織 ……… 3
  - 3　器官 ……… 4
  - 4　器官系 ……… 4
  - 5　個体 ……… 5

2　人体の生理（彌田　剛） ……… 6
- 1　細胞・組織の活動 ……… 6
- 2　情報の伝導・伝達 ……… 6
- 3　筋肉の収縮 ……… 6
- 4　神経伝達調節 ……… 6
- 5　感覚 ……… 6
- 6　内分泌 ……… 6
- 7　消化と吸収 ……… 7
- 8　体液の物質輸送，止血，免疫機構 ……… 7
- 9　循環と呼吸 ……… 7
- 10　尿の生成と排泄 ……… 7

3　人体の運動（森田正治） ……… 8
- 1　運動の基本面と運動軸 ……… 8
- 2　直立姿勢 ……… 8
- 3　内力と外力 ……… 8
- 4　トルク ……… 9
- 5　てこ ……… 9

4　からだの動きを理解するにあたって（彌田　剛） ……… 12
- 1　国際生活機能分類 ……… 12
- 2　各器官の機能障害について ……… 12

2章　骨格の構成と関節・靱帯運動（原　賢治） ……… 15

1　骨格の構成 ……… 16
- 骨の形態・分類 ……… 16
  - 1　骨の形・性状による分類 ……… 16
  - 2　骨の位置による分類 ……… 17

2　骨の組織構造 ……… 20
- 1　緻密骨 ……… 20
- 2　海綿骨 ……… 20
- 3　骨膜 ……… 20
- 4　骨髄 ……… 21
- 5　軟骨 ……… 21
- 6　血管・神経の分布 ……… 21

3 骨の構成要素と成分 …… 22
- A 構成要素 …… 22
  1. 骨芽細胞 …… 22
  2. 骨細胞 …… 22
  3. 破骨細胞 …… 22
- B 成分（有機成分と無機成分）…… 23
  1. コラーゲン線維 …… 23
  2. プロテオグリカン …… 23
  3. 無機成分 …… 23

4 骨の発生と成長と代謝，機能 …… 24
- A 骨の発生と成長 …… 24
  1. 軟骨性骨化 …… 24
  2. 膜性骨化 …… 24
  3. 骨端成長板 …… 24
- B 骨の代謝 …… 25
  1. パラソルモン …… 25
  2. カルシトニン …… 25
  3. 成長ホルモン …… 25
  4. ビタミン …… 25
- C 骨の生理的機能 …… 25
  1. 機械的支持・運動作用と保護作用 …… 25
  2. カルシウムの貯蔵作用 …… 25
  3. 造血作用 …… 25

5 関節の構造と機能 …… 26
- A 関節の構成組織による分類 …… 26
  1. 線維性関節 …… 26
  2. 軟骨性関節 …… 26
  3. 滑膜性関節 …… 26
- B 関節の種類 …… 26
  1. 1軸性関節 …… 26
  2. 2軸性関節 …… 26
  3. 多軸関節 …… 27
- C 関節の機能 …… 27
  1. 関節を構成する組織とその役割 …… 27
  2. 関節の具体的な機能 …… 28
  3. 関節運動の表し方 …… 28
- D 関節運動の障害 …… 28

6 腱および靱帯の構造と機能 …… 30
- A 腱 …… 30
  1. 腱の形態 …… 30
  2. 腱の構造 …… 30
- B 靱帯 …… 30
  1. 靱帯の構造 …… 30
  2. 靱帯の機能 …… 31

3章 筋肉の構成と収縮運動 （森田正治）…… 33

1 筋とは？また，筋の分類 …… 34
  1. 筋の種類 …… 34
  2. 骨格筋の構造 …… 34

2 筋の補助装置 …… 38

　　　　　筋紡錘と腱紡錘……… 38

3 **骨格筋の筋収縮分類とその違い** …………………………………………… 42
　　　1 骨格筋の筋収縮の作用……… 42　　　3 骨格筋の長さ−張力曲線……… 43
　　　2 等尺性・等張性・等速性収縮……… 42　　4 骨格筋の力−速度曲線……… 43

4 **骨格筋の筋収縮メカニズムとそのエネルギー産生** ………………………… 44
　　　1 生理学的見地における筋収縮のメカニズム……… 44
　　　2 エネルギーの産生・貯蔵・消費・補充……… 45

5 **骨格筋の収縮エネルギーと筋疲労** ………………………………………… 48
　　　1 筋疲労の原因とその回復……… 48

4章　からだの運動 ……………………………………………………………… 53

1 **頭頸部・頸椎の運動**（森田正治）……………………………………………… 54
　　　1 頭頸部の運動……… 54　　　　3 環軸関節複合体の運動……… 54
　　　2 環椎後頭関節の運動……… 54　　4 第2頸椎以下の運動……… 55

2 **上肢帯と肩の動き**（澤田泰洋）………………………………………………… 56
　　　1 肩の骨……… 56　　　　　　　4 神経……… 57
　　　2 関節……… 56　　　　　　　　5 靱帯……… 57
　　　3 肩を動かす主な筋……… 57　　6 肩の動き……… 58

3 **肘関節・前腕の運動**（澤田泰洋）……………………………………………… 60
　　　1 肘関節と前腕の骨……… 60　　4 神経……… 61
　　　2 関節……… 60　　　　　　　　5 靱帯……… 61
　　　3 筋……… 60　　　　　　　　　6 肘関節の動き……… 61

4 **手関節と手の運動**（澤田泰洋）………………………………………………… 62
　　　1 手関節の骨……… 62　　　　4 神経……… 63
　　　2 関節……… 62　　　　　　　　5 靱帯……… 63
　　　3 筋……… 62　　　　　　　　　6 手の動き……… 63

5 **体幹の運動**（東　裕一）………………………………………………………… 64
　　A 胸椎の構造と運動……… 64
　　　1 胸椎の構造と特徴……… 64　　2 胸椎の運動……… 64
　　B 胸郭の構造と呼吸運動……… 64
　　　1 関節と肋骨の運動……… 64　　2 呼吸筋……… 65
　　C 腰椎の構造と運動……… 65
　　　1 椎体と椎間円板の構造……… 65　3 運動範囲……… 67
　　　2 脊柱の靱帯……… 66　　　　　4 背筋群の機能……… 67

6 **下肢帯と股関節の運動**（東　裕一）…………………………………………… 68
　　A 骨盤の構造……… 68
　　B 股関節の構造……… 69

C　股関節の運動と仙腸関節の運動……………………………70
　　　D　立位時における骨盤周辺の筋活動……………………………70

7　**膝関節の運動**（東　裕一）……………………………………………72
　　　A　下肢のアライメント………………………72
　　　B　大腿脛骨関節の構造………………………72
　　　C　膝蓋大腿関節の構造………………………73
　　　D　膝の運動………………………73
　　　E　膝の安定性………………………74

8　**足関節・足部の運動**（東　裕一）……………………………………76
　　　A　足関節の構造と運動軸……………………76
　　　　　1　遠位脛腓関節………76　　　3　距骨下関節………76
　　　　　2　距腿関節………76　　　　　4　横足根関節………77
　　　B　足のアーチ………………………77
　　　　　1　内側縦アーチ………77　　　3　横アーチ………77
　　　　　2　外側縦アーチ………77
　　　C　足関節・足部の運動………………………77
　　　　　1　足関節複合体の運動………77　　2　脛腓関節の動き………78
　　　D　側副靱帯………………………78
　　　　　1　内側側副靱帯………78　　　2　外側側副靱帯………78

5章　末梢神経系の支配　…………………………………………81

1　**神経系とは？　神経細胞と神経線維**（澤田泰洋）………………………82
　　　A　神経組織………………………82
　　　　　ニューロン（神経元）………82
　　　B　神経膠組織………………………82
　　　C　シナプス………………………83
　　　D　跳躍伝導と活動電位………………………83
　　　E　末梢神経の構造………………………83
　　　　　1　神経線維………83　　　2　神経線維の伝達性状………84

2　**脳神経の構造と働き**（宮原龍司）……………………………………86
　　　　　1　脳神経全体の構造………86　　2　脳神経の経路と働き………87

3　**脊髄神経の構造と働き**（宮原龍司）…………………………………90
　　　　　1　脊髄神経全体の構造………90　　3　脊髄神経の分布と走行………91
　　　　　2　脊髄神経の起部………90　　　4　脊髄神経の枝………91

4　**自律神経の構造と働き**（宮原龍司）…………………………………94

二つの自律神経………94
　　　　1　交感神経系………94　　　　2　副交感神経系………95

6章　中枢神経系（脳・脊髄）の支配 ……………………………………………… 97

1　中枢神経系とは？（宮原龍司）………………………………………………… 98
　　1　中枢神経の発生………98　　　2　脳の構造と機能………98

2　脊髄の構造と機能（宮原龍司）………………………………………………… 100
　　1　脊髄の構造………100　　　2　脊髄の機能………101

3　脳幹の構造と働き（彌田　剛）………………………………………………… 104
　　1　脳幹の構造………104　　　2　脳幹の働き………105

4　間脳・辺縁系の構造と働き（彌田　剛）……………………………………… 106
　　1　間脳・辺縁系の構造………106　　　2　間脳・辺縁系の働き………107

5　小脳と大脳基底核の構造と働き（彌田　剛）………………………………… 108
　　1　小脳の位置・構造………108　　　3　小脳・大脳基底核の働き………108
　　2　大脳基底核の構造………108

6　大脳皮質の構造と働き（彌田　剛）…………………………………………… 110
　　1　大脳の構造………110　　　3　大脳の情報の流れ………110
　　2　大脳皮質連合野………110　　　4　大脳皮質の働き………111

7　錐体路と錐体外路（彌田　剛）………………………………………………… 112
　　1　そもそも伝導路とは？………112　　　3　錐体外路………113
　　2　錐体路………112

7章　感覚器とその受容・伝達の仕組み（松田隆治）……………………………… 115

1　体性感覚…………………………………………………………………………… 116
　　1　皮膚の組織構築と受容器………116　　　3　深部感覚（筋・関節の固有感覚）………117
　　2　表在感覚－皮膚感覚………116

2　特殊感覚1 ………………………………………………………………………… 120
　　1　視覚………120　　　2　聴覚………121

3　特殊感覚2 ………………………………………………………………………… 126
　　1　嗅覚………126　　　2　味覚………126

4　内臓感覚…………………………………………………………………………… 130
　　1　臓器感覚………130

8章　呼吸器系と心臓血管系・リンパ系の構造と働き（佐藤佳代子）…135

1　呼吸器系の構造と働き－上気道 …………………136
- 1　鼻腔………136
- 2　咽頭………136
- 3　喉頭………137
- 4　発生の仕組みと構音………138

2　呼吸器系の構造と働き－下気道・肺 …………………140
- A　下気道………140
  - 1　気管と気管支………140
- B　肺………140
  - 1　肺の構造………140
  - 2　肺葉と肺区域………141
  - 3　肺胞………141
  - 4　胸膜………142
  - 5　呼吸に関与する筋………143

3　心臓血管系－動脈と静脈 …………………144
- 1　血管壁の構造………144

4　心臓血管系－心臓 …………………146
- 1　心臓の構造………146
- 2　心臓の拍出機能………148

5　肺循環と体循環－動脈系 …………………150
- 1　肺循環（小循環）………150
- 2　体循環（大循環）………150

6　体循環－静脈系 …………………154
- 1　胎児循環………157
- 2　胎児循環の切り替わり………157

7　血液の組成と働き …………………160
- 1　細胞成分（血球）－赤血球・白血球と血小板………160
- 2　液体成分（血漿）………161
- 3　血液型と輸血………161

8　リンパ管系の概要 …………………162
- 1　リンパ管の構造………162

9　リンパ系－リンパ管・リンパ節 …………………166
- 1　リンパ管とリンパ節の分布………166
- 2　深部リンパ管………169

10　免疫機構としてのリンパ系 …………………172
- 1　リンパ性器官………172
- 2　リンパ組織………173

9章　栄養素の消化・吸収と代謝（安部眞佐子）…175

1　消化器系の概観 …………………176
- A　消化器系の構造………176
  - 1　消化管………176
  - 2　付属器官………176
- B　消化管の基本構造………177

  C 消化管の動きと機能……………………………177
    1 消化管の動き………177   3 免疫系としての機能………179
    2 消化と吸収………178

2 **咀嚼と嚥下**………………………………………………………………180
  A 咀嚼に働く器官とその動き……………………180
    1 口腔………180   4 歯………181
    2 顎………180   5 舌………181
    3 咀嚼筋………180   6 唾液腺………181
  B 嚥下に働く器官とその動き……………………181
    1 咽頭………181   3 嚥下に関与する筋群………182
    2 食道………181
  C 咀嚼と嚥下の生理運動……………………………182
    1 咀嚼………182   2 嚥下………182

3 **胃の動きと消化**………………………………………………………184
  A 胃の構造……………………………………184
    1 胃の位置と構造………184 2 胃粘膜と胃腺………184
  B 胃の動き……………………………………184
    1 受け入れ弛緩………185 3 排出能………185
    2 収縮………185   4 空腹時の動き………185
  C 胃の化学的消化……………………………185

4 **小腸の動きと管腔内消化**………………………………………186
  A 小腸の構造…………………………………186
    1 小腸の表面構造………186 3 小腸吸収上皮細胞………187
    2 絨毛の構造………186
  B 小腸の動き…………………………………187
  C 腸液と膵液，胆汁の作用………………………187
    1 糖質，タンパク質の消化………188 3 微量栄養素の吸収………188
    2 脂質の吸収………188

5 **大腸の動きと排便**………………………………………………190
  A 大腸の構造…………………………………190
    1 大腸の組織構造………190 2 回盲弁………190
  B 大腸の動き…………………………………190
    1 回盲部からの流入………191 2 膨起往復運動………191
  C 大腸の機能…………………………………191
    1 分泌………191   3 糞便形成………191
    2 吸収………191
  D 排便………………………………………191

- 6 肝臓・胆嚢・膵臓の構造と機能 192
  - A 肝臓の構造と機能 192
    - 1 肝臓の構造と 192
    - 2 肝小葉 192
    - 3 肝臓の機能 192
  - B 胆嚢の構造と機能 193
    - 1 胆嚢の構造 193
    - 2 胆嚢の収縮と胆汁分泌 193
    - 3 胆嚢での胆汁の濃縮 193
  - C 膵臓の構造と機能 193
    - 1 膵臓の構造 194
    - 2 膵液の分泌 194
- 7 腹膜と腹膜腔 196
  - A 腹膜 196
  - B 腹膜腔 196

10章　泌尿・生殖器とその働き（佐々木寿美子） 199

- 1 泌尿器の構造と尿の生成 200
  - A 腎臓の構造と血管系の特徴 200
    - 1 腎臓の構造 200
    - 2 ネフロン 200
    - 3 糸球体の傍糸球体装置 201
    - 4 血管系の特徴 201
  - B 尿の生成 202
    - 1 第一段階−糸球体濾過 202
    - 2 尿細管での再吸収と分泌 202
- 2 尿の性状と排尿路・排尿のしくみ 204
  - A 尿の性状 204
    - 1 尿量 204
    - 2 尿の成分 204
    - 3 尿の比重 204
    - 4 におい 204
    - 5 pH 204
    - 6 タンパク尿 205
  - B 排尿路 206
    - 1 尿管 206
    - 2 膀胱 206
    - 3 尿道 206
  - C 排尿のしくみ 207
    - 1 蓄尿反射 208
    - 2 排尿反射 208
    - 3 排尿障害 208
- 3 体液の調整—酸・塩基平衡 210
  - A 細胞内液と細胞外液 210
    - 1 体液の特徴 210
    - 2 体液のイオン組成 211
    - 3 水分の出納 211
    - 4 脱水 211
    - 5 酸塩基平衡の調節機構 212
  - B 体液のpHを調節するメカニズム 213
    - 1 血液の緩衝液作用による調節 213
    - 2 尿生成による調節 213

4 男性生殖器と精子の生成 ……………………………………………………………………………… 214
- A 男性生殖器の構造 …………………………… 214
    1. 精巣（睾丸） …… 214
    2. 精路 …… 214
    3. 付属生殖腺 …… 215
    4. 陰茎 …… 215
- B 男性の生殖機能 ……………………………… 215
    1. 精子と精液 …… 215
    2. 性反応 …… 217

5 女性生殖器と卵子の生成・排卵 …………………………………………………………………… 218
- A 女性生殖器の構造 …………………………… 218
    1. 卵巣 …… 218
    2. 卵管 …… 218
    3. 子宮 …… 219
    4. 腟 …… 220
    5. 女性外陰部（会陰） …… 220
    6. 乳腺 …… 220
- B 性周期と排卵 ………………………………… 220
    1. 下垂体と卵巣系のホルモン調節 …… 220
    2. 卵巣周期 …… 221
    3. 月経周期 …… 221

6 妊娠の成立と胎盤の形成 ………………………………………………………………………… 224
- A 妊娠の成立 …………………………………… 224
    1. 卵子の形成 …… 224
    2. 受精のメカニズム …… 224
    3. 着床と妊娠の成立 …… 224
- B 胎盤の形成と機能 …………………………… 226
    1. 胎盤の構造と機能 …… 226
    2. 羊水の機能 …… 226

7 胎児の発育と出産，成長と老化 …………………………………………………………………… 228
- A 胎児の発育 …………………………………… 228
    1. 初期の分化 …… 228
    2. 胎児の発育 …… 229
    3. 胎児循環 …… 229
- B 出産と成長・老化 …………………………… 229
    1. 分娩 …… 229
    2. 生殖器の発生・発達 …… 230
    3. 思春期 …… 230
    4. 閉経と更年期 …… 230

11章　内臓機能の調節 （原山路乃） ……………………………………………………………… 233

1 自律神経系の構造と働き ………………………………………………………………………… 234
- A 自律神経系による身体機能の調節のしくみ …………………………… 234
    1. 神経性調節 …… 234
    2. 液性調節（化学的調節） …… 234
- B 自律神経系の構成 …………………………… 235
    1. 自律神経の遠心路 …… 235
    2. 交感神経の構造 …… 235
    3. 副交感神経の構造 …… 236
    4. 自律神経の求心路 …… 237
    5. 自律神経の二重支配 …… 237
    6. 自律神経系の伝達物質 …… 238
- C 交感神経と副交感神経の働き ……………… 238

2 内分泌器官の特徴とホルモンの分泌 ……240
- A ホルモンとは……240
- B ホルモンと受容体……240
- C 内分泌器官とホルモンの種類……241
- D ホルモンの分泌調節……241
  - 1 調節ホルモンによる分泌調節……241
  - 2 液性因子による分泌調節……243
  - 3 神経刺激による分泌調節……243

3 視床下部・下垂体とホルモンの作用 ……244
- A 視床下部の構造と機能……244
- B 下垂体の構造と機能……244
- C 下垂体から分泌されるホルモンとその作用……245
  - 1 前葉から分泌されるホルモン……245
  - 2 後葉から分泌されるホルモン……246

4 甲状腺・上皮小体とホルモンの作用 ……248
- A 甲状腺の構造と機能……248
- B 甲状腺から分泌されるホルモンとその作用……249
- C 上皮小体の構造と機能……250
- D 上皮小体ホルモンの働き……250

5 副腎・膵島とホルモンの作用 ……252
- A 副腎の構造と機能……252
  - 1 副腎皮質ホルモンの働き……252
  - 2 副腎髄質ホルモンの働き……254
- B 膵島の構造と機能……254
  - 1 膵島から分泌されるホルモンの働き……254

6 その他の内分泌器官から分泌されるホルモン ……256
- A 松果体から分泌されるホルモン……256
- B 性腺から分泌されるホルモン……256
- C 消化管から分泌されるホルモン……257
- D 腎臓から分泌されるホルモン……257
- E 心臓から分泌されるホルモン……257
- F 脂肪細胞から分泌されるホルモン……258
- G 胎盤から分泌されるホルモン……258

コラム

- ・「生理学」って何？ ……………………………………………………… 7
- ・腰仙連結に関する破格と奇形 …………………………………………… 18
- ・足関節底背屈～立脚相期から遊脚相まで ……………………………… 19
- ・人工関節の金属は錆びないの？ ………………………………………… 21
- ・関節が鳴る？ ……………………………………………………………… 29
- ・予測的姿勢調節 …………………………………………………………… 37
- ・脊髄における抑制 ………………………………………………………… 40
- ・体の中を列車が走る！－「アナトミー・トレイン（解剖列車）の話」 … 41
- ・あなたはウサギタイプそれともカメタイプ？ ………………………… 47
- ・死硬直と解硬 ……………………………………………………………… 50
- ・「テンセグリテイー」って何？ ………………………………………… 51
- ・ロコモーショントレーニングで転倒予防 ……………………………… 59
- ・「アナトミー・トレイン」補遺～トレインに"脱線"もある ………… 67
- ・安定したコルセット～腰背筋膜（胸腰筋膜） ………………………… 71
- ・靭帯損傷 …………………………………………………………………… 75
- ・足関節の捻挫 ……………………………………………………………… 79
- ・神経組織の灰白質と白質 ………………………………………………… 84
- ・ナイチンゲールとデュナン～「国際赤十字」の設立 ………………… 85
- ・「腰痛」とその治療の一考察 …………………………………………… 93
- ・脊髄反射，いろいろ ……………………………………………………… 102
- ・「高次脳機能障害」って何？ …………………………………………… 103
- ・皮膚感覚とは？ …………………………………………………………… 118
- ・手の形と動き・指紋・爪 ………………………………………………… 118
- ・赤外線利用のサーモグラフィ …………………………………………… 119
- ・赤ちゃんの日光浴とその紫外線対策 …………………………………… 122
- ・機内で耳が痛い …………………………………………………………… 124
- ・「聴診器」－臨床医学に持ちこまれた最初の医療機器 ……………… 125
- ・「味」の不思議 …………………………………………………………… 127
- ・「におい」の種類 ………………………………………………………… 127
- ・糖尿病とインスリン ……………………………………………………… 128
- ・足底にある足弓の鐙（あぶみ） ………………………………………… 129
- ・身体内部の臓器を意識しますか？ ……………………………………… 131
- ・湿疹・蕁麻疹と帯状疱疹 ………………………………………………… 133
- ・「睡眠時無呼吸症候群」とポリソムノグラフィー …………………… 139
- ・血管の神経支配 …………………………………………………………… 159
- ・「血圧」が高い …………………………………………………………… 159
- ・「浮腫」の話 ……………………………………………………………… 164
- ・「リンパ浮腫」の治療とケア …………………………………………… 170
- ・西洋医学最大の発見？「血液循環」 …………………………………… 171
- ・摂食・嚥下障害と食事 …………………………………………………… 179
- ・顎の動きと離乳 …………………………………………………………… 183
- ・薄切り肉は嚥下対応食？ ………………………………………………… 183
- ・「タンパク質」の吸収 …………………………………………………… 188
- ・レジスタントスターチとは？ …………………………………………… 189
- ・胃の中で生活する「ピロリ菌」 ………………………………………… 189

- 中鎖脂肪酸含有脂肪（MCT）とは？ …………………………… 194
- 腸内細菌 …………………………… 194
- 化学療法〜皮下埋め込み式中心静脈カテーテル留置 …………… 195
- 頭で食べる「内臓脂肪ダイエット」 …………………………… 197
- 「尿検査」の話〜クレアチニン・クリアランス（Ccr）とは？ ……… 205
- 尿管結石の治療〜「体外衝撃破砕石法」 …………………………… 207
- 「人工透析」の話〜血液透析におけるブラッドアクセスとは？ …… 209
- 輸液製剤としてのリンゲル液 …………………………… 213
- 前立腺がんの治療〜「小線源療法」 …………………………… 223
- 妊娠検査薬使用時に注意すること！ …………………………… 227
- 性同一性障害（GID）のホルモン療法 …………………………… 231
- 「自律神経失調症」の話 …………………………… 239
- 「ステロイド」の話 …………………………… 246
- 「おっぱい」の話 …………………………… 247
- 「甲状腺」が腫れる …………………………… 251
- 「糖代謝」について …………………………… 251
- 食後の血糖値の上昇と胃の排出能 …………………………… 255
- 「バセドウ病」の話 …………………………… 258

日本語索引 …………………………………………………… 262

外国語索引 …………………………………………………… 272

第1章

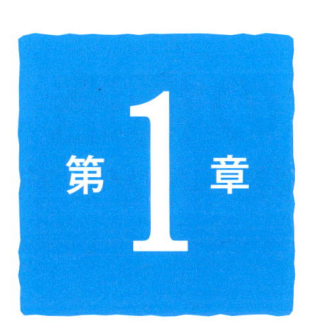

からだの動きと
解剖学・生理学

1
人体の構造 ── 形態科学としての解剖学
2
人体の生理
3
人体の運動
4
からだの動きを理解するにあたって

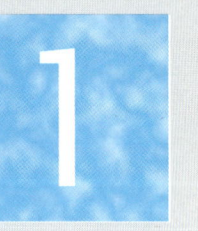

1 人体の構造
——形態科学としての解剖学

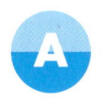

A はじめに

　医療従事者およびその資格取得を目指す者にとって，最も重要な関心事は，"身体の動き"であり，業務を遂行する上で必要な様々な情報を与えてくれる．例えば，看護師にとっては患者の症状や訴えに即座に気づくことが可能になり，理学療法士や作業療法士にとっては患者の抱える問題点の推測が可能となる．ひいては治療計画立案の一助となるなどが挙げられる．

　"身体の動き"を把握するにはどんな知識が必要であろうか？それは，動きに直接働く筋骨格・運動器系，その動きを指令する神経系，また，その動きを感知する感覚器系に関する知識は，十分に熟知する必要がある．さらにその動きを遂行するためのエネルギーという観点から考えると，呼吸器系，循環器系，および嚥下や排泄を含めた消化器系などの理解も必要になってくる．

B 解剖学とは

　医学領域における解剖学は，"人体解剖学 Human Anatomy"が主流である．この学問は，人体を骨格系・筋系・神経系その他の諸系統に区分して系統ごとに別々に記載する「系統解剖学 Systematic Anatomy」と諸系統の局所における相互関係を記載する「局所解剖学 Topographic Anatomy」に分けられる．また，三次元の構造の記載学問である解剖学では，観察と研究の方法によって，肉眼による剖出と観察を行う「肉眼解剖学」と，顕微鏡を用いて人体の微細構造を明らかにする「顕微解剖学」（組織学，Histology）に分けられる．いずれにせよ解剖学は，医学における重要な知識をなすものであることは疑いの余地がない．しかし，これら全てを修得することは大変な時間と労力を要することは容易に想像できる．この項では人体解剖の導入として基礎を説明する．

C 解剖学用語

　何事も論じる上で共通の言語は欠かせなく，形態科学である解剖学も三次元の立体構造を正しく説明する上で決まった専門用語すなわち解剖学用語が必要である．形として人体は，まず"気をつけ"の姿勢で手掌を前に向けた状態の基本的な解剖学的立位肢位がある．人体の方向と位置は全てこの肢位を基準にしている（図1-1）．この解剖学的立位肢位を基準として，人体を上下を分ける水平面，前後に分ける前額面（前頭面），左右に分ける矢状面という3つの面が存在する．正中に近いのを内側，遠いのを外側といい，身体表面に近いのが浅，遠いのが深という．また，立位で，身体の腹側面を前面，背側面を後面といい，沢山の部位・区分がある（図1-2）．

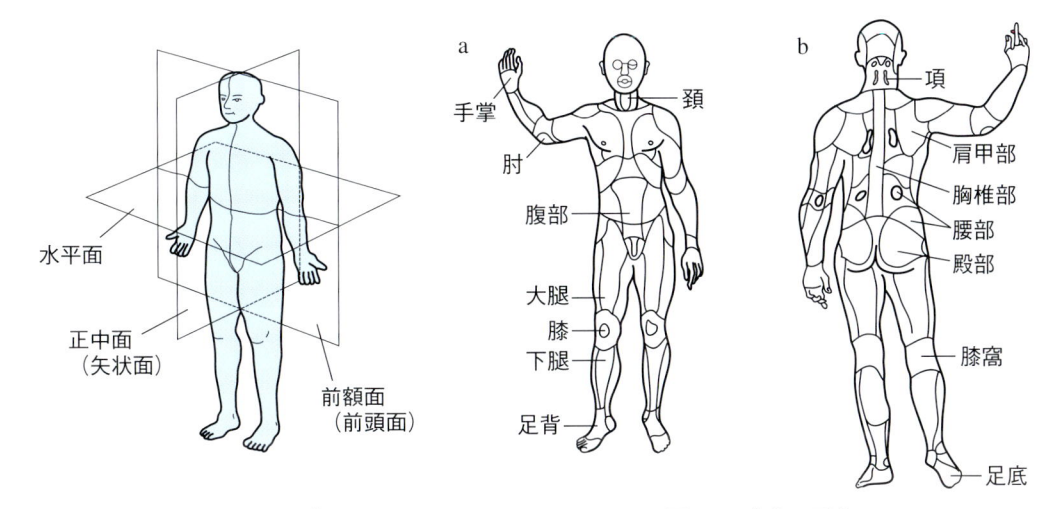

図 1-1 基本的な解剖学的立位肢位と 3 つの面

図 1-2 人体の区分
a 前面（腹側面）b 後面（背側面）

さらに，身体の高い位置にあるものを上方，低い位置にあるものを下方といい，体幹に近いほうは近位，遠いほうは遠位という．

D 人体の構成

ヒトの「からだ」は細胞の集合体である．その細胞はそれぞれの機能ごとに小集団をつくり，それら小集団が集まって組織を形成する．その組織の集合体を器官といい，その器官の集合体を器官系という．その器官系が集まって個体を作っている．

1 細胞 cell

外側を囲んでいる細胞膜，中心にある核，その周囲にある細胞質で構成されている．その細胞質の中にある構造体を細胞小器官という．

細胞膜は外部との相互作用に働き，核は遺伝子情報を収納し活用する．また，細胞小器官のうち，ミトコンドリアはアデノシン三燐酸 ATP の生成，ゴルジ装置は小胞体や，物質の分泌・合成をさせ，リボソームはアミノ酸を連結させて蛋白質の生成する働きがある．

2 組織 tissue

人体の組織は，(1) 上皮組織・(2) 支持組織・(3) 筋組織・(4) 神経組織という 4 種に分類される．

(1) 上皮組織：身体の自由表面を覆う組織で，外表面には皮膚の表皮があり，内表面には消化管，気道，尿路などの粘膜上皮がある．
(2) 支持組織：①結合組織，②軟骨組織，③骨組織，④血液とリンパに分類される．なお，①の結合組織は広義には支持組織と同義語として使われることもある．①は，疎性結合組織，密性結合組織，細網組織，脂肪組織に大別される．疎性結合組織は，皮下組織や粘膜

MEMO 国際解剖学用語（Paris Nomina Anatomica：PNA）
　人体の三次元的な構造と機能を学ぶ学問である解剖学では，からだの方向性・体位やあらゆる臓器・部位に多くの名前（日本解剖学用語）がつけられている．これは国際解剖学用語（PNA）として，世界共通のラテン語（PNA，1955 年 Paris）で決められている．解剖学で学ぶおびただしい数の解剖学用語の並ぶ人体図譜（アトラス）はちょうど人体の地理・"からだの地図帳"のようなものである．

下組織あるいは器官の間など体内で最も広く分布している結合組織である．密性結合組織は膠原線維が主要な構成要素であり，外力に対して強い抵抗力をもつ．結合組織は全身に広く分布し器官，組織，細胞の間隙を埋めている．それらを単に結合・支持・保護するだけでなく，その中に神経や血管を導き，組織器官の代謝，栄養，免疫のような防御機構などとも関連している．②の軟骨組織は，結合組織と同様に細胞と細胞間質とからなる．また，細胞間質の線維成分の性状によって，硝子軟骨，弾性軟骨，線維軟骨の三種に区分される．③の骨組織は，細胞と骨基質（細胞間質）からなる．骨基質には豊富な膠原線維に，カルシウムとリンが主成分のハイドロキシアパタイトが大量に沈着している．④の血液は，細胞間質が液体で，その中に細胞が浮かんでいる流動性の組織である．血液の細胞成分は血球で，赤血球，白血球，血小板からなる．リンパの細胞成分はリンパ球からなる．細胞間質はともに液体で血液では血漿，リンパではリンパ漿と呼ばれ，いずれも凝固因子である線維素原（フィブリノゲン）を含んでいる．
(3) 筋組織：第3章の第1項にて述べる．
(4) 神経組織：末梢神経と中枢神経に分類される．末梢神経組織は第5章，中枢神経組織は第6章で述べる．

3 器官 organ

複数の組織からなり，一定の形態と機能とを備えたものを器官という．心臓，肺，肝臓，腎臓，脾臓，胃，小腸，大腸，胆嚢，膀胱はそれぞれ器官である．これらの器官は組織構造上，中に物質（構造）のある実質性器官と中が空洞になっている中空性器官とに分けられる．

4 器官系 system

多数の器官が集まって一定の連結をなし，生活機能を果たすものを器官系または単に系統という．系統解剖学では器官系を次の10系統に区分する．

①骨格系

骨と軟骨がその構成単位をなす器官で，関節によって可動的に連結される（図1-3）．

②筋系

筋の収縮によって運動の原動力を供給する．骨格系と結びついてこれを動かすので両者をあわせて運動器系ともいう．

③神経系

神経系は一方では感覚器系と密接に連絡して外界の情報を集め，他方では体内に広く分布して身体各部の働きの調節・制御を行う．このようにして複雑な体制をなす全

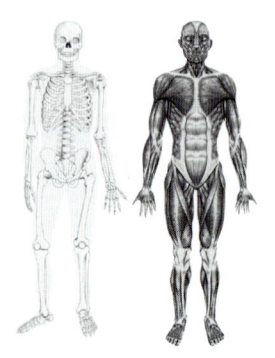

図1-3　骨格系と筋系 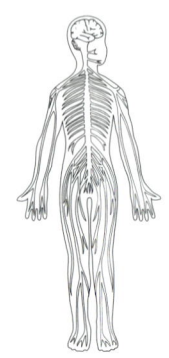　　図1-4　神経系 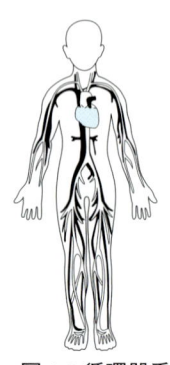　　図1-5　循環器系 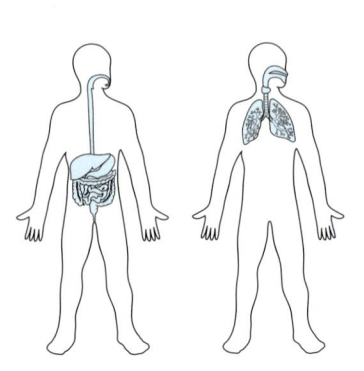　　図1-6　消化器系と呼吸器系（気管と肺）

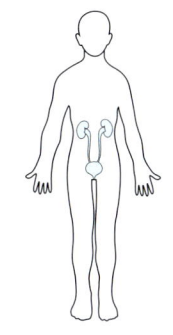

図 1-7　泌尿器系 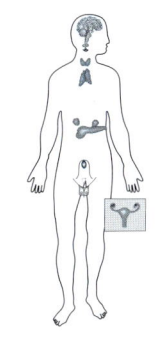　　　　図 1-8　内分泌系 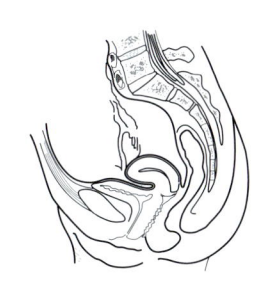　　　　図 1-9　生殖器系（女性）

身を一つの有機体としてまとめ統制を保っている（図 1-4）．

④循環器系

これは生体内における"物質運搬の交通網"といえる．この系は中を還流する成分によって血液が環流する血管系と，リンパが還流するリンパ系に大別されるが，両者は静脈系で連結している．これらの体液循環の原動力をなすのが心臓である．また，循環器系を脈管系（図 1-5）ともいう．

⑤消化器系

栄養分を取り込む器官系で，身体の成長に必要な物質と身体の活動を支えるエネルギー源を取り入れるのが消化器系の役割である（図 1-6）．

⑥呼吸器系

空気中から酸素を取り入れ，身体中で発生した炭酸ガスを放出する器官系である（図 1-6）．

⑦泌尿器系

栄養分の燃焼によって生じる分解産物の中で炭酸ガス以外の物質（主として含窒素化合物）を尿として体外に排出する器官系である（図 1-7）．

⑧内分泌系

ホルモンを産生・分泌する器官系で，ホルモンは血行性に標的器官まで達し，その器官の機能や発育の調節を行う（図 1-8）．

⑨生殖器系

子孫の増殖をはかる器官系である（図 1-9）．

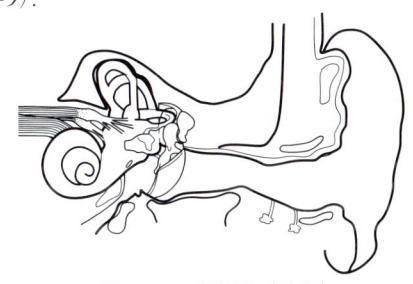

図 1-10　感覚器（聴覚）

⑩感覚器系

感覚器は外界の刺激を受容して神経に伝える器官である．それゆえ感覚器は求心性神経の終末装置と考えられる（図 1-10）．

5　個体

上記の器官系 10 系統が集まって，精神的にも身体的にも統一された全体像を個体という．

2 人体の生理

　からだの動きを理解するためには，前項で述べた「解剖」の知識とこの項で述べる「生理」の知識が必須である．解剖生理学を確実に理解することによりはじめて運動（行動）の理解につながる．以下に生理学的見地より，人体の機能を簡単に説明する．

1　細胞・組織の活動

　生体の基本となる細胞は私たちの体の最小単位である．細胞内小器官である核やミトコンドリア，小胞体などは，それぞれ役割をもって24時間休むことなく働いている．「病気になる」ということは，細胞・組織が壊れたり，正常に働かなくなることを意味する．

　また，細胞質を覆っている細胞膜は常に電気を帯びている．細胞が働いていないときの細胞膜の電位を「静止膜電位」，働くときのそれを「活動電位」という．

2　情報の伝導・伝達

　細胞から起きた電気（活動電位）は神経を通じてそれぞれの場所に送られる．この電気が神経線維（軸索やシュワン鞘）を伝わることを「伝導」といい，次の場所（神経や筋肉）に伝えることを「伝達」という．伝導や伝達がうまくいかないと体を思い通りに動かすことができなくなる．

3　筋肉の収縮

　体が動くことは「筋肉が働く」ということであり，神経から送られた命令がアセチルコリンという伝達物質を介して筋肉に運ばれることによって始まる．このアセチルコリンによって筋膜の興奮が起こり，筋肉（筋細胞）の収縮が起こる．

4　神経伝達調節（自律神経・体性神経）

　ヒトの体を正常な状態に維持するシステムとして大きく「自律神経」と「内分泌」の2つのシステムがあげられる．

　このうち自律神経は全身から送られてくるさまざまな情報を元に身体を正常に働かせるための情報を送る神経系システムであり，「交感神経」と「副交感神経」に分けられる．

5　感覚

　外界からのさまざまな刺激，例えば「痛い・熱い・冷たい」などの皮膚から入る情報や，眼や耳から入ってくる情報などがこれにあたる．これらはそれぞれ情報を受容するセンサー（受容器）により感知され，神経を伝わり脳に送られ，認識される．

6　内分泌

　神経とともに体を正常に調節する機能である．視床下部や下垂体でホルモンを産生，放出し，血液を介して甲状腺や副腎などに伝達される．これにより甲状腺ホルモンや副腎皮質ホルモンが放出され，体の恒常性を維持し

ている．

7 消化と吸収

食物の取り込みから分解，吸収，排泄までをいう．私たちの体に不可欠である3大栄養素（糖質・脂質・タンパク質）は体内で「消化酵素」により分解され，主に小腸で吸収される．この消化酵素は胃や膵臓からでる消化管ホルモンにより分泌が調整される．

8 体液（血液・リンパ）の物質輸送，止血，免疫機構

血液の役割は栄養や酸素，ホルモン，熱などの輸送，病原菌から体を守る免疫機構，止血である．血液中の有形成分である赤血球が酸素や二酸化炭素の運搬，白血球が免疫機構，血小板が止血機構に関与する．そのほか血漿タンパクは，体液の水分量の調節などに関与する．

9 循環と呼吸

心臓の左心室からでた血液は大動脈，細動脈を介して毛細血管となり全身組織に酸素や栄養を送る．また，組織細胞からでた二酸化炭素などは，静脈を介して右心房に戻り肺に送られる．肺では呼吸により取り込まれた酸素と血液を介して送られてきた二酸化炭素を入れ替え，新鮮な血液を心臓に送る．

10 尿の生成と排泄

尿は血液中の液体成分（血漿）が原料である．腎臓で血液が濾過され尿の原料すなわち「原尿」となる．また，原尿のほとんどは腎臓で体内に再吸収される．

コラム 「生理学」って何？

1）「生理学」のイメージ

さて，皆さん，『生理学』についてどのようなイメージを持っていますか？教科書が難解で何を書いているのかわかりにくい，覚えること，理解することが多くて頭が混乱する，など，どちらかといえばとっつきにくくマイナスイメージを持っている方が多いのではないでしょうか．

臨床で日々患者さんと関わる中で「勉強する必要がある」，または「改めて勉強し直さないといけない」と思ってはいるけど，日々の忙しさや他に勉強しなくてはいけないことも多いのでつい先延ばしにしているのではないでしょうか．また，学生さんは「大切なことはわかっているけど，教科書が難解で何を書いているのかさっぱりわからない．勉強が進むなかでいつの間にかさっぱりわからなくなってしまった．」など不安に思っている方が多いことかと思います．

2）「生理学」はこんなに面白い！

さて，皆さんにとって色々な意味で難解に感じている「生理学」，実はとても楽しくかつ役に立つ学問なのです．たとえば，私たちは日々生活する中で友人たちと楽しく会話できたり，おいしいものを食べ幸せな気持ちになったり，スポーツや芸術に触れ，精神的に穏やかな気持ちになったり，など色々な経験を積んでいます．時には悲しくなったり，怒ったりすることもあるでしょう．これらのことは「生理学」を通してなぜそうなるのかを説明することができます．また，ここ数年話題となっている．「生活習慣病」の原因と予防策，このようなことも説明できるのです．

3）「生理学」ってなに？

生理学 physiology とはズバリ「人がなぜ生きていられるのか，なぜ毎日あたりまえのように生活できるのか」を一つ一つ紐解く学問といえます．この本を通して「生命の理」を少しでも理解していただけたら幸いです．

3 人体の運動

1 運動の基本面と運動軸

　運動とは，ある基準点に対する相対的な位置の時間的変化であり，姿勢（体位と構え）が時間的に連続して変化したものである．空間におけるある点の運動軌跡の位置は，身体の各分節の運動と基本面（前額面・水平面・矢状面，図1-1）との関係で運動の方向を記載することができる．身体運動の大部分は関節を運動軸とした分節の回転運動である．運動軸とは回転運動がそれを支点としてあるいは中心として回る軸である．運動軸は運動の面に対して常に直角である．例えば，肩関節は3つのすべての基本面での運動を許容するため，3つの運動軸を有する．

2 直立姿勢

　姿勢とは，一度とった肢位の保持を意味し，空間的・時間的にその変化に対して抵抗する．いわゆる静的に安定した状態をさす．ただ，一見して静止しているように見える場合にも，静止を実現するための不断の動揺・運動が隠されているのが常である．直立姿勢において，身体は絶えず動揺している．頭頂の動揺は周期性を示し，足底から頭頂までのいくつかの骨の作る諸関節は，それに付着する諸筋の収縮により，頭頂動揺を補償するように働いている．身体動揺は重心動揺計によって測定されるが，身体の重心は位置が高く直接測定することができないため，その多くは両足圧中心の位置が記録され，定量的データとして利用されている（図1-11）．

　直立姿勢において働いているこれらの筋は，すべて伸筋であり，重力に抗して一定の姿勢を保つように働いているので抗重力筋とも言われる．直立位にあるときには，筋はその重みのために引っ張られ，伸展しているのであるが，筋におけるこのような伸展刺激を受容する装置として，筋紡錘がある．ところで姿勢保持に必要な持続的な筋収縮は，筋紡錘が伸展刺激を受けてそこに興奮が生じ，その結果，脊髄の反射中枢を介して同じ筋肉に反射性収縮がもたらされる．これが伸張反射であり，姿勢保持において重要な役割をはたしている．このようにして直立姿勢は，無数の絶えざる伸張反射によって，不断の筋緊張調節を受けながら保持されている．

3 内力と外力

　筋骨格系を動かし安定化させる主要な力は，便宜上，内力と外力に大別できる（図1-12）．内力は身体内部の構成体によって生じる．この力は自動的か他動的に区分され，自動的な力は，通常，意志の制御下に刺激された筋によって生じ，他動的な力は，筋内結合組織，靱帯，関節包を含む伸張された関節周囲結合組織内の緊張によって生じる．一般的に，筋由来の自動的な力はすべての内力のうち最大である．外力は一般に外部由来の力によって生じる．この力は，体節質量を引っ

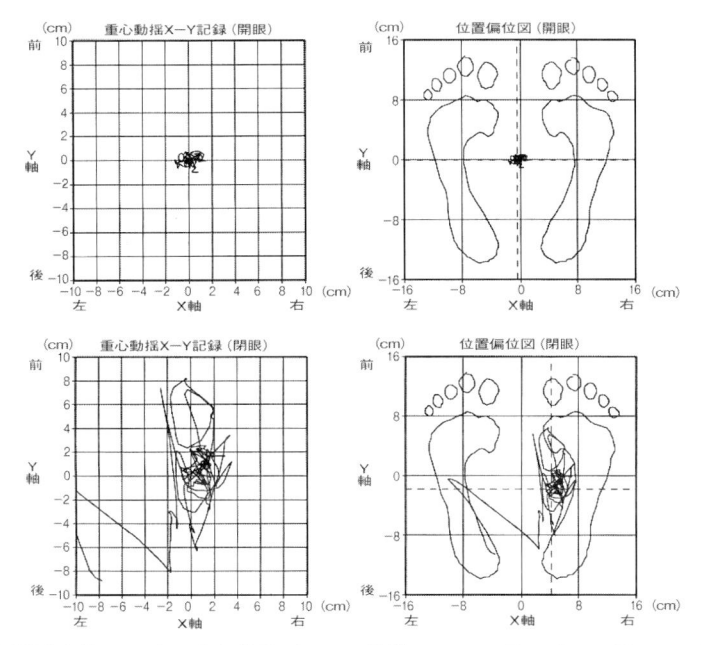

a 開閉眼立位における重心動揺（アニマ社製システムグラビコーダ G-5500）

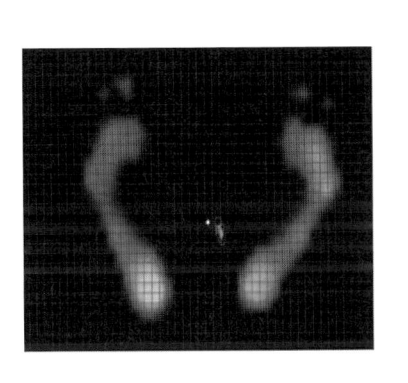

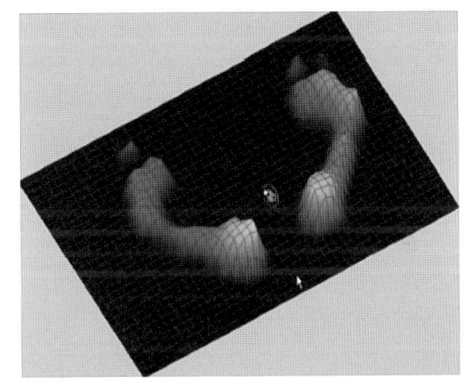

b 開眼立位における重心動揺（zebris 社製 Foot Print）

図 1-11 重心動揺計による測定結果

張る重力，または外からの負荷，例えば荷物，重り，セラピストが患肢に与える力である．各力は生体力学的解析において，大きさ，方向，向き，作用点が識別されるベクトルを表す矢で描くことが多い．

4 トルク

身体に加わる内力と外力において，相対的に大きく作用した方に肘関節の屈曲及び伸展運動を生じる．回転軸（支点）から力点及び作用点までの距離をモーメントアームとよび，力とそのモーメントアームの積はトルク（モーメント）として，物体を回転軸まわりに回転させる（図1-12）．

5 てこ

てことは，支点に支えられた棒からなる単純な器具でシーソーはその典型である．てこはレバーに作用する力によって回転軸（支点）を中心に回転運動を生じる．ここで，力

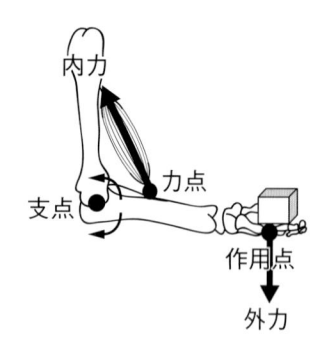

図 1-12　肘関節軸周りのトルク
内力と外力は反対方向に作用し，2つのベクトルは異なる大きさと前腕への作用点を持つ．

点とは力を加える点，支点とは動作を支える点，作用点とは力が作用する点である（図1-12）．身体は，外力または体重に対抗して動くとき，てこの原理を利用して動いている．身体では，骨−レバー，関節−回転軸，筋収縮−力の役目に相当する．外力が無いときは，体重や身体の一部分（体節）の重さが抵抗となる．てこ比とは，力点と作用点にかかるモーメントアームの比率を示し，式で表すと「A × a = B × b」となる（図1-13）．

第1のてこは，反対方向の力の間に支点である回転軸が位置する．身体の第1のてこの例は矢状面における頭部の安定を制御する頭頸部の伸筋である（図1-14a）．

第2のてこは，回転軸がモーメントアームの端に位置し，内力に相当する筋の力が外力である作用点（抵抗）より大きなてこ比を持つ．身体では腓腹筋が第2のてこに相当し，つま先立ちに必要なトルクを生む．この動作の回転軸は中足足根間関節を通る（図1-14b）．

第3のてこは，第2のてこと同様，モーメントアームの端に回転軸がある．物を支えている肘関節屈筋群が第3のてこに相当する．第2のてこと異なり，筋の力のてこ比より第3のてこによって支えられる外部重量のてこ比の方が常に大きい．筋骨格系では第3のてこが最も多くみられる（図1-14c）．

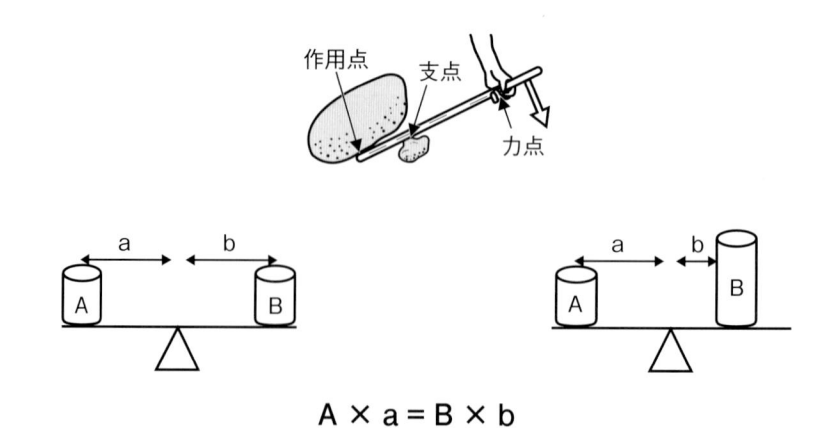

$$A \times a = B \times b$$

シーソーの左右の釣り合いがとれている場合，支点から力点や作用点までの距離（a, b）と力点と作用点にかかる重さ（A, B）の積は等しい．

図 1-13　てこ比

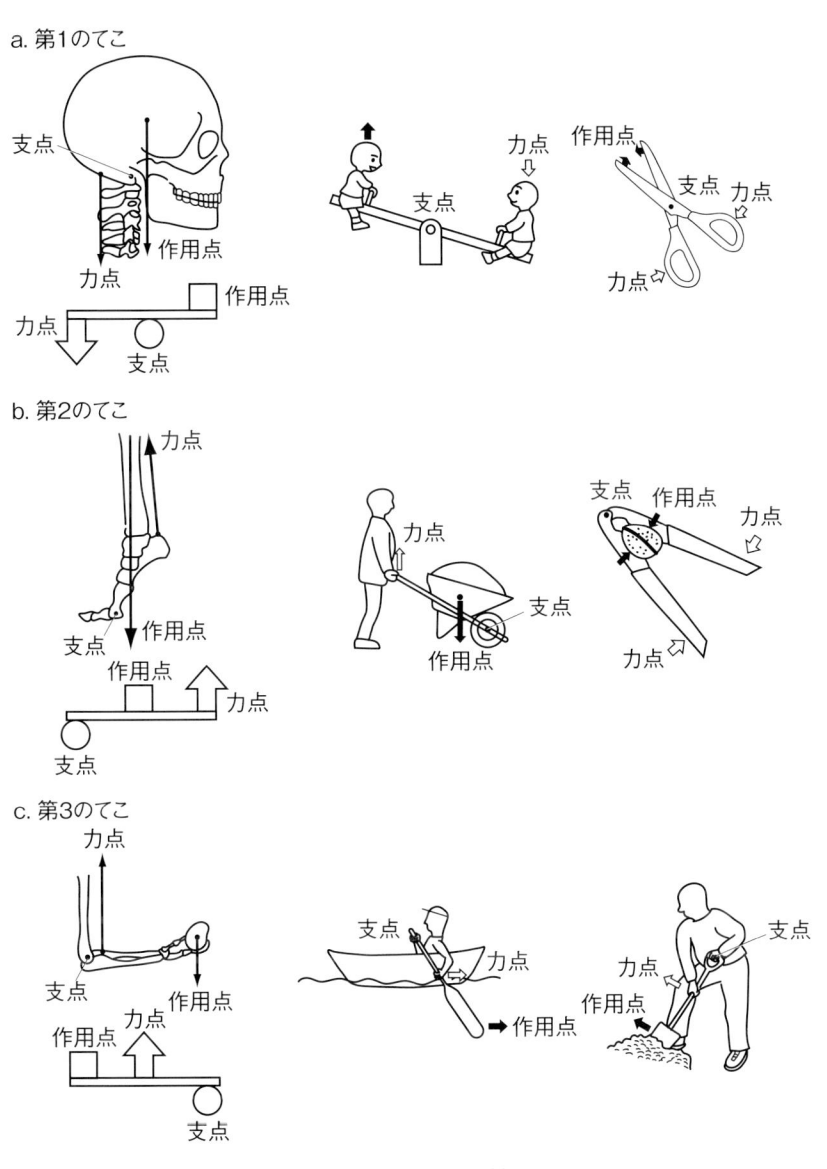

図 1-14 てこの種類

4 からだの動きを理解するにあたって
~ICFとQOLを踏まえて~

1 国際生活機能分類

　私たちは毎日さまざまな行為を行っている．日常生活における食事，更衣，排泄，入浴，整容や仕事，学校での勉強，または趣味としてのスポーツやその他の趣味活動などがこれにあたる．これらを行うとき私たちは己の「体」を使う．その「体」を思い通りに使用するための基本がこれまで述べられてきた「解剖」「生理」「運動」である．

　私たちが対象とする患者さんは病気や怪我により「解剖」「生理」の機能が正常に働かなくなることにより「運動」がうまくできなくなる．その結果，日常生活や社会生活のさまざまなところで不利益を被るのである．これらをWHOでは国際生活機能分類（International Classification of Functioning, Disability and Health：ICF）でわかりやすく区分している．私たちはこれを常に念頭において患者さんと関わる必要がある．以下にICFの概略を記載する（図1-15）．

心身機能：身体系の生理的・心理的機能．
身体構造：器官・肢体とその構成部分など，身体の解剖学的部分．
活　　動：課題や行為の個人による遂行のこと．主に日常生活動作を指す．
参　　加：生活・人生場面への関わりのこと．主に社会生活を指す．
環境因子：人々が生活し，人生を送っている物的環境や人的環境を指す．
個人因子：個人の人生や生活の特別な背景であり，健康状態や健康状況以外のその人の特徴からなる．性別，年齢，その他の健康状態，ライフスタイル，習慣，生育歴，教育歴，職業，過去および現在の経験などが含まれる．

2 各器官の機能障害について

~QOL（Quality of Life）との関連~

　各器官の損傷が心身機能にどのように影響するかを以下に簡単に記載する．

（1）運動器の損傷

　運動器の損傷とは支持器官である骨や関節，筋肉の損傷を意味する．これらの損傷による日常生活上の障害は以下の通りである．

①骨の損傷

　下肢の骨折では己の身体を支えることができなくなる．歩くことができなくなる．
　上肢の骨折では物をもてなくなる．日常使うさまざまな物品の操作ができなくなる．

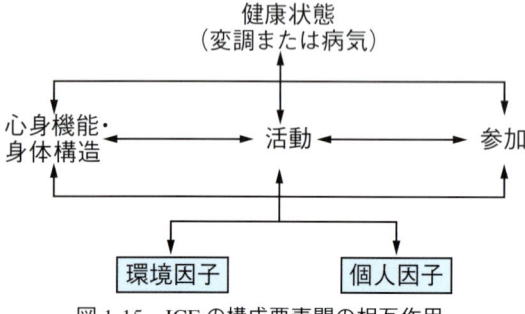

図1-15　ICFの構成要素間の相互作用

②筋肉の損傷

力が入らなくなるため，歩けない，物がもてない，など日常で困ることが多くなる．結果として，関節などにもストレスがかかる．

③関節の損傷

身体の支持機能が低下するとともに，正常な動きができなくなるため，代償を伴う動きとなる．結果，靱帯や筋肉に負担がかかる．

(2) 神経の損傷

神経の損傷は大きく中枢神経の損傷と末梢神経の損傷に分けられる．

①中枢神経の損傷

中枢神経とは脳・脊髄を指す．脳卒中や事故などにより脳が損傷されると損傷された場所に応じて運動麻痺，感覚障害，高次脳機能障害などのさまざまな症状が出現する．また，場所によっては感情などの障害も出現する．

脊髄が損傷されると損傷部位以下の運動麻痺や感覚障害，また排尿障害などの自律神経障害が出現する．

②末梢神経の損傷

末梢神経は脳から脊髄まできた運動の指令を筋肉に伝える，皮膚などにある感覚器からの情報を脊髄へ伝えるなどの役割がある．怪我などにより末梢神経が損傷するとこれらの情報が伝わらなくなり，損傷部位以下の運動障害や感覚障害が出現する．

(3) 循環器の損傷

心臓を中心とした循環器は全身に必要な栄養や酸素を供給するとともに，身体活動の結果，細胞から排泄された不要な物質などを肝臓や腎臓，肺などに輸送する役割がある．循環器の損傷として代表的なものに心筋梗塞や狭心症，血管では動脈硬化などがあげられる．心筋梗塞や狭心症では心臓に栄養を送る冠状動脈の閉塞などにより，心臓に栄養や酸素がいかなくなり，心臓が正常に機能しなくなる．その結果，最悪死に至ることもある．また，これらの病気は脳梗塞の原因にもなる．

(4) 呼吸器の損傷

呼吸器の損傷は肺や気管（支）の損傷を意味する．これらが損傷されると酸素を十分に取り込むことができなくなるとともに二酸化炭素を体外に排出することができなくなる．重篤な場合は体液の酸－塩基調整ができなくなり，結果として死にいたることもある．

(5) 消化器の損傷

消化器とは口腔から肛門までを指す．ここが損傷されると体を動かす上で必要となる栄養素を体内に取り込むことができなくなる．これにより体内の細胞に栄養素が行き渡りにくくなり，結果として運動機能に影響を及ぼす．

(6) 泌尿器系の損傷

腎臓を中心とした泌尿器系が損傷されると尿が排泄されないため，毒素が体内に蓄積され，体液の酸－塩基平衡が保たれなくなる．重篤な腎不全などでは死に至ることもある．

以上，簡単ではあるが，私たちの体を構成する各器官が損傷された時に起こりうる病気や症状を列挙した．

私たちがかかわる患者さんは，このような各器官の損傷が一部もしくは複数あり，多彩な症状を呈している．

私たちはこのことを踏まえ，ヒトの正常な構造と機能を理解し，症状を把握し患者さんに治療・援助・指導することで患者さんの生活の質（Quality of Life：QOL）を高めていかなくてはならない．以下の各章で具体的に学ぶそれぞれの構造・働きを十分理解してもらいたい．

第2章

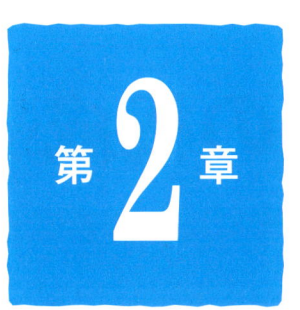

骨格の構成と関節・靱帯運動

1 骨格の構成

2 骨の組織構造

3 骨の構成要素と成分

4 骨の発生と成長と代謝，機能

5 関節の構造と機能

6 腱および靱帯の構造と機能

1 骨格の構成

骨の形態・分類

骨格系 skeleton system とは，成人の場合，約 200 個の骨（表 2-1）が連結し構成された骨格 skeleton に軟骨と靱帯が加わったものである．骨は形態の違いにより，長骨，短骨，扁平骨，不規則骨，含気骨，種子骨に分けることができる．

1 骨の形・性状による分類

(1) 長骨 long bone

縦に長い骨（管状骨）で，骨端 epiphysis と骨幹 diaphysis に分けられる．関節軟骨で覆われている骨端関節形成部と，表面に骨膜が存在する骨幹端及び骨幹に区別できる．成長期の骨は骨端成長板 epiphyseal growth plate が骨端・骨幹端間に存在し，長軸方向の骨成長に関わっている（大腿骨，上腕骨など）（図 2-1）．

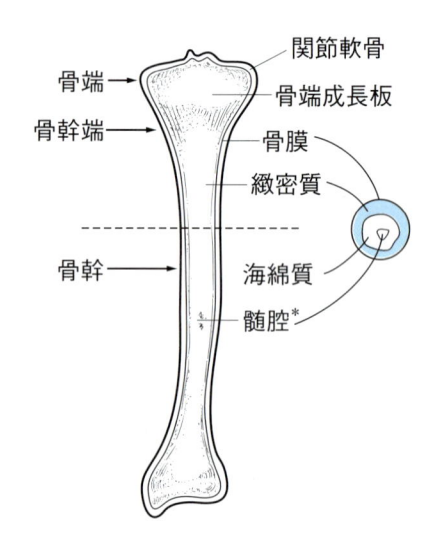

図 2-1　長骨の構造（脛骨）
＊髄腔に骨髄がある．

(2) 短骨 short bone

長軸，短軸の長さがほぼ同じ形状で，骨端と骨幹が明確ではない骨である（手根骨や足根骨など）．

表 2-1　骨の種類と数

頭蓋骨 23	脳頭蓋 8	後頭骨 1，篩骨 1，蝶形骨 1，側頭骨 2，頭頂骨 2，前頭骨 1，（耳小骨 6）
	顔面頭蓋 15	下鼻甲介 2，涙骨 2，鼻骨 2，鋤骨 1，上顎骨 2，口蓋骨 2，頬骨 2，下顎骨 1，舌骨 1
椎骨 26		頚椎 7，胸椎 12，腰椎 5，仙椎 5（5 個を全体として仙骨 1），尾椎（3〜6 個を全体として尾骨 1）
胸郭 37		肋骨 24，胸骨 1，（胸椎 12）
上肢骨 64	上肢帯 4	肩甲骨 2，鎖骨 2
	自由上肢骨 60	上腕骨 2，橈骨 2，尺骨 2，手根骨 16，中手骨 10，指骨 28
下肢骨 62	下肢帯 2	腸骨，坐骨及び恥骨（寛骨 2）
	自由下肢骨 60	大腿骨 2，脛骨 2，腓骨 2，足根骨 14，中足骨 10，指骨 28，膝蓋骨 2

（3）扁平骨 flat bone
扁平で板状の骨である（胸骨，頭蓋骨の一部など）．

（4）不規則骨 irregular bone
上記の骨形状に当てはまらない，さまざまな形状，特徴を持つ骨である（肩甲骨，椎骨など）．

（5）含気骨 pneumatic bone
外気の交通がある空洞が存在する骨である（副鼻腔－前頭骨・上顎骨・蝶形骨・篩骨など，平衡聴覚器－側頭骨）．

（6）種子骨 sesamoid bone
特定の腱や靱帯の中に存在する骨である（膝蓋骨，豆状骨）．

2 骨の位置による分類

（1）頭の骨（頭蓋）

①脳頭蓋（神経頭蓋 neurocranium）
（6種8個）

前頭骨 frontal bone，頭頂骨 parietal bone，後頭骨 occipital bone，側頭骨 temporal bone，蝶形骨 sphenoid bone，篩骨 ethmoid bone

②顔面頭蓋（内臓頭蓋 viscerocranium）
（9種15個）

鼻骨 nasal bone，鋤骨 vomer，涙骨 lacrimal bone，下鼻甲介 inferior nasal concha，上顎骨 maxilla，頬骨 zygomatic bone，口蓋骨 palatine bone，下顎骨 mandible，舌骨 hyoid bone

頭蓋冠を構造する骨にはギザギザの縫い目のようなつながり（縫合）がある．

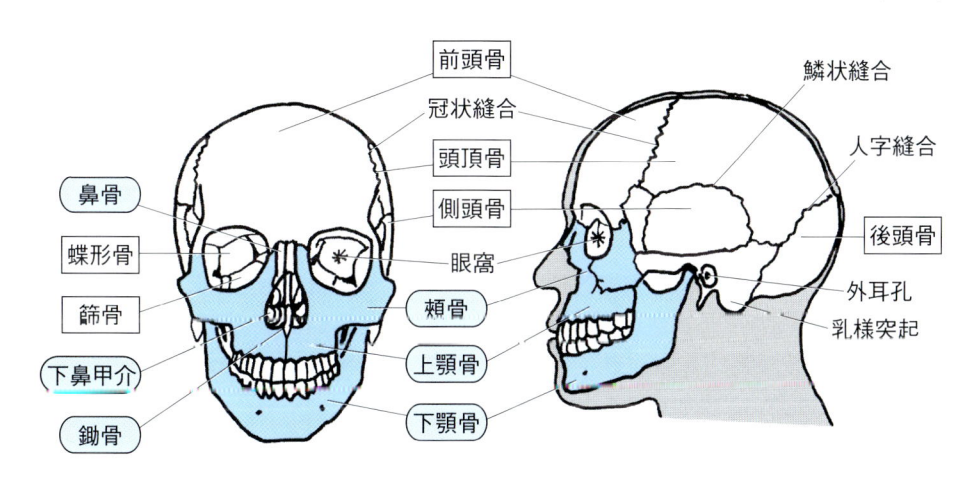

図 2-2 頭蓋と頭蓋冠の縫合

MEMO 「自由上肢骨」と「自由下肢骨」の骨の数の違い
手根骨（一側8個）と足根骨（一側7個）の数が違うことで説明できる．
これは足根骨の中の距骨は脛側にある2個の近位足根骨が癒合したものと考えられているからである．

MEMO 「足指」と「足趾」
日本解剖学会（2002年3月）は「足の指」を「趾」と記載することとし，当面は趾（指）と併記するものとしている（基礎運動学 第6版 236）．

(2) 体幹の骨
　①脊柱 vertebral column, spinal column（32～34個）
　　頚椎（cervical vertebra, 複数 vertebrae － 第1～7頚椎, 第1頚椎＝環椎 atlas, 第2頚椎＝軸椎 axis, 第7頚椎＝隆椎 prominent vertebra), 胸椎（thoracic vertebra, 複数 vertebrae － 第1～12胸椎), 腰椎（lumbar vertebra, 複数 vertebrae － 第1～5腰椎), 仙骨 sacrum, 尾骨 coccyx
　②胸郭 thorax
　　胸骨 sternum, 肋骨 ribs － 12対, 胸椎 thoracic vertebrae － 12個
(3) 上肢の骨（上肢骨）（64個）
　①上肢帯 shoulder girdle
　　肩甲骨 scapula, 鎖骨 clavicle
　②自由上肢骨
　　上腕の骨－上腕骨 humerus. 前腕の骨－橈骨 radius, 尺骨 ulna. 手の骨－手根骨 carpal bones・舟状骨 scaphoid, 月状骨 lunate, 三角骨 triquetrum, 豆状骨 pisiform, 大菱形骨 trapezium, 小菱形骨 trapezoid, 有頭骨 capitate, 有鉤骨 hamate. 中手骨 metacarpal bones － 第1～5中手骨. 指骨 phalangeal bones －基節骨, 中節骨, 末節骨
(4) 下肢の骨（下肢骨）（62個）
　①下肢帯 pelvic girdle
　　寛骨 hip bone
　②自由下肢骨
　　大腿の骨－大腿骨 femur, 膝蓋骨 patella. 下腿の骨－脛骨 tibia, 腓骨 fibula. 足の骨－足根骨 tarsal bones・踵骨 calcaneus, 距骨 talus, 舟状骨 navicular, 内側楔状骨 medial cuneiform, 中間楔状骨 intermediate cuneiform, 外側楔状骨 lateral cuneiform, 立方骨 cuboid. 中足骨 metatarsal bones － 第1～5中足骨. 指骨 phalangeal bones －基節骨, 中節骨, 末節骨

コラム　腰仙連結に関する破格と奇形

　破格とは「骨格や臓器の構造が例外的な場合」をいい, 奇形は「胎生期における個体発生が障害されたために生ずる非可逆的な形態構造の異常」をいいます. 形態異常は共通であるが, その上で機能障害が認められない場合が「破格」, 機能障害が認められる場合が「奇形」とされる場合が多いと思われます. 腰仙連結に関して, 破格は「第5腰椎の仙椎化」,「第1仙椎の腰椎化」が, 奇形は「二分脊椎」が有名で, 腰仙連結に関して個体差が大きく, 標準の解剖学的概念から考察すると半数近くが破格となります.
　「第5腰椎の仙椎化」では第5腰椎が第1仙椎（仙骨）に完全にもしくは不完全に癒合している状態で,「第1仙椎の腰椎化」では第1仙椎と第2仙椎が関節構造により結合している状態です.「二分脊椎」は椎弓が正中にて癒合していない状態です（図解 関節・運動器の機能解剖 上肢・脊柱編 142-143参照）

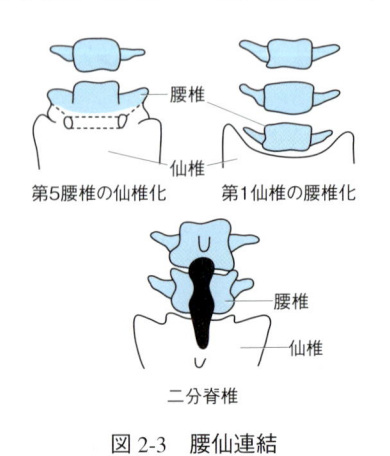

図2-3　腰仙連結

コラム　足関節底背屈～立脚相から遊脚相まで

　立脚終期（ターミナルスタンス）における足関節は5°背屈位から10°背屈位まで動き，次に前遊脚期（プレスイング）では，10°背屈位から15°底屈位まで非常にすばやく動きます．遊脚初期（イニシャルスイング）では15°底屈位から5°底屈位まで背屈方向へ動き，遊脚中期ミ（ッドスイング）では5°底屈位から底背屈中間位まで背屈します．遊脚終期（ターミナルスイング）では底背屈中間位のままです（観察よる歩行分析49-52）．

　立脚中期から踵離地直前にかけて10°まで足関節背屈が見られます．踵離地直後から底屈が始まり，足指離地直後に最大15～20°底屈位に達します．遊脚相には足指クリアランスのために足関節は再び背底屈中間位まで背屈します（筋骨格系のキネシオロジー563）．

　遊脚相では，足関節に関して底屈位から背屈運動が見られますが，背底屈中間位を超えて背屈することは殆どないと思われます．下図は筆者が実際に2つのサンプル動画より実測したものです．

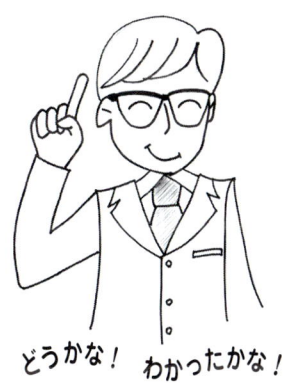

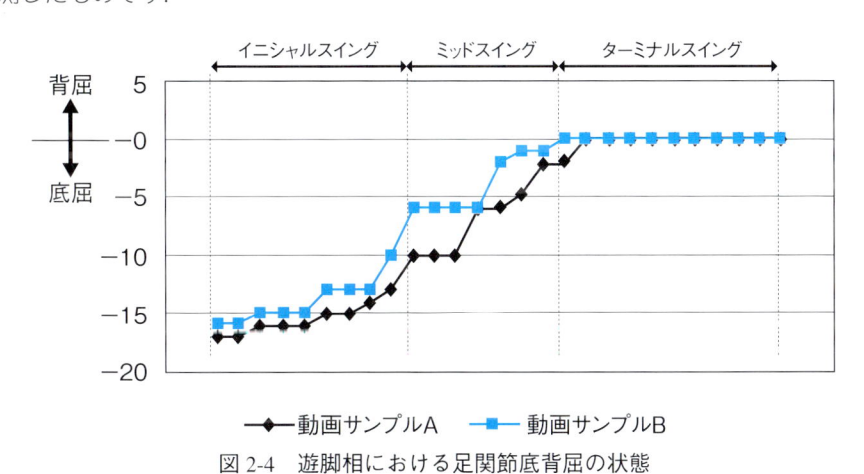

図2-4　遊脚相における足関節底背屈の状態

2 骨の組織構造

A 基本構造

骨は骨膜，骨質，骨髄，関節軟骨および骨端軟骨から構成され，神経，血管やリンパ管が存在する．

1 緻密骨 compact bone

緻密骨は硬く，多数の同心円状の層板構造となっていて，その中心に**ハバース管** Haversian canal が骨長軸方向に縦走するように存在する．またハバース管を連絡する**フォルクマン管** Volkmann's canal が横走するように存在する．ハバース管，フォルクマン管の内部に血管，神経，リンパ管が存在する．ハバース管を中心とする層板構造の単位を骨単位**オステン** osteon という（図 2-5）．

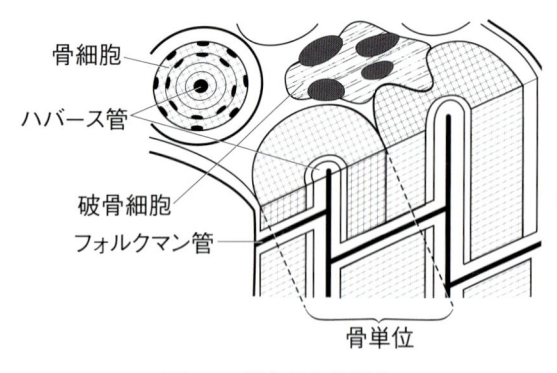

図 2-5 緻密骨と骨単位

2 海綿骨 spongy bone

海綿骨は複雑な網目構造の骨梁（骨質の小柱）が確認できる．緻密骨同様，層板構造やハバース管は確認できるが，緻密骨に比べてその量は少ない．体重支持に対して力学的に不利な構造となっている大腿骨上部（大腿骨頭頸部・骨幹部）には，骨端に加わる負荷や張力に対応するような骨梁の走向配列（図 2-6）がみられ，力学的にすぐれた適応構築を示している．

骨は絶えず新陳代謝を行い，恒常性を維持している．外界からの刺激に鋭敏に反応し，骨全体の形態や骨梁形成に変化を生じる現象をヴォルフの応変則（Wolff's law）という．

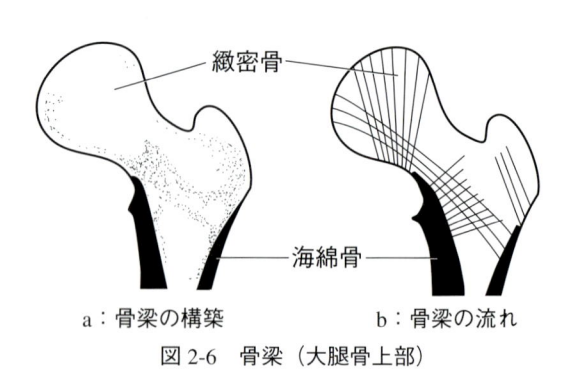

a：骨梁の構築　　b：骨梁の流れ
図 2-6 骨梁（大腿骨上部）

3 骨膜 periosteum

骨膜（外骨膜）は，外側層が線維層で構成され骨の表面を覆う．内側層の胚芽層には造骨能がある．骨膜は結合組織で血管や神経に富んでいて，特に成長期には骨の横径の成長

に関係する．骨膜と骨質はシャーピー線維 Sharpey's fiber で強固に連結されている．

4 骨髄 bone marrow

骨髄は，細網組織で，骨の髄腔や海綿質の骨小柱の間を満たしている．年齢に応じて色合いと機能が変化する．生後4～5歳までは赤色髄で，全骨髄に造血機能が認められる．骨格の発育が進むにつれて，長骨遠位部から黄色髄（脂肪髄）に置換される．成人では，体幹骨および上肢骨，下肢骨の近位端だけに造血機能が残り，加齢につれて造血機能は徐々に低下する．

5 軟骨 cartilage

軟骨は弾力性に富み，骨とともに骨格系を構成する組織である．また器官保護機能も有する．組織成分の違いによって，硝子軟骨（関節軟骨，肋軟骨，鼻軟骨，甲状軟骨等），弾性軟骨（耳介軟骨，喉頭蓋軟骨等），線維軟骨（椎間軟骨，恥骨軟骨等）に分類される．軟骨には，神経や血管はなく，関節軟骨は滑液にて，そのほかの軟骨は周囲の血管にて物質交換が行われる．

6 血管・神経の分布

(1) 血管系

骨の血管系に栄養供給しているのは，長骨では栄養動脈系，骨膜動脈系，骨端動脈系，骨幹端動脈系である．骨の中で骨髄動脈となり，さらに骨髄類洞と皮質骨毛細血管に分枝している．栄養動脈系，骨膜動脈系，骨端動脈系，骨幹端動脈系はお互いに吻合し，網目構造となって分布する．成長期は，骨端動脈系と骨幹端動脈系の間に骨端成長板が認められ，骨端動脈系と骨幹端動脈系間の吻合は存在しない．骨端動脈系は骨端成長板に栄養供給し，骨幹端動脈系は骨形成に関係している．成長期以降，骨端成長板は消失し，骨端動脈系と骨幹端動脈系の間に吻合が形成される．

(2) 神経系

骨の神経は血管とともに走行，分布する．骨膜には毛細血管および神経網が豊富に形成されている．神経は主に血管運動神経と感覚神経である．

コラム　人工関節の金属は錆びないの？

整形外科領域では，関節の疾患や外傷・骨折などの際，プレートや髄内釘，スクリュー，人工骨頭あるいは人工関節などで機能の再建を図ります．その際の材料としては，体内に長く置いても異物作用を起こさず，十分な強度を保つ金属やプラスチックが用いられます．金属としてはステンレス鋼やコバルト合金（バイタリウム）などが使われますが，これらは体内では錆ないのでしょうか？「錆びる」というのは金属と酸素との化学反応（酸化）ですので，体内では心配ないし，またもともと錆にくい金属が用いられているのです．さらに，軽量という観点からプラスチックとして高密度ポリエチレンなどが用いられています．

3 骨の構成要素と成分

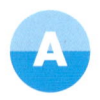

A 構成要素

1 骨芽細胞 osteoblast

　中胚葉性の間葉の細胞から分化し，未発達な骨や類骨組織の表面に単層扁平組織様に配列する（図2-5）．多数の細胞が密集して機能している．核 nucleus と小胞体 endoplasmic reticulum があり，小胞体は多数の細胞突起によって類骨と結合している．骨芽細胞の機能としては，アルカリフォスターゼ活性が高いことによる骨の石灰化促進，蛋白質合成とミネラル化促進，細胞外液から骨組織へのミネラルの流入の調節等である．

2 骨細胞 osteocyte

　骨細胞は成熟骨，類骨に存在する．骨芽細胞は，基質内の骨小腔 bone lacuna にて，骨細胞となる．成熟骨では，層板構造に沿って規則正しく配列する．骨細胞は多数の細胞突起を出し，骨小腔の間をつなぐ骨小管（骨細管，bone canaliculus）を通して連絡する．この細胞突起は骨組織表面の骨芽細胞等とともに結合する．骨組織は骨芽細胞や骨細胞により構成されているが，血液からは隔離されている（図2-7）．

　骨細胞は骨基質と血液との間で骨細胞外液（骨組織液，bone extracellular fluid）を介して物質交換を行う．またパラソルモンやカルシ

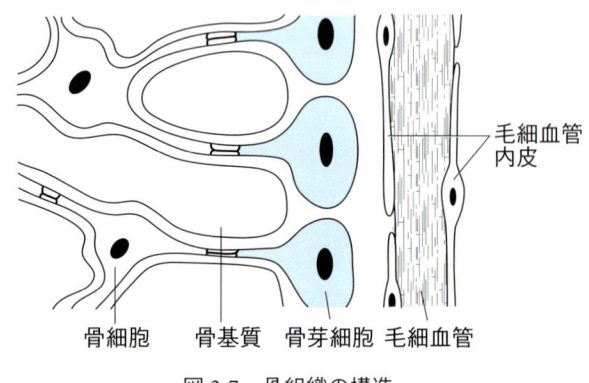

図2-7　骨組織の構造

トニン，ビタミンDなどの作用により，カルシウムの恒常性維持に関係している．

　骨細胞はアポトーシス apoptosis を生じて自己消滅するとともに破骨細胞 osteoclast の作用を誘導し，また骨組織の物理的ストレスを受容する．すなわち荷重による骨への刺激に対する受容器として機能している．

　骨細胞の消失は骨壊死 osteonecrosis を意味する．壊死に陥った骨組織は破骨細胞に吸収されたり，骨芽細胞により処理され代謝される．

3 破骨細胞 osteoclast（図2-8）

　破骨細胞は大形の多核細胞で，骨組織に存在し，骨組織の吸収，除去を行う．基質のハウシップ窩 Hawship's lacuna とよばれるくぼみに存在する．酸性ホスファターゼ活性が高い細胞で，破骨細胞と骨との間隙には波状縁から蛋白質分解酵素と水素イオンが分泌さ

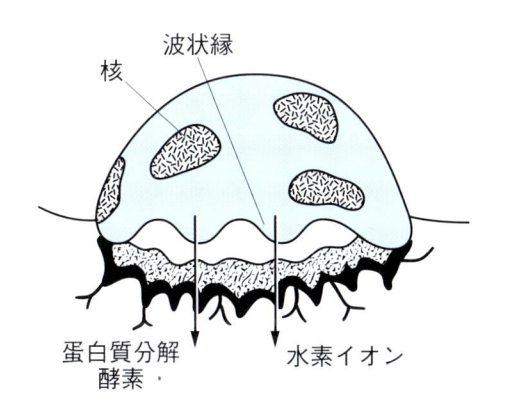

図2-8 破骨細胞とその機能

れ，骨組織表面に沿って移動しながら骨組織を破壊し吸収していく．骨組織吸収が進行すると，破骨細胞自身の持つ骨吸収機能は弱化し，やがてアポトーシスし崩壊，消滅する．

骨組織は成熟骨でも，絶えず形成，吸収，再形成の代謝を行っている．しかし全体の外観は変化することはない．これを骨のリモデリングという．骨芽細胞による建設・新生，骨細胞による保守・維持，破骨細胞による解体・吸収の機能分担により構成されている．

骨のモデリングとリモデリングは骨代謝の基本であり，吸収と形成の機能により維持される．モデリングは成長期の外形拡大や成長完了後の形態修正など，骨造形機能の総称である．

B 成分（有機成分と無機成分）

1 コラーゲン線維（膠原線維，collagenous fiber）

コラーゲン線維は螺旋状線維構造で，骨長軸方向の張力に対する強靱性をもたらす，骨基質の有機成分の主となる線維蛋白である．グリシン，プロリン，ハイドロキシプロリン等のアミノ酸で蛋白構成される．

2 プロテオグリカン proteoglycans

プロテオグリカンは糖蛋白複合体で，コラーゲン以外の骨基質を構成している有機成分である．骨，軟骨，結合組織に広く分布し，組織中の水分や電解質の代謝に関与し，水分を保持する．主な成分はコンドロイチン硫酸，ヒアルロン酸である．関節軟骨の大部分はコラーゲンの線維の間にプロテオグリカンを包埋することで，弾力性を有し，大きな荷重にも耐えられるようになっている．

3 無機成分

コラーゲン線維等の有機成分に無機成分が沈着することで骨の硬さを生じる．通常は，骨内に生体のカルシウム，リンが貯蔵される．そのほかに，ナトリウム，クエン酸，炭酸，マグネシウム，フッ素などが存在する．カルシウムはハイドロキシアパタイトの状態で，リンはリン酸の状態で骨に貯蔵されている（表2-2）．

表2-2 Ca，P，Mgの組織内分布（％）

	Ca	P	Mg
骨	99	85	57
軟部組織	0.6	14	0.5
歯	0.6	0.4	40
血漿	0.03	0.3	0.2

4 骨の発生と成長と代謝，機能

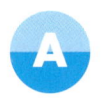

A 骨の発生と成長

骨は胎生期に中胚葉性間葉組織系細胞から発生する．発生様式には，経過中に軟骨形成過程が含まれる軟骨性骨化と，軟骨形成過程が含まれない膜性骨化がある．

1 軟骨性骨化

形成された軟骨組織に石灰化が起こり，毛細血管や結合組織が侵入して軟骨が吸収され，そして骨芽細胞によって骨形成される様式を軟骨性骨化 endochondral ossification つまり，軟骨性のひな形ができ，それが骨に置き換わるのである（図2-9）．軟骨性骨化で形成される骨は，四肢骨，椎骨，骨盤等である．

2 膜性骨化

結合組織内の未分化間葉組織系細胞が凝集して骨芽細胞に分化することで骨を形成する様式である（付加骨）．膜性骨化で形成される骨は下顎骨，鎖骨等である．長骨の横径の成長は膜性骨化 intramembranous ossification によるものである．

3 骨端成長板

骨端成長板は1次骨化核と2次骨化核に挟まれた軟骨層であり，静止細胞層，増殖細胞層，肥大細胞層，石灰化層で形成される．

骨端成長板が存在する限り骨は長径の成長が継続する．成長終期には，細胞増殖が減少，停止し，骨端成長板は消失して骨端は閉鎖する．骨端の閉鎖時期はおおよそ男性23歳，女性20歳頃といわれている．閉鎖後，骨端

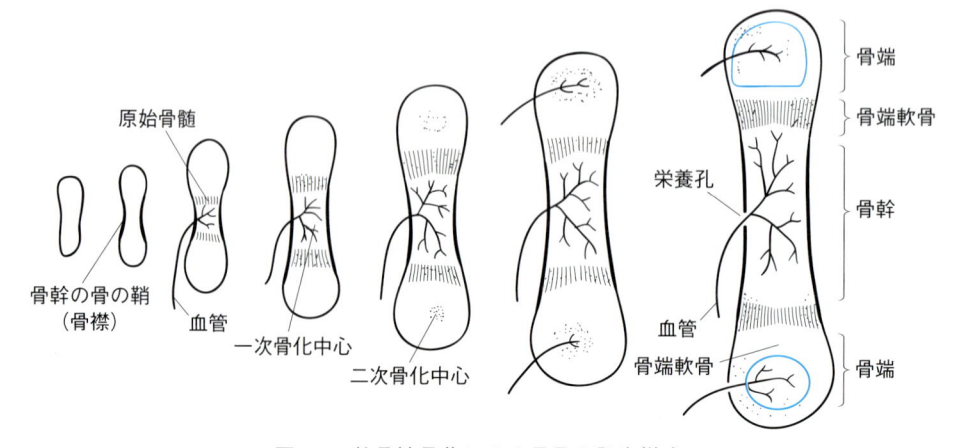

図2-9 軟骨性骨化による長骨の発生様式

成長板の痕跡はレントゲン上にて骨端線 epiphyseal line として確認できる．

B 骨の代謝

骨成長（モデリング），骨のリモデリング，無機質の恒常性の維持に，ホルモンやビタミンの働きが重要である．特にカルシウムの代謝では，カルシウム血中濃度を適正に維持するため，骨に貯蓄されたカルシウムの出し入れにホルモンやビタミンが関与している．

1 パラソルモン parathormone

パラソルモンは副甲状腺（上皮小体）から分泌される．パラソルモンには，破骨細胞活性化による骨吸収促進，血中カルシウム濃度増加，腎臓における活性型ビタミンD合成促進，腸管よりのカルシウム吸収促進作用等が認められる．

2 カルシトニン calcitonin

カルシトニンは甲状腺から分泌される．パラソルモンとは逆の作用を示す．カルシウムの恒常性維持に機能し，破骨細胞による骨吸収抑制，骨芽細胞活性化による骨形成促進，血中カルシウム濃度減少等の作用が認められる．

3 成長ホルモン growth hormone

成長ホルモンは下垂体前葉から分泌される．成長ホルモンの主な機能は蛋白合成，軟骨成長促進，脂肪分解作用である．骨に対しては，骨端成長板軟骨細胞を活性化して，骨成長を促進する．

4 ビタミン vitamin

腎臓で産生される活性型ビタミンDがカルシウム代謝に関与する．ビタミンDは骨に対する石灰沈着促進に関与する．ビタミンAは骨端成長板の軟骨細胞に作用して骨成長を促進し，ビタミンCはコラーゲン合成に関与する．

C 骨の生理的機能

骨は骨組みとして身体を支持し，付着する筋によって動かされる運動を行い，骨格は内部の臓器を保護している．さらに，体内のカルシウム代謝や造血の場としても重要な働きをしている．

1 機械的支持・運動作用と保護作用

骨は姿勢保持のための椎骨や下肢骨によって身体を支持している．また，骨格筋付着部としての四肢骨及び体幹骨によってからだの運動が起こる．さらに，頭蓋や胸郭や骨盤などは，それぞれ脳や胸部臓器，腹部内臓を保護している．

2 カルシウムの貯蔵作用

成人で体内に約1,100gのカルシウムが含まれているといわれている．その99％は骨に貯蔵され，血中カルシウム濃度は約10mg/dLに保たれ，骨のカルシウムは通常バランスよく調節されている

3 造血作用

骨髄に含まれる造血組織で，ホルモン（p.160 エリスロポエチン）の作用により血球が産生される．

5 関節の構造と機能

A 関節の構成組織による分類

骨の非連結的な結合を関節 joint, articulation といい，骨の連結の部位により大きく異なっている．関節には骨同士の動きを滑らかにする構造が備わっている．

1 線維性関節 fibrous joint

(1) 靱帯結合 syndesmodial joint：靱帯，膜による結合である（項靱帯，橈尺骨間及び脛腓骨間の骨間膜）．
(2) 縫合 sutura：少量の結合組織で連絡し，成長終了後は骨結合と変化する（頭蓋骨の冠状，矢状，人字縫合や鼻骨上顎縫合）．
(3) 丁植 gomphosis：釘を打ち込んだようにはまりこみ連絡する（歯槽と歯根）．

2 軟骨性関節 cartilaginous joint

(1) 軟骨結合 synchondrosis：硝子軟骨による結合で，成長終了後は骨結合と変化する（骨端成長板）．
(2) 線維軟骨結合 symphysis：多量の線維軟骨による結合である（恥骨間円板，椎間円板）．

3 滑膜性関節 synovial joint

一般に関節とされているのはこの種の関節である．結合する二つ以上の骨の骨端間に一定の間隙が存在して完全に分離し，両骨が可動的に結合したものである．関節を構成する両骨端の多くは，一方が凸面（関節頭），他方が凹面（関節窩）となっている．骨端の表面は関節面であり，硝子軟骨で被われている．関節頭と関節窩は関節包に取り囲まれて，その内腔を関節腔とよぶ．

B 関節の種類

関節の可動性は関節の部位，形状によって決まり，可能な運動の方向により，以下に区別される．

1 1軸性関節

関節軸は一つであり，一つの面だけで運動が可能な関節である．
(1) 蝶番関節：運動軸は骨の長軸に直角で，1方向だけの運動が行われる（指関節）．
(2) 螺旋関節：蝶番関節の変形といわれ，一方の関節面が隆起，他方が溝状となる．運動軸は骨の長軸と直角ではなく，鋭角で交わり，運動は螺旋状となる（腕尺関節，距腿関節）．
(3) 車軸関節：骨の長軸の周りで回転運動だけが可能な関節である（上橈尺関節，環軸関節）．

2 2軸性関節

二つの運動軸があり，二つの面で運動が起こる．二つの運動軸を組み合わせると分廻し運動が可能な関節である．

(1) 顆状関節（楕円関節）：関節頭が楕円形，関節窩がこれに対応したくぼみを形成して，関節頭の長短両軸の周りに動く（環椎後頭関節，橈骨手根関節，顎関節）．大腿脛骨関節は二重顆状関節（蝶番関節の亜型）と表現されている．

(2) 鞍関節：相対する関節面が鞍を背中合わせにしたような状態で適合している（第1手根中手関節）．

3 多軸関節

運動の面と軸が無数に存在し，あらゆる方向への運動が可能な関節である．

(1) 球関節

関節頭がほぼ半球状，関節窩はくぼみになっている（肩関節，股関節）．

(2) 臼状関節

股関節は肩関節に比較すると，関節窩が深く骨頭のほぼ3/4を収め，関節の可動範囲は狭い．股関節のことを臼状関節と表記する場合がある．

(3) 平面関節

相対する関節面の形状がほぼ同じ平面である．関節包及び靱帯で固く包まれ，運動は著しく制限されている（椎間関節，肩鎖関節，手根間関節，足根間関節）．

(4) 半関節

平面関節の一種と考えられ，関節面が平面ではなく，しかも関節面がよく適合するため，運動範囲は平面関節より少なくなっている（仙腸関節）．

C 関節の機能

関節は，(1) 動き（可動性），(2) 固定・支持，(3) 動きのセンサー（機械的受容）の3つの重要な機能をもつ．

1 関節を構成する組織とその役割

(1) 関節包 joint capsule

線維関節包（外側）と膜（内側）で構成される．線維関節包はコラーゲン線維，線維芽細胞，線維細胞で形成され骨膜と連結する．線維関節包は血液供給に乏しいため，損傷を受けると修復は時間がかかる．神経支配は豊富で，有髄，無髄の神経終末が多く存在し，固有感覚や痛覚の情報を受容し伝達する．線維関節包の多くは靱帯によって補強される．

(2) 滑膜 synovial membrane と 滑液 synovial fluid

関節包の最内層にあり，関節腔の内側壁を形成する．滑膜は関節軟骨以外の関節内骨の表面，関節内の靱帯，滑液包の表面も覆っている．滑膜表面にある絨毛は，滑液の分泌と吸収を行っている．滑膜細胞下層は毛細血管に富んだ疎性結合組織であり，毛細血管から血液の一部が滑液成分として通過する．これに滑膜細胞から分泌され滑液の粘稠性の基となるヒアルロン酸が加わって滑液となる．滑液内の代謝産物（老廃物）は，リンパ管や毛細血管を通って排泄される．滑液は弱アルカリ性で粘稠性が高く，淡黄色，透明な液体であり，関節軟骨の栄養，関節の衝撃の緩和，潤滑等の作用をもつ．

(3) 関節軟骨及び関節円板，関節半月

①関節軟骨 articular cartilage：硝子軟骨であり，表面は平滑で弾力性に富んでいる．部位によって厚さが異なる．加齢（退行変性）に伴って厚みは減少し，黄色を帯びて不透明となり，弾力性が低下する．

②関節円板 articular disk と 関節半月 semilunar cartilage：関節円板と関節半月は関節腔内に介在する線維軟骨性組織であり，わずかにエラスチン等の弾性線維を含んでいる．辺縁部には血管と神経が存在するが，中央

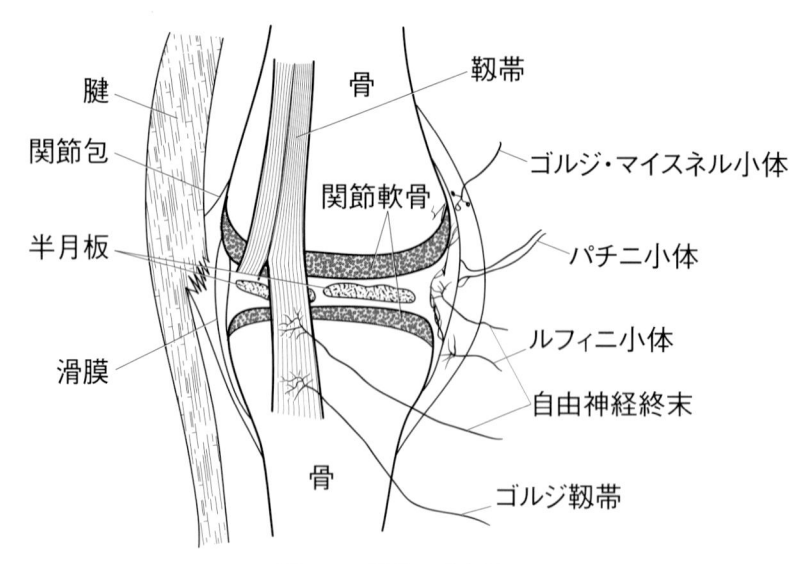

図 2-10　関節の受容器

部には認められない．関節円板は円板状のもので，顎関節，胸鎖関節等に存在する．関節半月は膝関節（大腿脛骨関節）にある半月状のものである．関節面への圧迫力に対する緩衝，関節面の適合性を良好にする，関節の可動性を適正化する，滑液の分散などが作用として認められる．

2　関節の具体的な機能

(1) 支持性及び可動性

連結部の支持性（安定性）と可動性（運動性）を併せもち，四肢や体幹の固定と運動を可能にしている．

(2) 荷重関節及び非荷重関節

関節の解剖学的形態及び機能上，下肢関節を荷重関節，上肢関節を非荷重関節と区別することがある．

(3) 神経学的機能

関節は，関節を動かす筋を支配する運動神経と同一の神経幹からの枝である感覚神経の支配を受ける（Hiltonの法則）．また関節包，靱帯には，位置覚，運動覚などのいわゆる固有感覚を受容する感覚受容器が分布し，関節の動きに伴い，その情報が筋にフィードバックされ，関節の微妙な動きのコントロールを可能にしている（図 2-10）．

3　関節運動の表し方

測定の基準は，一部の運動を除き，解剖学的立位姿勢（手掌を前方に向けた基本的立位肢位）のときの関節の位置を0°としている（開始肢位 starting position）．

(1) 屈曲 flexion と伸展 extension

矢状面・水平前額軸の動きで，体節同士が近づき，体節間の角度が小さくなるような運動を屈曲という．屈曲と逆の動きで，屈曲位から体節同士が遠ざかり，体節間の角度が大きくなるような運動を伸展という．

(2) 外転 abduction と内転 adduction

前額面・水平矢状面の動きで，体節が身体の中心線から遠ざかる運動を外転という．ただし，肩関節（肩甲上腕関節）における上肢の外転は，90°を過ぎると身体の中心線に近づいてくる．指の外転は中指を通る手の長軸から離れる動きをいう．外転と逆の動きで，体節が身体の中心線に近づく運動を内転という．

（3）外旋 external rotation と内旋 internal rotation

　水平面・垂直軸の動きで，開始肢位での前面が外側へ向く方向の運動を外旋という．外旋と逆の動きで，前面が内側に向く運動を内旋という．前腕では外旋にあたる運動を回外 supination，内旋にあたる運動を回内 pronation という．

（4）分回し運動 circumduction

　体節が半円を描くような運動を分回し運動という．2軸性または多軸関節で起こり，運動成分としては回旋を含まない．

D 関節運動の障害

　関節の運動はその構造によって一定の制約を受けるが，無理な外力が加わると関節が損傷する．外力によって関節包や靱帯が損傷し痛みや腫れが生じるものを捻挫 sprain という．さらに強い外力によって骨の部位の相互の位置がずれて関節面が離脱した状態を脱臼 dislocation という．

コラム　「関節が鳴る？」

　液体は密閉された状態で圧力が低下すると，気体が発生する性質を持っています．関節の関節包内は関節液で満たされています．関節を屈曲したり牽引したりすると，関節内圧が下がり，関節液から気体が発生し，さらに屈曲，牽引をするとその気体が弾け，音が発生します．この際，関節表面を傷つけるような大きなエネルギーが生じます．関節表面に傷ができるとその傷を修復する機能が働きます．では関節を鳴らし続けると破壊・修復が繰り返され，関節が大きくなるのでは？と疑問がわきます．一度関節を鳴らすと，弾けた気体が関節液に溶け込むのに20〜30分かかり，しばらくは関節が鳴りません．

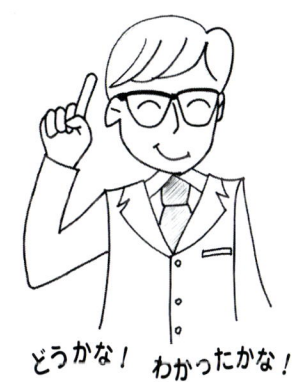

6 腱および靱帯の構造と機能

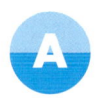

A 腱 tendon

1 腱の形態

　骨と筋を結ぶ強靱な結合組織で，筋収縮力を骨格へ効果的に伝達する．筋腱移行部では腱は筋細胞と強固に結合し，骨への付着部では骨膜の結合組織と強固に癒合し，一部は貫通線維（シャーピー線維：Sharpey's fiber）となって骨皮質に付着する．筋腱は円形に近い索状構造である．内腹斜筋や外腹斜筋の腱は扁平で腱膜という．腱は牽引力に対して強力である．

　筋腱移行部には固有感覚受容器であるゴルジ腱器官が存在する．筋が伸張されたときの情報を求心性神経であるⅠb線維を経由して筋の張力情報を脊髄に伝達する．

2 腱の構造

　腱は組織学的には，組織に抗張力を与えるコラーゲン線維（腱原線維, tendinous fibril）と負荷時に組織に伸張性を与える弾性線維（elastic fiber）で構成され，神経や血管が分布する．腱原線維は集合して線維束となり，これが腱内の結合組織で連結し腱束となる．腱束の被膜を外腱周膜という．

　一直線に走行する部分では，疎性結合組織に包まれ，筋膜などに接していて，外側の腱傍織は筋膜に付着して動かない．腱に接している腱傍織は腱と共に動く．骨や関節の部分などで腱が方向を変える部位には腱鞘 tendon sheath が存在する（図 2-9）．腱鞘は腱を覆う内層の滑液鞘（滑膜性腱鞘）と外層の強靱な靱帯性腱鞘の二層構造となっている．滑液鞘は腹膜様の構造を示し，腱間膜 mesotedon で結ばれ，内部に滑液が存在する（図 2-11）．腱間膜から神経，血管が入る．腱鞘は滑車様の働きをして，腱が方向を変化するときに弓弦様になるのを防いでいる．すなわち腱が靱帯や支帯の下を通過する際に発生する摩擦等の物理的ストレスを軽減させる．

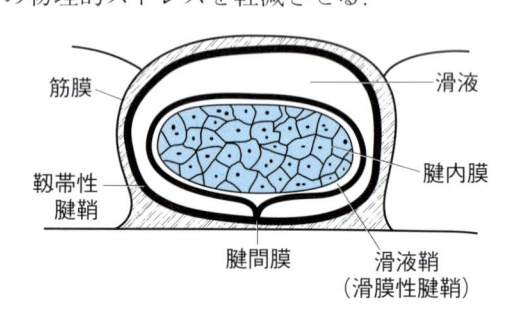

図 2-11　腱鞘（横断面）

B 靱帯 ligament

1 靱帯の構造

　靱帯は組織学的には，コラーゲン線維，弾力線維，組織間を支持する細網線維 reticular fiber から構成される．ほとんどの靱帯はコラーゲン線維を主成分とすることは腱と共通であるが，弾性線維等の成分比率は同じでは

なく,靭帯間でも部位によって異なってくる.靭帯を構成する線維配列は腱の様な一定の規則性を備えていない.

正常な靭帯は機械的要求に対応してモデリングする.つまり,靭帯に対して負荷が増加すれば強度が増加し,剛性も大きくなるが,逆に負荷が減少すれば強度が減弱し剛性も小さくなる傾向にある.

2 靭帯の機能

関節の内外で骨間を結合し,関節の安定性の保持,関節の動きの制限,及び関節の動きの誘導の働きをする.関節運動の活発な部位では,関節包の線維膜の一部がとくに発達し,これを関節包靭帯という.さらに関節包靭帯と区別できる強靭な結合組織線維を副靭帯といい,関節の内外側に形成されるものを側副靭帯という(例:肘関節,膝関節,図2-12,13,14).

副靭帯には関節包外にある関節包外靭帯と,関節包内にある関節包内靭帯(例:股関節の大腿骨頭靭帯,図2-11)がある.関節靭帯は,その機械的な意義により,骨間の連絡を強固にする付着靭帯,関節包を強厚にする補強靭帯,関節運動を抑制する抑制靭帯,関節運動の方向を確実にするのに役立つ指示靭帯,血管,神経などを関節に導く導靭帯等,機能に応じて名称が付けられている.

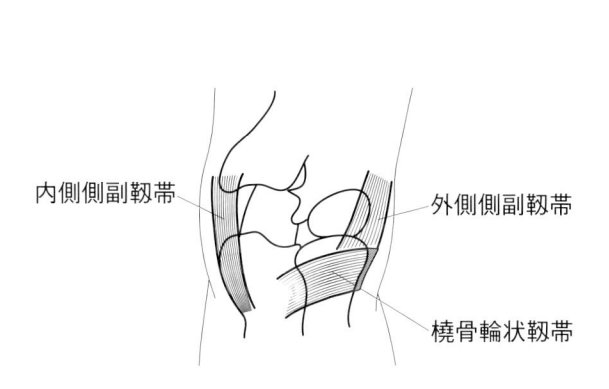

図 2-12 肘関節と靭帯

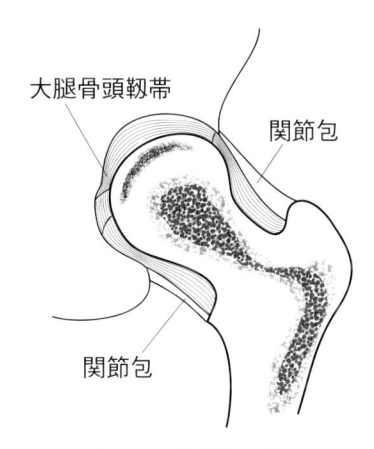

図 2-13 股関節と靭帯

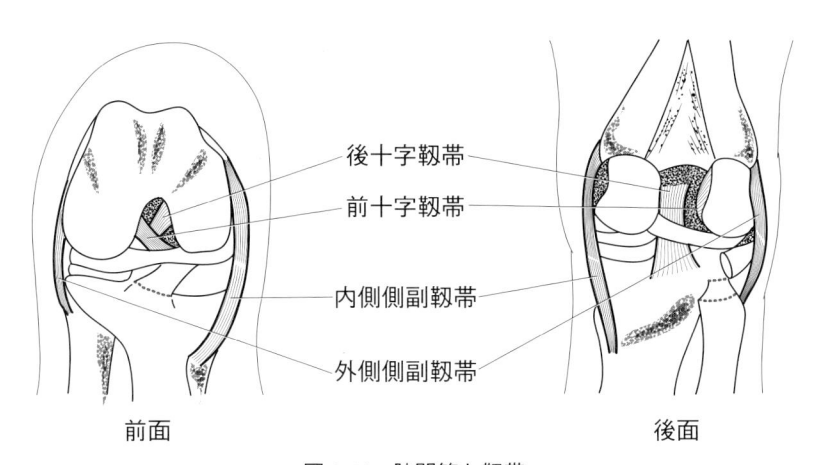

図 2-14 膝関節と靭帯

第3章

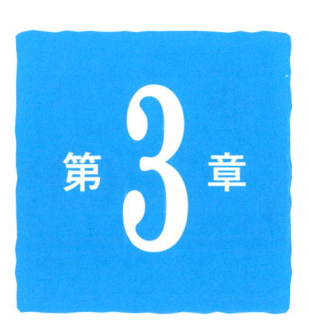

筋肉の構成と収縮運動

1
筋とは？また，筋の分類
2
筋の補助装置
3
骨格筋の筋収縮分類とその違い
4
骨格筋の筋収縮メカニズムとエネルギー産生
5
骨格筋の収縮エネルギーと筋疲労

1 筋とは？また，筋の分類

　骨格筋 skeletal muscle は，組織的に横縞が見えるので横紋筋 striated muscle, とよばれ，意識的に支配できるので随意筋ともいわれる．

　筋の基本的な機能は収縮ないし短縮することで，これは他の組織にない特徴である．筋はあらゆる動きに収縮機能として関与し，身体の動きはすべて骨格筋の働きによる．

　骨格筋とは対照的に，中空器官や心臓の壁の大部分を作る平滑筋 smooth muscle や心筋 cardiac muscle は，体内で物を移動させるのに作用する．血液の循環は，心筋が律動的に収縮し，血管の平滑筋が血圧を調整することによっておこなわれる．骨格筋は敏速に働くが疲れやすいのに対し，平滑筋や心筋の収縮は遅いけれども疲れにくい（図 3-1）．

1 筋の種類

(1) 組織学的分類
　①横紋筋　　　②平滑筋
(2) 機能的分類
　①随意筋　　　②不随意筋
(3) 解剖学的分類
　①骨格筋　　　②内臓筋
(4) 生化学的分類
　①赤筋線維（ミオグロビンなどを多く含む）
　②白筋線維（ミオグロビンなどをあまり含まない）

2 骨格筋の構造

(1) 骨格筋細胞
　骨格筋は筋細胞の集合体であり，平滑筋細胞や心筋細胞の細胞は一つひとつ独立している（図 3-2）．骨格筋細胞は多数の細胞が融合し，多核体を形成し，収縮方向に細長く伸びた 1 本の線維状をしているため筋線維とよばれる．

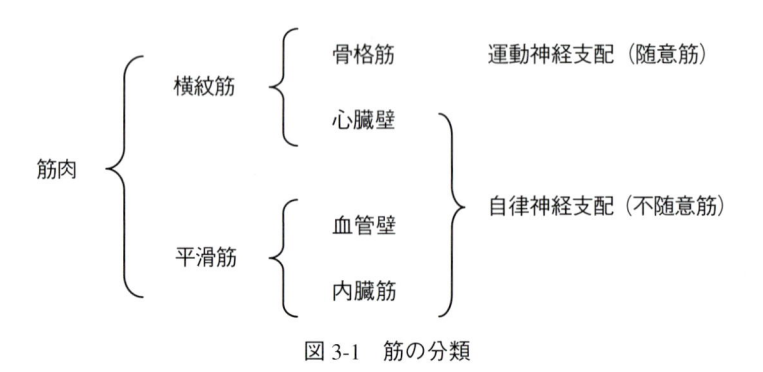

```
           ┌ 横紋筋 ┌ 骨格筋    運動神経支配（随意筋）
           │        └ 心臓壁 ┐
筋肉 ┤                       ├ 自律神経支配（不随意筋）
           │        ┌ 血管壁 │
           └ 平滑筋 └ 内臓筋 ┘
```

図 3-1　筋の分類

1 筋とは？また，筋の分類　35

図3-2　骨格筋，心筋，平滑筋の比較

(2) 骨格筋線維の種類

骨格筋の筋線維は，① ST 線維 slow twitch fiber（遅筋線維：解糖系酵素活性が低く，酸化酵素活性が低く，持久的運動に優れている），② FT 線維 fast twitch fiber（速筋線維：解糖系酵素活性が高く，酸化酵素活性が低く，瞬発的運動に優れている）の2つに大別され，FT 線維は，さらに，FTa 線維（解糖系・酸化酵素活性が ST 線維との中間）と，FTb 線維（解糖系酵素活性が高く，酸化酵素活性が低い）に分けられている．

(3) 骨格筋の筋線維　muscle fiber（図3-3）

筋線維は直径が約 10～100μm，長さが数 mm～数 10cm になる巻きたばこのような形をした大きな細胞である．骨格筋細胞は複数の核を持つ多核細胞である．筋線維（筋細胞）では細胞膜（形質膜）をとくに筋鞘 sarcolemma（または筋線維鞘）とよぶが，この膜のすぐ下に卵円形の核がたくさん存在する．

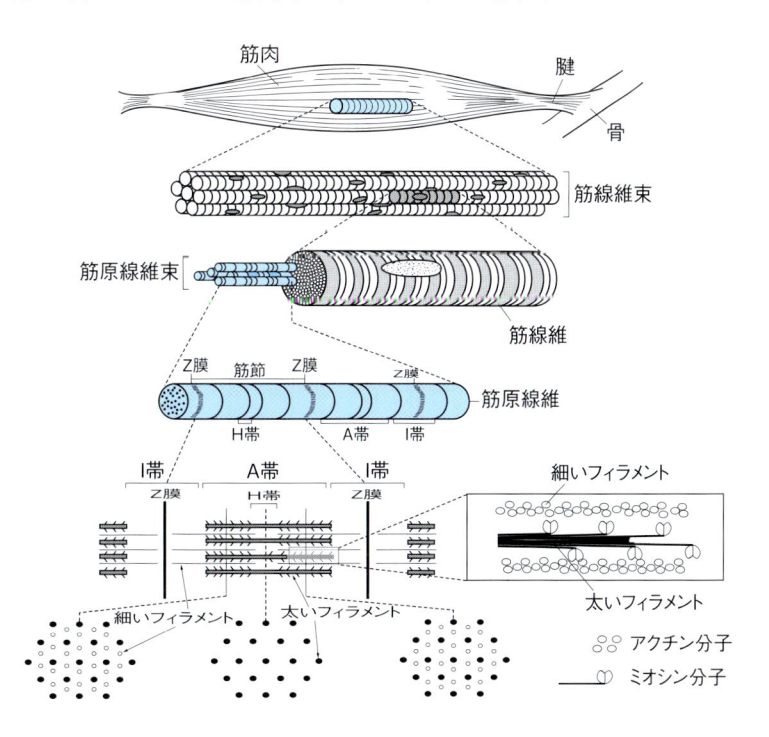

図3-3　骨格筋の構造

（4）骨格筋の筋原線維 myofibril

1個の筋線維内には多数の筋原線維が縦方向に密に並んでいる．筋原線維は，直径1～2μmで長軸方向に走り，隙間に筋形質（ミトコンドリア，タンパク質，代謝物質など）が詰まり，そのまわりを筋鞘が包んでいる．筋原線維には顕微鏡的にも規則的な縞模様が認められる（横紋筋）．また，筋原線維は，筋小胞体 sarcoplasmic reticulum という袋状の構造物や横行小管系という管状の構造物によって取り巻かれている．筋小胞体中には大量のCa^{2+}が貯えられている．

（5）骨格筋の筋フィラメント

筋原線維の中にはアクチン actin というタンパク質からなる細い筋フィラメントとミオシン myosin というタンパク質からなる太い筋フィラメントが規則正しく配列している（図3-3）．細い筋フィラメントは，アクチン（分子量約4.2万），トロポニン（分子量約7.5万），トロポミオシン（分子量約7万）の3つのタンパクからなり，太さ50～70Å，長さ約1.0μmである．太い筋フィラメントは，ミオシンというタンパク（分子量約50万）からなり，太さ100～110Å，長さ約1.6μmである．太い筋フィラメント1本のまわりには6本の細い筋フィラメントが六角形状に取り囲んでいる．アクチンの一端はZ帯とよばれる仕切りに付着しており，他端はミオシンと部分的に平行して走る．完璧に配列した筋原線維には明調（isotropic, I）と暗調（anisotropic, A）の帯が交互に存在し，そのため筋細胞が全体として横紋をあらわす．一般に，暗く見える方が強い複屈折性を有しているのでA帯とよばれ，屈折率が高い．明るく見える方はそれに比べて複屈折性がはるかに弱いのでI帯とよばれ，屈折率は低い．さらに細かく見ると，明るいI帯の中ほどに暗いZ帯，また暗いA帯の半ばには明るいH帯が存在する．この紋様の1周期（Z帯から次のZ帯まで）を筋節 sarcomere とよぶ．

（6）骨格筋の形

筋はそれぞれ固有の形をもち，典型的な形状は紡錘状筋であるが，羽状，板状，輪状などに分類することができる（図3-4）．例えば，板状筋の中にも三角形，四角形，菱形，長方形などさまざまなものがある．紡錘状筋の筋線維は，中央が膨らみ筋腹といわれ，両端が細くなっている筋である．両端のうち，比較

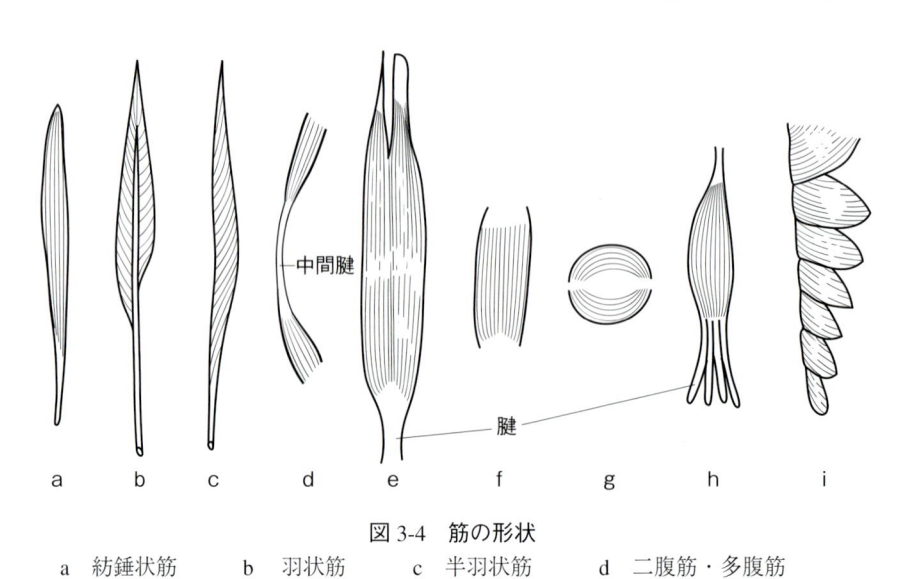

図3-4 筋の形状
a 紡錘状筋　b 羽状筋　c 半羽状筋　d 二腹筋・多腹筋
e 二頭筋　f 板状筋　g 輪状筋　h 多尾筋　i 鋸筋

的固定されて動かない方の端を筋頭，他の端を筋尾という．筋頭が2つ，3つあるいは4つに分かれている場合には，それぞれ二頭筋，三頭筋，四頭筋とよぶ．また，筋腹が腱で二分されている筋を二腹筋という．筋腹を中断する腱部がくびれずに筋腹と同じ幅を持って線状にこれを横断する場合には，このような中間腱をとくに腱画とよぶ．その典型例は，腹直筋に見られる．羽状筋においては，筋の中央に縦走する腱があり，両側から腱に向かって斜走する筋線維が集まり，羽状を呈する筋である．また，羽状筋は中心の腱に付着する同じような角度を持つ線維セットの数で，さらに半羽状筋，羽状筋，多羽状筋に分類される．羽状筋は，紡錘状筋に比べて多数の筋線維を持つため，強力な運動ができる．しかし，筋線維は斜走するため，その収縮による筋としての運動の距離は比較的短い．従って，羽状筋は短縮が小さくても，強力な運動をするのに適している筋と言える．

コラム　予測的姿勢調節

　安静立位姿勢で音刺激に対して上肢の急速な挙上運動を行うとき，姿勢の安定を図るように種々の筋群に活動が起こる（図3-5）．その反応動作の筋活動は，左右いずれの上肢で応答運動を行っても，筋活動の順は応答肢と同側の大腿二頭筋－脊柱起立筋－三角筋－対側大腿二頭筋となる．応答運動中の身体各部の加速度と床反力計の記録から運動力学的解析を行うと，姿勢調節の筋活動は意図的運動によってもたらされる姿勢バランスの乱れに対抗するように，慣性力を前もって備える働きをしている．これらの結果から，意図的運動に伴う姿勢調節の共同筋活動はあらかじめプログラムされた運動パターンとされ，これを「予測的姿勢調節」とよんでいる．姿勢調節のパターンは身体が初めに支持されていた状態に依存する．この種の姿勢調節機構の局在は姿勢保持に対する外乱に抵抗するときの筋活動の潜時から，延髄－脊髄レベルと推測されている（Gahery et al. 1981）．

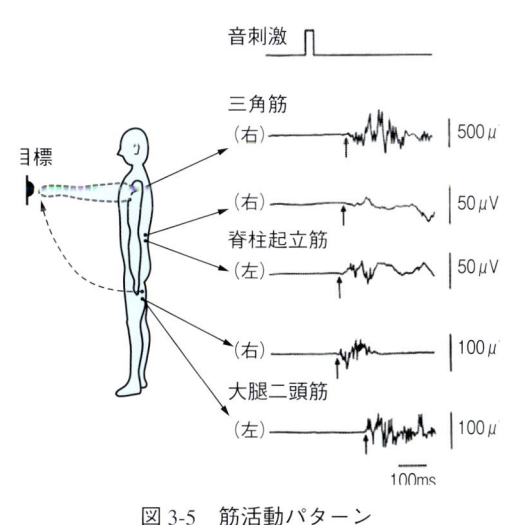

図3-5　筋活動パターン
（健常者が音刺激に応答して，上肢を目標まで前方挙上する場合）

2 筋の補助装置

筋紡錘と腱紡錘

筋には筋紡錘 muscle spindle 及び腱紡錘 tendon spindle があり，両者相伴って筋の状態を脊髄に伝えている．これらの受容器は筋の長さの検出器として働いており，例えば，筋が引き伸ばされた場合，脊髄に送られた求心性インパルスは，伸張反射を引き起こしてその筋を収縮させるから，一度長く伸ばされた筋は収縮によって再び元の長さに戻る．従って，この反射弓の機構により，筋を常に一定の長さに保つように働き，関節を固定し，ある一定の姿勢を維持しようとする場合には常に働いていなければならない．

骨格筋に至る遠心性の運動神経線維には，直径の太いもの（α線維）と直径の細いもの（γ線維）と2種類ある．α線維は筋線維に至る運動神経に他ならないが，γ線維は筋紡錘内の錘内筋線維を支配している（図3-6，表3-1）．

筋紡錘は紡錘形をした感覚受容器で，中には錘内筋線維という細くて短い特殊な筋線維群が被膜に包まれて存在する．筋紡錘は筋の長さを測定する受容器で，その情報は太い求心性神経のIa群線維によって中枢神経に伝達される．筋が伸張するとIa群線維の活動が増加し，筋が収縮するとその活動は停止する．筋紡錘内の錘内筋線維は，γ運動ニュー

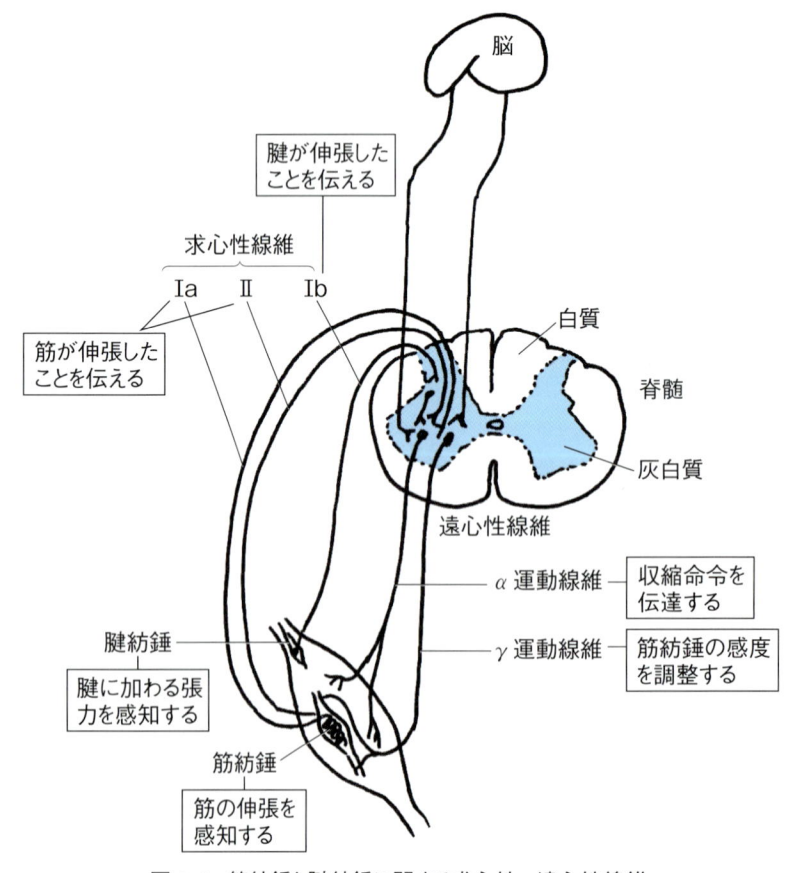

図3-6 筋紡錘と腱紡錘に関する求心性・遠心性線維

表 3-1 神経線維の分類

		直径（μm）	伝導速度（m/sec）	受容器
Ⅰa群線維	(A, α)	20～12	120～70	筋紡錘
Ⅰb群線維	(A, α)	20～12	120～70	腱紡錘
Ⅱ群線維	(A, β, γ)	12～5	70～30	触・圧受容器
Ⅲ群線維	(A, δ)	5～2	30～12	自由神経終末
Ⅳ群線維	(C)	1～0.5	2～0.5	自由神経終末

（真島英信：生理学．文光堂，1984．（表 4-3：神経線維の分類を修正，85p)）

ロンの支配も受けており，筋紡錘の感度を調節する．

　腱 tendon はおよそ75％のコラーゲン線維と5％の弾力線維で形成され，少数の腱細胞や血管，神経が分布している．筋と骨を結ぶ強靭な結合組織として，筋の収縮力を骨格へ効果的に伝達する．筋腱移行部では腱は筋細胞と強固に結合する．骨への付着部では骨膜の結合組織と強く癒合し，一部は貫通線維となって骨皮質に強固に付着する．筋腱移行部の近傍には固有感覚受容器であるゴルジ腱受容器が存在する．これは小囊に包まれた数本の腱線維であり，筋が伸張されたときの情報を求心性神経のⅠb群線維を経由して脊髄に伝達する．

　靱帯 ligament は関節の内外で骨と骨とを結合し，関節の安定性保持，関節の動きの制限あるいは誘導の働きをする．靱帯はコラーゲンを主成分とすることは腱に類似するが，弾性線維などの成分比率は同じではなく，靱帯間でも存在する部位によって異なる．靱帯を構成する線維の配列は腱のような一定の規則性を有していない．

筋膜は筋の表面をおおう結合組織性の薄膜（線維膜）である．個々の筋線維の周囲には筋内膜があり，それらが束ねられて筋周膜(内筋周膜)，さらに肉眼解剖で一般に筋膜として知られる筋上膜(外筋周膜)となっている．ただし，筋膜という名前がついていても筋の表面を包むものとは限らず，陰茎筋膜や耳下腺筋膜などのように筋と直接関係ないものである．また，からだの深部で，屈筋群と伸筋群を仕切る中隔として役立っている筋間中隔もある．

滑液包は筋や腱と骨との間にある結合組織性の小囊で，関節付近に多く，なかに滑液を含み，筋や腱の運動の際の摩擦を軽減する働きを持つ．突出した骨部や皮膚との間にみられる（皮下滑液包）．

腱鞘は手や足の筋の長い腱を鞘状に取り巻き，腱の滑り具合をよくする．腱のすぐ周囲の内層の滑液鞘とその外層の線維層からなる．線維層は手の指の屈筋腱の周囲にとくによく発達している．

滑車は筋の腱が急に方向を転換するところにある結合組織や軟骨などからなる固定装置である．上斜筋や顎二腹筋などの腱の走行途中にみられる．

コラム　脊髄における抑制

(1) シナプス後抑制

①Ia抑制（拮抗筋からの抑制，図3-7a）

拮抗筋を伸張刺激した場合にみられます．拮抗筋の筋紡錘からのIa群線維は抑制ニューロンを介して運動ニューロンに接続しています．

②Ib抑制（自己抑制，図3-7b）

協力筋を伸張する場合は通常興奮のみで抑制は見られませんが，伸張が強ければ抑制が起こります．この場合に受容器は腱紡錘であり，腱紡錘からのIb群線維はやはり一つまたは二つの抑制ニューロンを介して運動ニューロンに接続しています．

③反回抑制（レンショウ抑制，図3-7c）

運動ニューロンの反回軸索側枝はレンショウ細胞とよばれる抑制ニューロンに接続しています．レンショウ細胞はその運動ニューロン及び近傍の運動ニューロンに接続し，これらを抑制しています．

(2) シナプス前抑制（図3-7d）

伸筋の運動ニューロンではその伸筋のIa群線維を刺激すると興奮性シナプス後電位が見られますが，拮抗筋である屈筋のI群線維の刺激を先行させると興奮性シナプス後電位は小さくなります．しかし，これらの屈筋のI群線維を単独に刺激しても抑制性シナプス後電位を生ずることはありません．シナプス前抑制はシナプス後抑制よりもむしろ長くて強力な抑制作用を有しています．

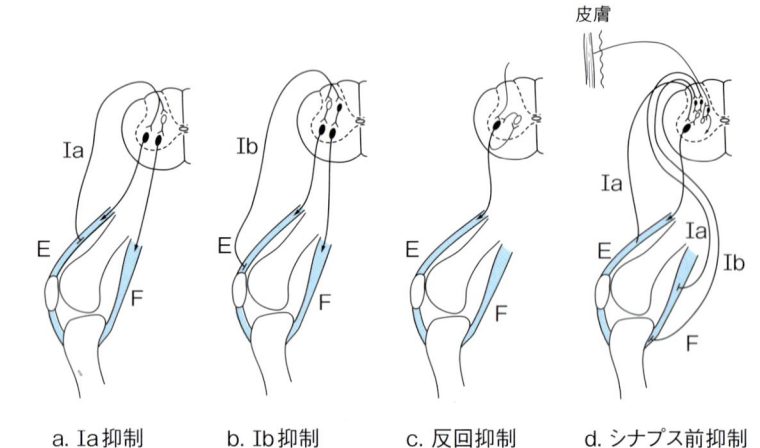

図3-7　脊髄に見られる種々の抑制

a. Ia抑制　b. Ib抑制　c. 反回抑制　d. シナプス前抑制

コラム　体の中を列車が走る！〜「アナトミー・トレイン（解剖列車）の話」

筋と筋膜：筋肉 muscle のラテン語 myo の表面を被う膜を筋膜 fascia といいますが，筋筋膜 myofascia は 2 つの合成語です．組織学的には，表面の筋上膜とその内側の筋周膜（外筋周膜と内筋筋膜）から構成されていますが，それらの筋膜は筋肉全体で，筋膜網を形成し，機能的に連続体を通って作用しています．筋肉の層と線維の走行は，身体の結合組織線維の走行（縦・横）に沿って走り，筋筋膜の「経線」（meridian）を形成しています．経線とは，通常，鍼（ハリ）の分野で，"気"の伝導路の意味で用いられていますが，いわゆるハリの経路ではなく，骨格周囲の筋筋膜を介しての緊張と運動を伝える線です．身体組織全体を活発にし，支持し結合して筋収縮を編成して運動を推進する筋筋膜系である"筋筋膜経線"（筋筋膜連続体 myofascial continuity）が想定されています．

アナトミー・トレイン（解剖列車 Anatomy Trains）：頭から足先まで，また中心部から末梢までを結合しながら人体を蛇行する骨と筋膜の連結であり，運動に必要な重力と筋力の構成を安定さす連結をアナトミー・トレイン（解剖列車 Anatomy Trains）といいます．筋・筋膜や結合組織を通じて，情報や運動の伝達をするシステムであり，東洋医学でいう経筋の走行と類似しています．この概念は，リハビリテーションやボデイーワーク関連の分野に役立つ新しい考え方として，今世紀初頭，アメリカのマッサージとボデイーワークを専門とするトーマス・マイヤー Thomas Myers（2001）により提唱されたものです*．これによって，健康な体の姿勢と動きを理解し，筋膜の緊張，固定，代償，ひずみ，運動などバランスを欠いた生体力学が引き起こす多くの痛みと機能異常の両方を説明するものです．具体的に，機能的モデルとして，筋・靱帯吊革（musculoligamentous sling）で，歩行周期に係わる無数の過程を説明します．近年，フランスの整骨師・理学療法士ビュスケ（1992）により提唱された"筋鎖"（chaines musculaires）とも類似しています．"筋鎖"は，大腿四頭筋から腓腹筋とヒラメ筋へ走るような機能的な接続に基づくとしており，アナトミー・トレインは，さらに"筋膜"の直接的な接続に基づいています．

1 本の"急行列車"と 2 本の"普通列車"：アナトミー・トレインの概念では，軌道の駅とは筋膜自体が腱膜へ移行し，骨膜・関節包へ付着します．筋膜と腱膜を構成するコラーゲン線維は相互乗り入れしているわけです．つまり，筋膜・腱膜の線維は交織し，スイッチ switch（鉄道のポイント）により，相互に結合したり分岐したりします．

　身体の表層には 2 つ以上の関節を超える筋（多関節筋）が多く，しばしば一連の単関節筋（関係する関節が 1 つ）を覆っています．単関節筋は多関節筋の全体機能と一部重複して働いています．

例

大腿部表層	・大腿二頭筋長頭	── 股関節・膝下方へ向かう多関節筋	急行列車
深層	・大内転筋	── 股関節を横切る単関節筋	普通列車
	・大腿二頭筋短頭	── 膝だけを越える単関節筋	普通列車

＊ "Anatomy Trains" -Myofacial Meridians for Manual and Movement Therapists（T.Myers, 2001）アナトミー・トレイン―徒手運動療法のための筋筋膜経線（松下松雄訳　医学書院，2008）

3 骨格筋の筋収縮分類とその違い

1 骨格筋の筋収縮の作用

　骨格筋が収縮・弛緩することによって運動（握る，歩く，泳ぐなど）を引き起こし，環境を操作したり，外部の変化にも速やかに対応することができる．また，直立位など身体を動かさないときでも骨格筋は一定の緊張状態にあり，関節を安定させ，一定の姿勢保持に関与する．さらに，骨格筋の収縮・弛緩においてはエネルギーが消費されるが，この際，熱が発生する．骨格筋の総重量は全体中の約40％を占めており，運動時には骨格筋による産熱が最大となり，時には全産熱量の約90％に達することもある．

2 等張性・等尺性・等速性収縮

(1) 等張性収縮 isotonic contraction

　等張性収縮とは，筋の長さを変えながら一定の張力で収縮することをいう．筋に加えられた負荷と張力の関係において，筋の起始部と停止部が近づく求心性収縮 concentric contraction と筋の起始部と停止部が遠ざかる遠心性収縮 eccentric contraction に分けられる．例えば，椅子から立ち上がる際の大腿四頭筋の運動では，筋は体重負荷にうち勝つ張力を発生して筋は短くなる．逆に，立位の状態から椅子に座る場合，大腿四頭筋の張力は体重よりもやや弱い．

(2) 等尺性収縮 isometric contraction

　静止性収縮と同義語である．肘関節を動かさない状態で重い物を支える上腕二頭筋の運動では，筋の収縮によって力は生じるが，筋の長さは変化しない．

(3) 等速性収縮 uniform velocity contraction

　等速性収縮とは，求心性，遠心性収縮時の特殊状態であり，角速度が一定の関節運動を生じる筋収縮の様式である．通常の関節運動では，加速・減速が生じるため，速度が一定

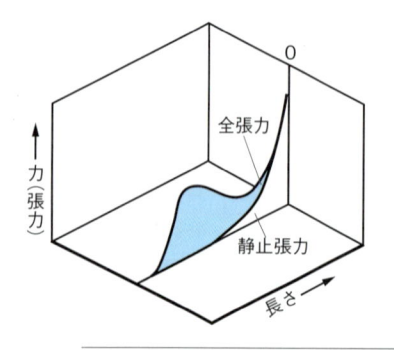

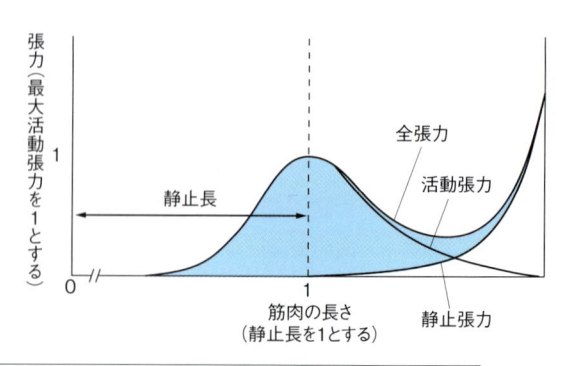

全張力	静止張力＋活動張力
静止張力	筋節長が長い時の張力＞筋節長が短い時の張力
活動(収縮)張力	筋節長が長い時の張力＜筋節長が中等度の張力＞筋節長が短い時の張力

図3-8　骨格筋の長さ－張力曲線

になることはなく，等運動性収縮は特殊な等速性運動機器を用いて初めて可能となる．収縮速度が速い求心性収縮，遠心性収縮のことを相動性収縮ともいうが，一般的に求心性収縮時に多くみられる．

3 骨格筋の長さ−張力曲線（図3-8）

静止張力：静止状態にある筋を引き伸ばすと図3-8に示すような張力を発生する．全筋の場合，静止張力かなりの部分が筋細胞と平行に走る結合組織の弾性に由来すると考えられるが，単一筋線維を取り出しても，なお静止張力は残る．

活動（収縮）張力：等尺性収縮の張力が最大に達した値を最大張力とよぶ．この値は，筋節長に依存する．筋節長が2.0〜2.2μmでほぼピークとなり，筋節長がこれを超えると等尺性張力は減少する．一般的に，至適長さにおける筋の発生張力の大きさは，筋の断面積に比例するが，至適長さを超えて筋を伸ばせば伸ばすほど発生張力が小さくなるのは，太いフィラメントと細いフィラメントの重なりが少なくなり，ミオシン・アクチンの反応の起こりうる部位が減少するためである．

4 骨格筋の力−速度曲線（図3-9）

いろいろな大きさの負荷をかけて筋肉を収縮させて等張力性短縮速度を求めると図3-9のような関係が得られる．これを力-速度曲線という．求心性収縮活動の場合，筋肉は短縮し，遠心性収縮活動の場合，筋肉は伸張する．等尺性収縮活動の場合には，筋の長さは一定である．求心性と遠心性収縮活動の場合，筋の長さの変化速度は筋が最大の力を生む潜在能力に密接にかかわっている．例えば求心性収縮活動の場合，筋に対する負荷が無視してよいほど小さな場合には，最大速度で収縮する．負荷が増加するにしたがって，筋の最大収縮速度は減少する．そして負荷がある点に達すると収縮速度はゼロ，つまり等尺性収縮活動の状態になる．遠心性収縮活動の場合，求心性収縮とは異なり，負荷が等尺性収縮の筋力レベルをかろうじて超える場合には，筋はゆっくりと伸張される．より大きな負荷がかけられると伸張速度は増加する．筋には抵抗できない最大負荷があり，この負荷レベルを超えると筋は伸張を抑えることができない．

一般的に，最大努力求心性活動の場合，筋の力の大きさは筋の短縮速度と反比例する．この際，負荷ゼロで骨格筋に自由短縮を許した場合の短縮速度を最大短縮速度という．最大努力遠心性活動の場合，筋の力はある時点まで筋の伸張速度と正比例する．

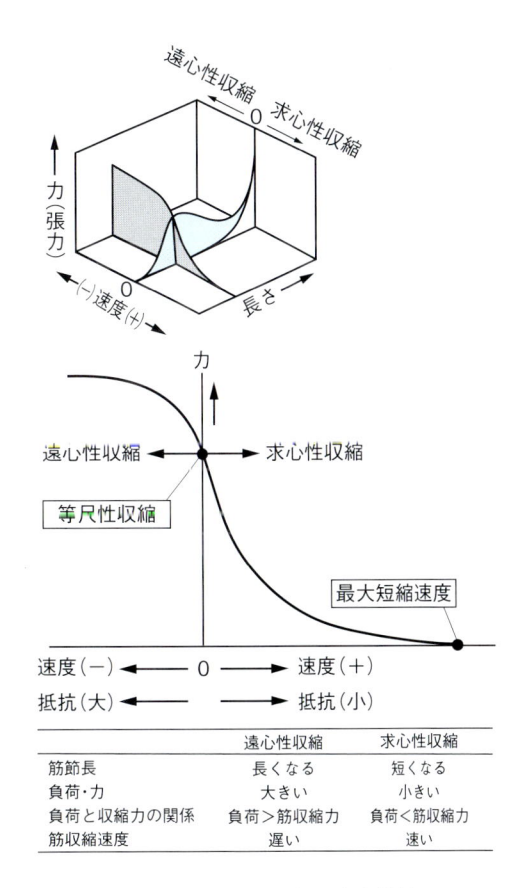

	遠心性収縮	求心性収縮
筋節長	長くなる	短くなる
負荷・力	大きい	小さい
負荷と収縮力の関係	負荷＞筋収縮力	負荷＜筋収縮力
筋収縮速度	遅い	速い

図3-9 骨格筋の力−速度曲線

4 骨格筋の筋収縮メカニズムとエネルギー産生

1 生理学的見地における筋収縮のメカニズム

　Huxley H. E.（1954）は，筋節の長さが変化してもA帯の長さは不変で，I帯とH帯の長さのみが変化することを見いだした．実際に筋フィラメント間の滑りは，電子顕微鏡によって確認されている（図3-10）．

　筋が収縮するときはZ線とZ線との距離の短縮が起こり，それが筋の短縮をもたらすが，そのとき細いアクチンフィラメントにも太いミオシンフィラメントにも短縮は起こらない．一方，筋が収縮するときには細胞内にCaイオン（Ca^{2+}）が一時的に増えることが必要であることが明らかになった．Ca^{2+}はトライアッド内に比較的多く含まれており，筋の収縮が始まると，まずトライアッド内のCa^{2+}が動員されてミオシンフィラメントのところに移動し，そのCa^{2+}によってアクチンフィラメントとミオシンフィラメントが活性化されて相互作用が起こり，アクチンフィラメントはミオシンフィラメントによって滑るように引き寄せられる．このためZ線間の距離が縮んで筋細胞は短縮して収縮となる．収縮の後にはCa^{2+}がトライアッド内に戻り，アクチン，ミオシンの相互作用が消え，アクチンフィラメントは元の位置に戻り，Z線間の距離も元に戻り，筋は弛緩する．このような収縮のメカニズムは骨格筋ばかりでなく，心筋や平滑筋などすべての筋肉に共通である．一般に収縮の滑り機構（sliding filament theory）とよばれている．

　筋が収縮すると熱が発生する．筋の運動が激しいほど発生する熱量も多い．寒いとき筋の緊張が起こるのも熱を多く発生させるためである．筋で発生した熱は血液によって全身に運ばれ，体温になっている．筋の収縮に伴

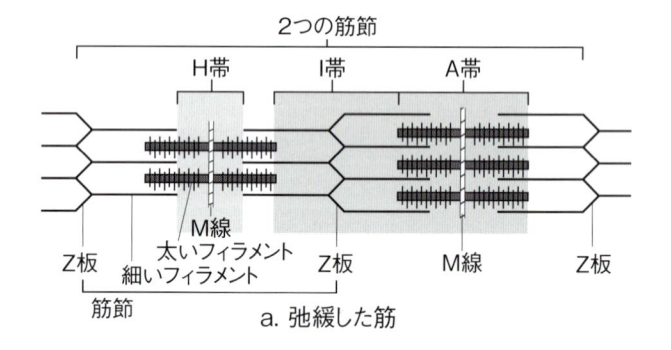

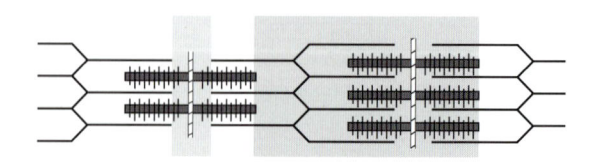

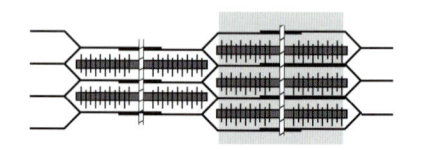

図3-10　筋収縮のメカニズム

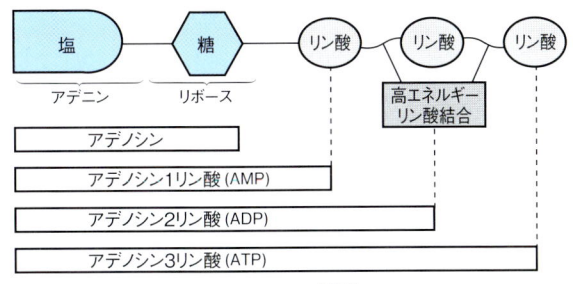

a. ATPの構造

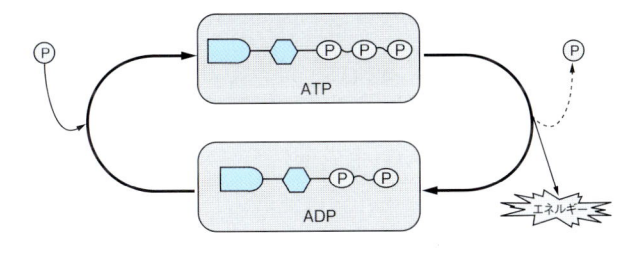

b. エネルギー産生過程

図3-11 ATPの構造とエネルギー産生

う熱の発生は，収縮に伴ってATPがADPに分解したとき，そのエネルギーの一部が熱に変換されたものである．

2 エネルギーの産生・貯蔵・消費・補充

(1) 生体の直接のエネルギー源

骨格筋収縮時のエネルギー産生は，無気性代謝系と好気性代謝系に大別され，さらに無気性代謝はクレアチンリン酸系と解糖系の二つに分類される．

筋肉が収縮するための直接のエネルギー源であるアデノシン三リン酸（ATP）は，高エネルギーリン酸化合物ともよばれ，それは分解時に高いエネルギーを放出する（図3-11）．生命活動に必要なエネルギーは，すべてATPの分解によって賄われており，筋収縮のためのエネルギーもやはりATPが利用される．ATP1モルあたりのエネルギー保有量は，7〜10kcalである．ATPが高エネルギーを保有していることは間違いないが，筋細胞内に常在するATPの量はわずかなため，それだけからのエネルギー供給では，運動の継続は絶対的なエネルギー不足となる．そのためには糖質や脂質などの間接的エネルギー源を，ATP再合成のためのエネルギー獲得代謝に利用しなければ，運動の継続は不可能となる．

(2) 無気性代謝系

①クレアチンリン酸系

骨格筋収縮の基本的なエネルギー供給は，ATPがアデノシン二リン酸（ADP）と無気リン（P）に加水分解されることによって補われる．例えば，重量挙げで一気にバーベルを持ち上げたり，ボクシングや空手の瓦割りにおいて爆発的な衝撃力を発揮するときは，この生化学的反応で生じたエネルギーが使われている．筋のATP濃度が高かったり，参加筋群が大きければ動員されるエネルギーも大きいので，一気に発揮しうる物理的（機械的）エネルギーは大きく，大きな力やパワーを発揮できる．逆に，ATP濃度が低かったり，参加筋群が小さければ動員できるATP量が少なく，発揮できる衝撃力やパワーは小さくなる．つまり，人間の最大筋力とか瞬間最大パワーを測定することは，主動作筋中のATP量を観察していることになる．

$$ATP \rightarrow ADP + P + エネルギー$$

運動の開始とともに即座にエネルギーを供給するのは，いかなる場合も筋細胞内に常在するATPである．しかし，ATPの筋内貯蔵量はわずかなため，収縮し続けるとほんの数秒で運動エネルギーは枯渇する．そこでATPが枯渇する前に，筋細胞内で高エネルギーを保有しているクレアチンリン酸（CP）がク

レアチンキナーゼ(CK)の働きで分解される．この代謝システム（CP-ATP系）の作動によって，ATPの再合成が始まるが，CPはATP（4.6mmol/kg）の約3倍（13.8mmol/kg）が筋に貯蔵されているとは言え，ATP同様，筋細胞内の含有量が少ないため，CPを利用した共軛反応もすぐに底をつく．これらのエネルギーは激運動で約5秒，中等度運動で20秒以内に枯渇すると考えられている．そのため枯渇後は，細胞内に次第にADPが増加してくる．次にこの増加したADPどうしをアデニレート・キナーゼという酵素によってATPとアデノシン一リン酸（AMP）に合成する．この代謝はATPの再合成効率は悪いが，その代わりに次の主要なエネルギー代謝系を刺激するAMPを産生する．AMPは解糖系（グリコーゲンの分解）の最初の酵素を活性化させる働きがあり，これによって大量のATPを再合成させるために不可欠となる糖質の代謝をスタートさせる．

$$ADP + CP \rightarrow ATP + C$$
$$\rightarrow ADP + P + C$$

②解糖系

解糖系は，運動開始直後に筋細胞内で酸素が十分にない場合のATP産生機構の一つである．本格的な解糖系は，グリコーゲンや血糖がグルコース6リン酸（G6P）まで分解されてから始まる．G6Pからピルビン酸に至るまでの過程を解糖というが，その過程でATP再合成のための自由エネルギーが産生される．筋細胞内でATPやG6Pの濃度が高い場合は，解糖系でのエネルギー産生は順調に進む．しかし，エネルギー代謝がこの段階にまで達すると，その後の代謝システムは，筋細胞内の酸素飽和濃度の高低に大きく左右される．

呼吸・循環器系が運動強度に適応するまでには，運動強度にもよるが多少の時間を要す．解糖系が始動し始めるのは10秒前後である．したがって，数分以上かかる生理的適応までは無酸素（嫌気）性解糖を余儀なくされる．酸素不足かあるいは無酸素状態であれば，解糖の結果，わずかのATPと乳酸とが生成される（無酸素性解糖，乳酸-ATP系）．無酸素性解糖（乳酸-ATP系）はすみやかにATPを生成する利点を持っているが，生成できる量には限りがあり，グリコーゲンから生成できる全ATP生成量のわずか5％程度にすぎない．また，乳酸は無酸素性解糖における最終代謝産物であり，その蓄積は筋細胞内の酸性度を増加させ，正常細胞環境を乱してしまうため筋中の乳酸濃度がある水準に達すると筋収縮が阻害される（筋疲労）．さらに，乳酸が運動強度に応じて生理的適応が行われるようになると，細胞内には十分な酸素が飽和され，無酸素下の代謝（無酸素性解糖）から一転して有酸素（好気）性解糖に代謝システムが切り替わる．運動時に主としてFG線維でグリコーゲン分解によって産生された乳酸は

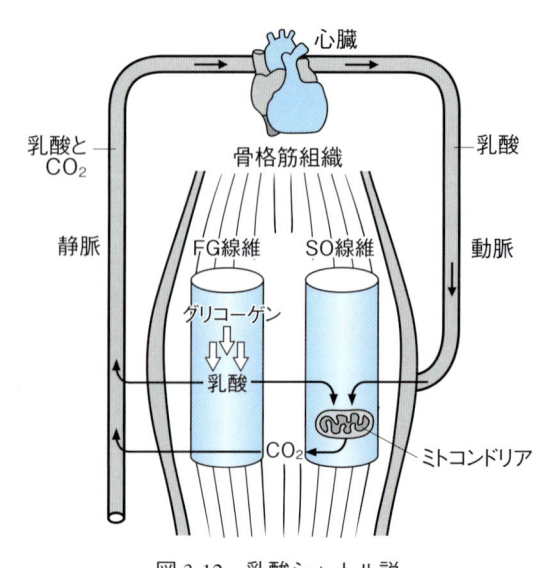

図3-12　乳酸シャトル説
（Brooks et al: Exercise Physidogy, 2nd ed, Mountain View, 1995）

血液中に拡散し，心臓や骨格筋の SO 線維内に輸送され，ミトコンドリア内でエネルギー基質として利用される（図 3-12）．

> ### コラム 「あなたはウサギタイプそれともカメタイプ？」
>
> **ウサギとカメの筋線維型**：どのタイプイソップ物語では，ウサギ（兎）とカメ（亀）の競争で，のろまのカメが勝ち足の速いウサギが負けたという寓話がありますね．イソップ物語では，自己の能力を過信して油断していると，常に努力を続けている者に負けてしまうという教訓を示しています．ここで，その教訓とは別に，ウサギとカメの脚力を筋肉の性状から考えてみよう．脊椎動物の骨格筋の筋線維（筋細胞）は，1950 年代の組織化学的研究（コハク酸脱水素酵素染色）では 3 つのタイプに区分されています．すなわち，タイプⅠは持続的な収縮力を示し，疲れにくい筋線維で，筋形質に筋の赤い色を呈するミオグロビン（筋色素）が多く含まれているので赤筋といわれる．タイプⅡはグリコーゲンに富み，瞬発力と速動性に富むがすぐ疲労してしまう，肉眼的に筋が赤くないところから白筋とされる．タイプⅢは赤筋と白筋の両方の形質と機能性を持つもので，中間筋線維に分類されます．
>
> **ウサギとカメはどのタイプ？**：三つタイプを定量的に計測した結果，ウサギは速い収縮力で瞬発力のある白筋の頻度が高く，カメは持久力のある赤筋の頻度が高いことが，また，筋線維の太さでは，ウサギよりカメが大きいことが分かりました．各種動物で，生態活動やロコモーションと筋線維型を調べ報告では，クジラ，イルカ，アザラシ，オットセイなど体幹筋はミオグロビンを多く含む赤筋型のようです．また，魚類（体幹筋）では回遊するカツオ，マグロは赤筋型，底溜するヒラメ，カレイや淡水魚（コイ，フナ，アユ）は白筋型，淡水魚（コイ，フナ，アユ），また，鳥類（胸筋）では，渡り鳥は赤筋型，ニワトリや地域性の留鳥は白筋型です．
>
> **ヒトではどうでしょうか？**：ヒトの骨格筋では，姿勢の維持に常に緊張している脊柱起立筋は赤筋線維が多く，上肢や下肢の敏速な動きに関与する筋は白筋線維が多く分布しています．
>
> 筋収縮のエネルギーは，「アデノシン三リン酸（ATP）」の形で筋肉に貯えられており，これを「アデノシン二リン酸（AMP）」と「無機リン酸」とに分解してエネルギーを得ています．その際に ATPase が必要ですが，筋原線維では myofibirillar ATPase（mATPase）とよばれています．この mATPase がアルカリ性溶液に対して異なる 2 つの反応（失活の有無）を示し，mATPase の性状の異なる 2 つ筋線維は収縮性が異なることが明らかにされました．アルカリ性液に対して失活しない mATPase を持つ線維では ATP が分解されて「無機リン酸」を生じるので，組織化学染色的に検出（黒染色）でき，収縮性の速いもの（速筋）として確認できるわけです．それにより，競技による筋の個性・特徴，トップアスリートの筋肉の秘密にせまる研究がなされてきています．生きた人間から筋肉の一部を採取し，組織化学的検索をする方法で，「ニードルバイオプシー法」とよばれています．
>
> **スポーツと筋線維型〈赤筋か白筋か〉**：大腿四頭筋の外側広筋を調べた報告では，走ったり跳んだりする時，100m 走のような瞬発力のいる競技では，速筋が，マラソンのような持続力が必要な競技では遅筋が多く含まれていることが明らかにされています．筋肉は運動により著しく太くなったり細くなったりしますが，それは筋線維の太さの変化であり，筋線維数が増減するものではありません．筋線維が変化するとすれば，速筋と遅筋で相互にタイプの変化が起こるかということであり，これまでの実験結果では顕著な移行は見られないという．ただし，筋線維組成が大きな意味をもつのは，瞬発力か持久力かが極端に要求されるスポーツ種目だけであり，たとえばサッカーなどのような球技種目では，両筋型タイプの占める割合は一般の人とあまり変わらない．さしずめ，サッカーでは赤筋で競技時間中ボールを追い走り続け（約 5〜7km），白筋でボールを蹴っていると考えられる．

5 骨格筋の収縮エネルギーと筋疲労

好気性代謝系

グリコーゲンの運命は，酸素が筋細胞（筋では筋線維）で十分に利用されるかどうかに依存している．有酸素性解糖（酸化-ATP系）は，糖質の酸化系と脂質の酸化系とから構成され，もし酸素が十分に利用できるならば，解糖の結果，CO_2 と H_2O と大量の ATP が生成される．筋グリコーゲン，肝グリコーゲン，血糖，筋グリセライド，血中遊離脂肪酸（FFA）とトリグリセリドが酸化-ATP系のエネルギー源のすべてである．これらの反応は，筋細胞中の酸化工場であるミトコンドリア内で生起する．酸化系は，持久性タイプの運動，すなわち3分以上持続している運動で主役を演じている．

有酸素性解糖では，糖質以外に潜在的エネルギーを大量に備蓄する脂質もエネルギー獲得代謝に利用できるため，産生できる運動エネルギーは莫大な量となる．しかし，無酸素下の代謝循環では，脂質はエネルギー代謝に利用されない．図3-13は横軸に運動強度を最大酸素摂取量に対する百分率（% $\dot{V}O_2max$）で示している．一般に100% $\dot{V}O_2max$ とは普通の人ならば10分程度でへばってしまうような運動強度であり，50% $\dot{V}O_2max$ では2時間とか4時間とか続けることができるような運動強度に相当する．安静時であれば，脂質が60%，糖質が40%である．そして50% $\dot{V}O_2max$ 強度位までは脂質と糖質が半分ずつ消費され，それ以上になると急激に脂質の動員が抑えられ，糖質依存となる．

1 筋疲労の原因とその回復

一般に，運動開始後1分までは，筋収縮のエネルギーはクレアチンリン酸系，解糖系などの無気性代謝系によって補われる（図3-14）．したがって，定常状態が成立するような軽い強度の運動では，酸素不足量と酸素

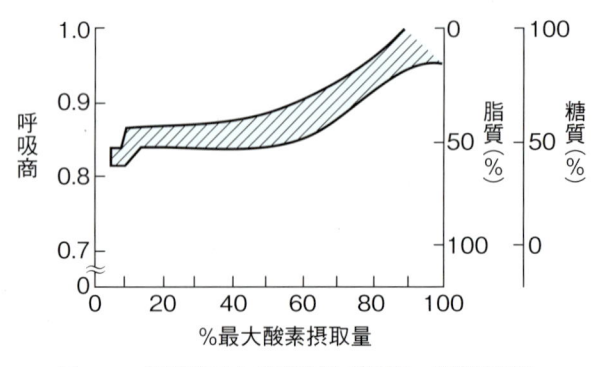

図3-13 運動強度と呼吸商及び糖質・脂質燃料比
(Astrand et al: Textbook of Work Physiology. p544, McGraw-Hill, 1986)

負債量はほぼ等しい．しかし，運動が短時間で激しい場合には，運動に必要な酸素需要量に供給量が追いつかず，無気性代謝系によるエネルギー供給で賄われる．活動後の回復期には人はしきりに深呼吸をするが，これは蓄積した乳酸を除去し，ATP産生に必要な酸素量を筋が摂取するまで続く．この運動後に続く酸素消費量の増加を 酸素負債（oxygen debt）という．同じ運動を繰り返して続けると，次第に筋が疲労して，収縮力が小さくなっていく．これはその筋のATPの消費量が産生量を超え，その結果ATP不足になることが原因である．激しい運動をしたとき，その筋が持続的に硬くなることがある．これはATPの産生に必要なだけの酸素の補給が間に合わず，筋細胞内に乳酸が産生されるためである．

まったく収縮しなくなる真の筋疲労がめったに起きないのはそれ以前に人は疲労を覚えてすぐに運動を減らしたり止めたりするからである．しかし，マラソンランナーなどでは，よくこの種の筋疲労をおこす．筋が疲労して作動しなくなると，選手は文字通り虚脱状態に陥る．

運動の継続には力を発揮した後にエネルギー代謝を早く回復させることが重要である．この回復は有酸素系によるエネルギー供給で行われる．運動直後には酸素負債の返済が行われる．酸素負債量は解糖系によって産生された乳酸を酸化させたり，消費されたクレアチンリン酸をもとに回復させるのに必要な酸素量である．筋肉の発達の良い人ほど乳酸を多量に蓄積できるので，最大酸素負債量は大きい．

クレアチンリン酸の回復は速く，15～30秒以内に行われる．一方，乳酸の除去速度は遅く，通常20～30分ほどかかる．この乳酸はピルビン酸に戻り，有酸素的に分解されるか，あるいは肝臓に運ばれてグリコーゲンに合成される．

運動終了後に食事による栄養素の補給によって，筋肉及び肝臓の貯蔵グリコーゲンが回復する．グリコーゲンはエネルギー供給系としての無酸素的な解糖系だけでなく，有酸素系の基質にもなる．筋肉のグリコーゲンが著しく枯渇した後の回復は数時間から数日かかる．その回復は食事の種類にも依存し，高炭水化物食では2日で回復するが，高脂質・

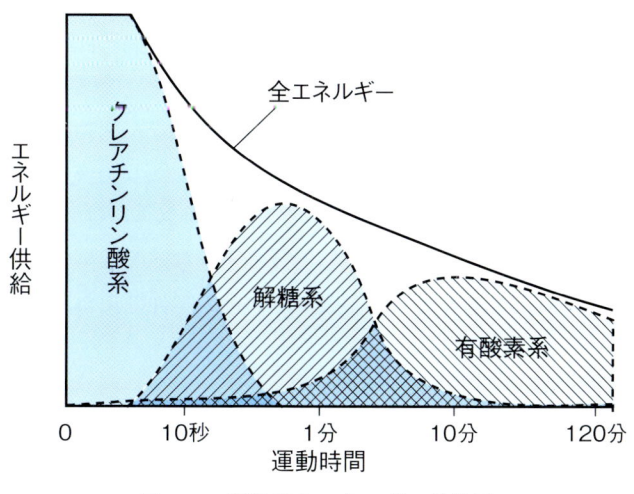

図3-14 運動時のエネルギー供給系
最初，クレアチンリン酸系，ついで解糖系により無酸素的にエネルギーが供給される．長時間の運動では有酸素系によりエネルギーが供給される．

高蛋白質食では3日でも元に戻らない（図3-15）．

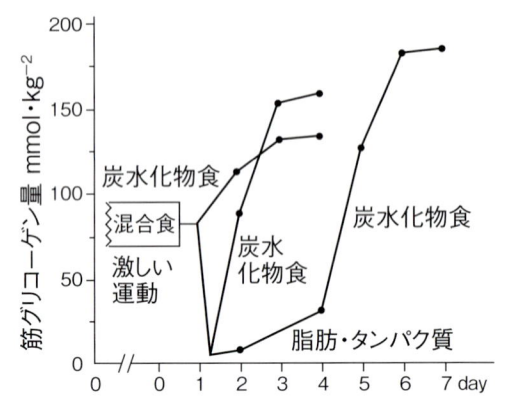

図 3-15　運動後の筋グリコーゲンの回復

競技1週間前に最大運動負荷の運動を30分間実施し，骨格筋内のグリコーゲンを一度枯渇させる．その後，高糖質食を摂取すると普通食を摂取した場合よりも高いグリコーゲンの蓄積が得られる．さらに，運動後3日間脂質・タンパク質食を摂取させた後，高糖質食を摂取させるとその効果は一層鮮明となる．

（Astrand et al: 1986 Textbook of Work Physiology. p553, McGraw-Hill）

コラム　死硬直と解硬

　一般に死ぬと筋肉は弛緩します．しかし，死後2時間ぐらいすると徐々に筋の持続的な収縮が起こり，関節が動かなくなります．これを死硬直といいます．死硬直は顔面，体幹，四肢の順で起こり，20時間ぐらいで硬直は最強度になります．死硬直が起こる原因は，死後呼吸が止まるため筋細胞内に酸素が供給されず，その結果，多量の乳酸がたまり，それが筋細胞の収縮を引き起こします．ところが，スポーツ中の急死のように，疲労状態で急死した場合，筋肉内のATPの減少と乳酸の蓄積により筋肉は酸性に傾いていることから，筋肉を構成するタンパク質との間に化学反応が早く強く生じ，筋肉は瞬時に凝固します．生きているときにはこの化学反応はブロックされていますが，死ぬと体内の化学反応はストレートに起こります．死後2日くらいすると，身体の腐敗が始まり，タンパク質の変性が生じ，乳酸によってももはや収縮しえなくなる結果，筋は再び弛緩して解硬になります．硬直は不可逆的な変化であって，一度起こると元の正常な筋の状態には戻りません．これらの現象は体内の化学反応であるため，温度やその他の条件によって左右され一定しません．

コラム 「テンセグリテイー」って何？

「テンセグリテイー」という言葉を聞いたことがありますか？

「テンセグリテイー」tensegrity とは，もともとデザイナーであるバックミンスター・フラー（R.Buckminster Fuller）によって考え出された構造エネルギー的概念論で，張力（tension）と完全性（integrity）の語からの造語です．これは「連続的圧縮力に依存することに対して，主に，構造物を通る連続的張力のバランスによって，構造物の完全性を維持するような構造」（アナトミー・トレイン，医学書院 2009）をさします．たとえば，帆船の帆，クレーン，木の柱やワイヤーを組み合わせた彫刻や玩具など，あらゆる構造物は最終的には張力と圧縮の間のバランスによって保持されているというもので，もともと，画家のスネルソン（K.Snelson）という人が造った独創的構造から考え出されたものです．フラーによると，テンセグリテイー構造の特徴は，連続的張力と局所の圧縮です．

生体の構造やその動きを生体力学という観点から考えると，骨には筋と腱（線維）がつき，圧縮材（支柱）と引っ張り線維の両方の力が働き生体自身の体重を支えながら運動しています．つまり，テンセグリテイーは人体の連続性について言っているのです．西洋医学でいうアナトミー・トレイン（p.41）や東洋医学でいう経筋を説明するのに都合の良い考え方です．生体がダメージを受けることなく衝撃を吸収するメカニズムと関係しています．ある組織のこわばりや収縮が他の組織の構造と働きに影響するので，特定の組織の柔軟性や可動性を改善すれば，その効果は別の組織にも及ぶことになり，全身の張力バランスが回復されることになります．筋・筋膜を柔らかくほぐし，それらの動きをスムーズにしておくことで，運動能力を向上さ怪我を防ぐことができます．この概念は，スポーツ選手やダンサーなどトレーニングやさまざまな疾患の治療にも生かすことができます．テンセグテイー幾何学から見た生体の筋骨格系（線維系－アナトミー・トレン）は，大変興味深いものです．

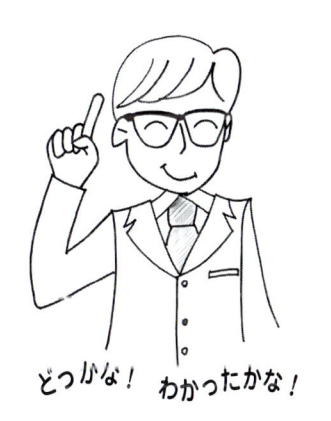

第4章

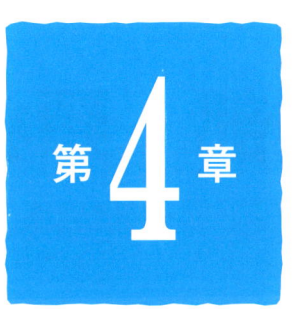

からだの運動

1 頭頚部・頚椎の運動

2 上肢帯と肩の動き

3 肘関節・前腕の運動

4 手関節と手の運動

5 体幹の運動

6 下肢帯と股関節の運動

7 膝関節の運動

8 足関節・足部の運動

1 頭頚部・頚椎の運動

頚椎の骨運動は，屈曲，伸展，側屈（左・右），回旋（左・右）の6方向で，胸椎や腰椎と比較して動きが大きい．後頭骨と環椎の2つが特異的な運動を示すが，他は類似の運動を呈する．

1 頭頚部の運動

頭頚部の屈曲位からの伸展運動（図4-1,2）では，環椎後頭関節 atlanto-occipital joint と環軸関節複合体 atlanto-axial joint complex において顎を挙げるような運動が起こり，第2頚椎以下では頭部を後方へ移動するような運動が起こる．通常，上位頚椎（$C_{1〜4}$）の伸展運動は屈曲位から中間位までにほぼ終了し，下位頚椎の伸展運動は中間位からの伸展で生じる．回旋運動（図4-3）は約50%が環軸関節複合体で起こり，残りの50%が他の頚椎間で生じる．側屈運動（図4-4）は環軸関節間ではほとんど起こらず，他の頚椎間でほぼ均等に生じる．

2 環椎後頭関節の運動

環椎後頭関節により環椎に対して頭蓋の独立した動きが可能となる．この関節は，環椎の上関節面の凹面とこれに連結する突出した凸面の後頭顆から形成されている（図4-5）．

凹凸の安定した構造をもつ環軸後頭関節の主な動きは屈曲と伸展である．ロッキングチェアの振り子のように，凸面の後頭顆が環椎の凹面の上関節面に対して，伸展では後方に，屈曲では前方に転がる．この際，厳密にみると後頭顆は転がると同時にその反対方向へわずかに滑る（図4-1,2）．

回旋は環椎の上関節窩にしっかり座る後頭顆のために動きは著しく制限される（図4-5b）．側屈は環椎の上関節面で後頭顆の側方への転がりがわずかに見られる（図4-5a）．

3 環軸関節複合体の運動

環軸関節複合体は，正中環軸関節とその側

a. 環椎後頭関節　b. 環軸関節複合体　c. 頚部（$C_{2〜7}$）
図4-1　頭頚部の伸展

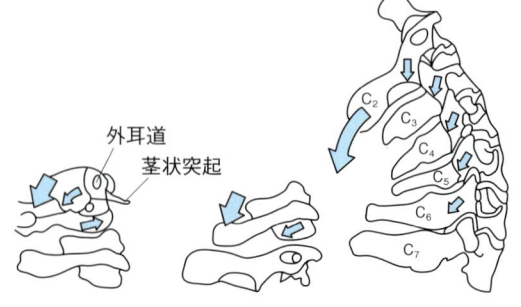

a. 環椎後頭関節　b. 環軸関節複合体　c. 頚部（$C_{2〜7}$）
図4-2　頭頚部の屈曲

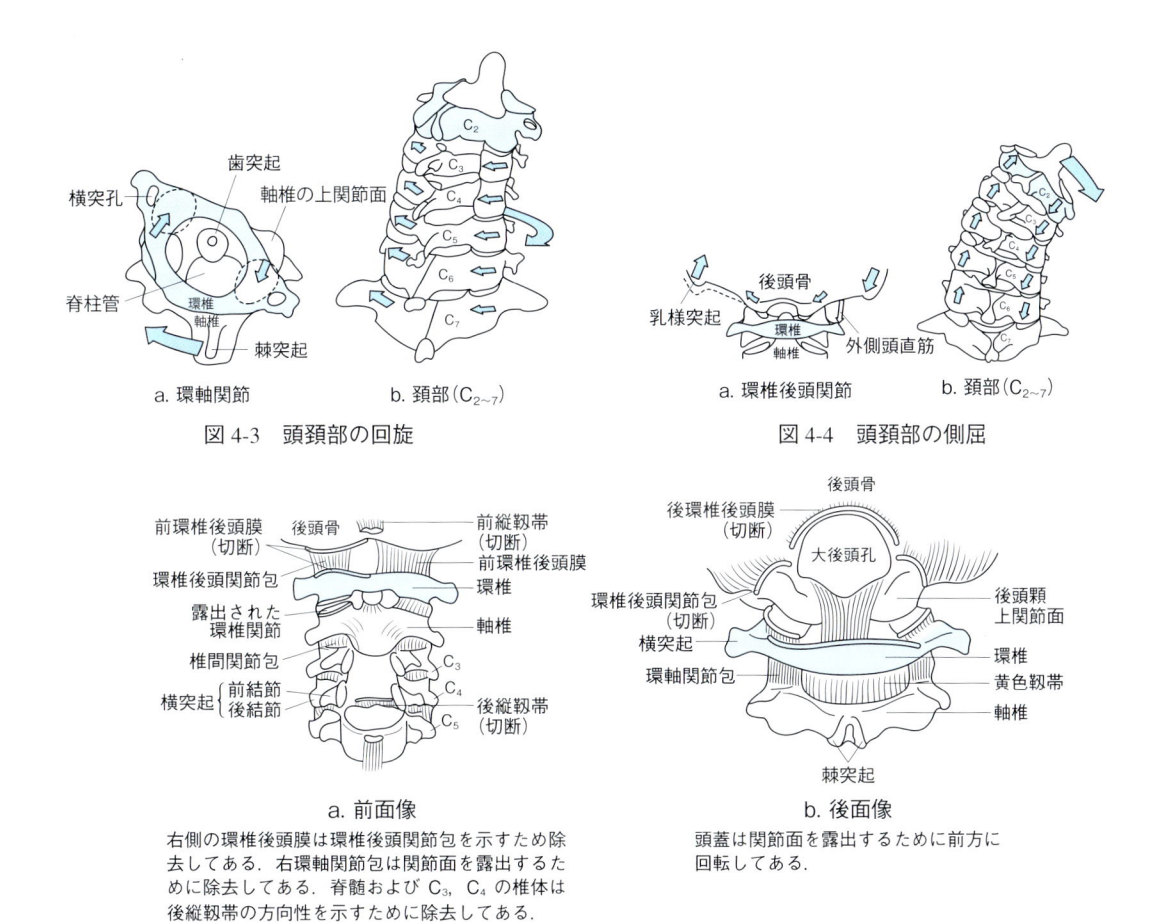

図 4-3 頭頚部の回旋
a. 環軸関節
b. 頚部（C2〜7）

図 4-4 頭頚部の側屈
a. 環椎後頭関節
b. 頚部（C2〜7）

図 4-5 環椎後頭関節
a. 前面像
右側の環椎後頭膜は環椎後頭関節包を示すため除去してある．右環軸関節包は関節面を露出するために除去してある．脊髄および C3, C4 の椎体は後縦靱帯の方向性を示すために除去してある．
b. 後面像
頭蓋は関節面を露出するために前方に回転してある．

方に位置する一対の椎間関節の2関節からなる．正中環軸関節は，環椎の前弓と黄色靱帯からなる円環と，それを貫く第2頚椎の歯突起で構成される．歯突起は垂直軸として機能するために，環軸関節は車軸関節と見なされる．

環軸関節の2個の椎間関節は，環椎の下関節面と軸椎の上関節面との連結により形成され（図4-5），関節面はほぼ平坦かつ水平で，最大限の回旋域を得ることができる形状をなしている．

環軸関節複合体は頭頚部における水平面での軸回旋と屈曲・伸展の動きを有する（図4-1b, 図4-2b）．側屈は非常に制限されている．

4 第2頚椎以下の運動

第2〜7頚椎における椎間関節の関節面は，前額面と水平面のおよそ中間位で45°傾斜している．この関節面の向きと形が，頚部の関節における大きい運動性を特徴づけている．

第2〜7頚椎における屈曲・伸展範囲は，椎間関節の滑りにより，屈曲域が約35°，伸展域が約70°もの大きな可動範囲を有する．回旋運動は左右両側に約45°であり，環軸関節の回旋運動の範囲とほぼ等しい．また，側屈運動のほとんどはこの領域で行われる．

2 上肢帯と肩の動き

　肩は手の細かい動きや重いものを持つといった手の機能を最大限に生かすため，手と体をつなぐ重要な役割を担っている．また，屈曲・伸展・外転などの複雑な動きをするため，体幹の前面にある胸骨や背面の肩甲骨なども肩の運動に対して重要な役割を果たしている．

1　肩の骨

　肩の動きに関わる骨は胸骨と接しており，穏やかなカーブを描く鎖骨 clavicle，体幹の背面で肋骨に接し，周囲を固められている肩甲骨 scapula，それと上腕部に位置する上腕骨 humerus である．前者 2 つは体幹と連結しており，上肢帯 shoulder gridle とよばれている．その他には胸骨 sternum，肋骨 ribs，椎骨なども関与している（図 4-6）．

2　関節（図 4-7）

　肩の関節は一般的に，骨と骨が形成する解剖学的関節と，骨だけでなく靱帯や腱などによっても，関節様の働きをする機能的関節がある．

①解剖学的関節
- 肩甲上腕関節 glenohumeral joint
  肩甲骨と上腕骨との関節
- 肩鎖関節 acromioclavicular joint
  肩甲骨と鎖骨との関節

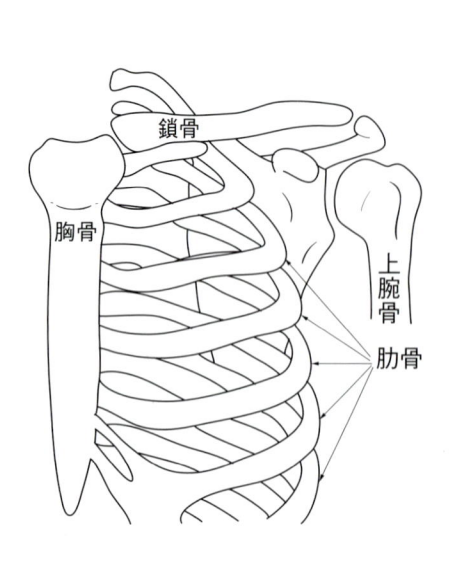

図 4-6a　胸部の骨格（腹面）

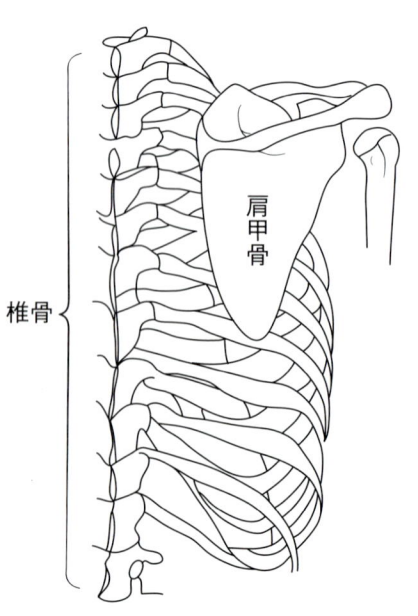

図 4-6b　胸部の骨格（背面）

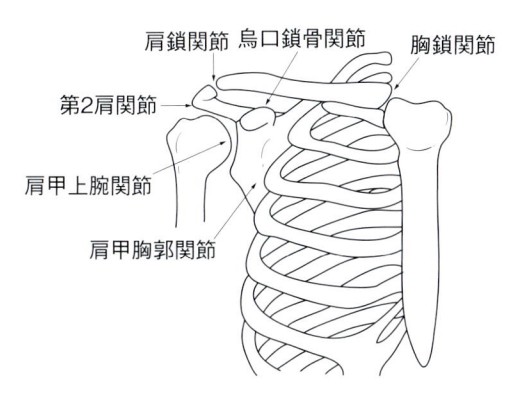

図 4-7a　肩の関節（腹側）とその動き

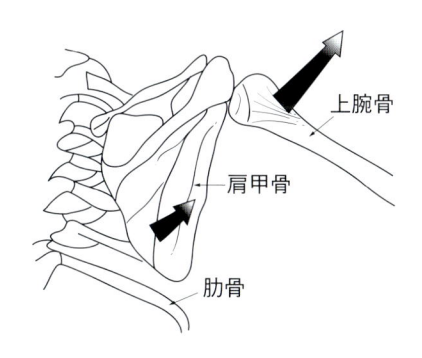

図 4-7b　肩関節（背側）の動き

・胸鎖関節 sternoclavicular joint
　胸骨と鎖骨との関節
　注）狭義の肩関節 scapulohumeral joint, shoulder joint として肩甲上腕関節をさす．
②機能的な関節
　・第2肩関節 subacromial joint
　・肩甲胸郭関節 scapulothoracic joint
　・烏口鎖骨関節 acromioclavicular joint
　以上の6つが重要な関節となるが，このように複雑な構造をしているため，総称して肩複合体とよばれることがある．

3　肩を動かす主な筋

　筋として，運動方向別に以下のものがあげられる．

屈曲：三角筋，烏口腕筋，棘上筋
伸展：広背筋，大円筋，三角筋
外転：三角筋，棘上筋
内旋：肩甲下筋
外旋：小円筋，棘下筋
水平内転：三角筋
水平外転：大胸筋

　また，付着している部位別にみると以下のように違った分別をする．
　a）体幹と肩甲骨を結びつける筋
　　僧帽筋，大・小菱形筋，肩甲挙筋，小胸筋，鎖骨下筋，前鋸筋
　b）体幹と上腕骨を結び付ける筋
　　広背筋，大胸筋
　c）肩甲骨と上腕骨を結び付ける筋
　　三角筋，大・小円筋，棘上筋，棘下筋，肩甲下筋，烏口腕筋，上腕三頭筋
　肩を動かすには肩甲骨と上腕骨だけでなく体幹の筋も重要になってくる．肩の神経としては，脊髄の第5頸椎から第1胸椎からでてくる神経の集中が必要で，腕神経叢から分岐してでてくるものが多い．

4　神経

　肩を動かすにはいろいろな神経が存在する．また，脊髄から出てきた神経が集まり，分岐していく部分でもあり，この集まった部分を腕神経叢という．
・体の前面の筋肉を司る－外側・内側胸筋神経
・肩甲骨と背骨の間の筋肉を司る－長胸神経や肩甲背神経
・肩甲骨から上腕骨につく筋肉を司る－肩甲上・下神経
・肩周囲の筋肉を司る－腋窩神経

5　靱帯

　肩にはたくさんの靱帯があるが，特に烏口

突起とよばれる肩甲骨の一部からは烏口上腕靱帯，烏口肩峰靱帯，烏口鎖骨靱帯などの靱帯が存在し，靱帯のターミナルと言われ，肩関節を安定させるために働いている．また，臼蓋上腕靱帯とよばれる靱帯は関節唇とよばれる軟部組織の中に存在し，上腕骨が肩関節から脱臼しないように固定する役割をしている．その他にも肩甲上腕靱帯や肩鎖靱帯，胸鎖靱帯などがある．

6 肩の動き（図4-8）

肩の動きは肩甲骨の動きと肩甲上腕関節を中心とした肩の動きが組み合わされてなされる．

肩甲骨の動きには挙上，下制，外転，内転，上方回旋，下方回旋とそれらが組み合わさった複合的な動きが可能である．

また，肩の動きには屈曲，伸展，外転，内転，外旋，内旋とそれらが組み合わさった水平屈曲，水平伸展がある．特に肩甲骨と肩の双方の動きが大切なのは屈曲と外転である．

a. 屈曲

屈曲は約60°までは上腕骨が挙上するのみで，主に三角筋や烏口腕筋，棘上筋が働く．その後，約60°から120°程度は上腕骨と肩甲骨が双方に動き，上腕骨の骨頭を棘下筋，小円筋，肩甲下筋が引き下げる役割をもつ．さらに，上の120°以上になると体幹の伸展も加わり，僧帽筋や前鋸筋，脊柱の筋が加わっていく．

b. 外転

外転も屈曲と同様に60°程度までは肩甲上腕関節のみの動きとなり，三角筋と棘上筋が主役で上腕骨が挙上する．その後，肩甲上腕関節で上腕骨がブロックされる形となるため肩甲骨が参加し，僧帽筋と前鋸筋が加わる．最終域では，屈曲同様体幹の伸展が働く．

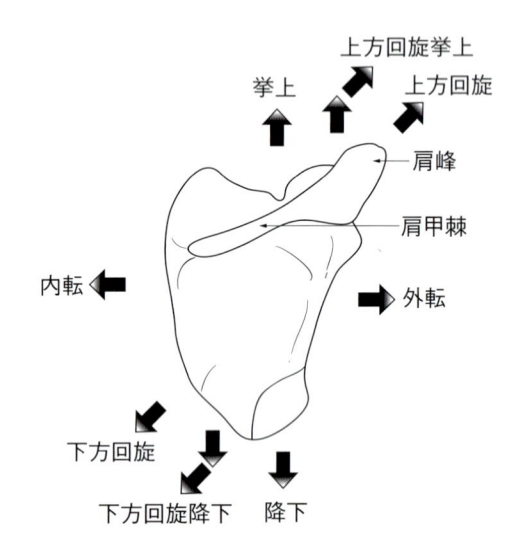

図4-8 肩甲骨（右背面）
矢印は運動の方向を示す

MEMO 肩甲上腕リズム scapulohumeral rhythm
　これは上述した肩関節の屈曲，外転の動きを反映するものでCodmanより提唱されたものである．上腕骨が挙上するときに屈曲60°，外転30°までは肩甲上腕関節のみの動きとなり，その後肩甲骨が連動し回旋運動を起こすことを指す．また，屈曲60°，外転30°からは2：1の割合で上腕骨と肩甲骨が動くとされている．

コラム　ロコモーショントレーニングで転倒予防

　ロコモティブシンドローム（ロコモ）とは，運動器症候群と訳され，2007年日本整形外科学会が提唱した概念で，「骨，関節，筋肉などの運動器の働きが衰え，生活の中で自立度が低下し，要介護状態や要介護になる危険性の高い状態」と定義されます．ロコモティブ locomotive は，「運動の」「機関車」という意味をもっています．

　ロコモティブシンドロームのセルフチェックは，①片脚立ちで靴下がはけない，②家の中でつまずいたり滑ったりする，③階段を登るのに手すりが必要である，④横断歩道を青信号で渡りきれない，⑤15分くらい続けて歩けない，⑥2kg程度の買い物をして帰るのが困難である，⑦家の中のやや重い仕事（掃除機の使用，布団のあげおろし）が困難であるという7項目のうち1つでもあてはまればロコモの危険性があるということになります．

　ロコモ防止のトレーニングすなわちロコモーショントレーニング locomotion training（ロコトレ）を始めるにあたり，立つ能力と歩く能力の評価を行います．そして，自分にあった安全な方法で開眼片脚立ちとスクワットやその他のトレーニングを行います．開眼片脚立ちは，転倒しないように机や壁のそばで行います．床につかない程度に片脚を上げます．これを左右1分間ずつ一日3回行います．バランスが悪く支えが必要な人は机に両手や指をついて行います．ロコトレの王様と言われるスクワットは，立つ，しゃがむを繰り返す単純な運動です．また，立つために必要なたくさんの下肢，体幹の筋肉を動員して行うために効率がよく，多くのスポーツの基本となるトレーニングです．トレーニングを行う時には，安全のために机や椅子の前で行います．椅子に腰かけるように，お尻をゆっくりおろします．お尻をかるくおろし，膝は90°をこえて曲がらないようにします．両足は肩幅程度に開き，足先は踵から30°くらい外側に向けます．体の体重は，両足の真ん中にかかるようにします．深呼吸をするペースで5〜6回繰り返し，一日3回行います．痛みを感じる場合には，お尻をおろしすぎないようにしたり，机に両手をついて行います．スクワットができない時は，椅子に腰かけ机に手をついて，腰を浮かす動作を繰り返します．他にも，ストレッチやラジオ体操，ウォーキング，水泳などいろいろな運動を行ってみます．

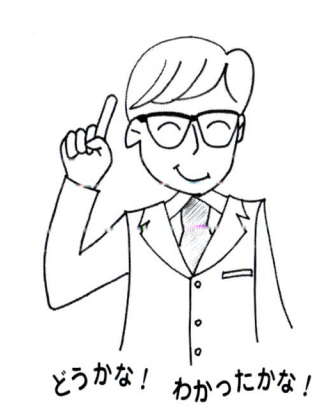

3 肘関節・前腕の運動

　肘関節は肩と手をつなぐ大切な関節で，重い荷物を持つ時などには重要な役割を果たす．

1 肘関節と前腕の骨 （図4-9）

　肘関節の骨は，中枢側には上腕骨 humerus があり，末梢側には橈骨 radial と尺骨 ulna と3つの骨で形成されている．また，肩関節から肘関節までを上腕，肘関節から手関節までを前腕とよぶ．

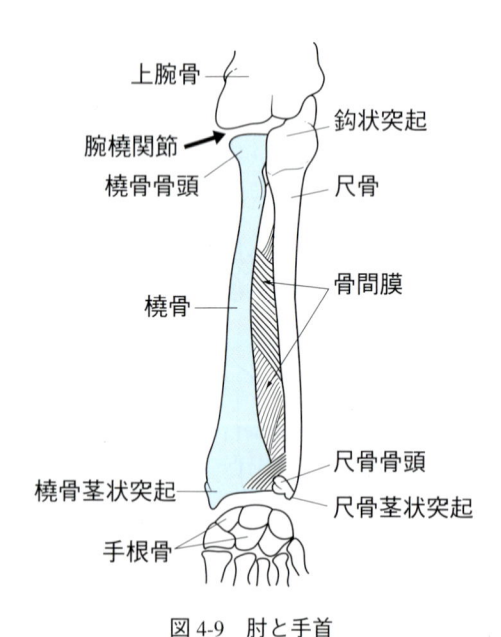

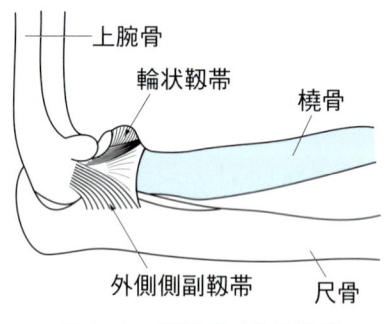

図 4-10a　肘関節（右外側面）

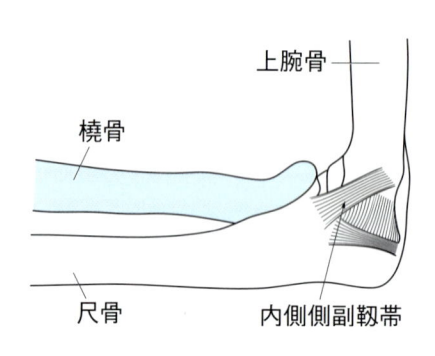

図 4-9　肘と手首

図 4-10b　肘関節（右内側面）

- 腕橈関節 humeroradial joint
  上腕骨と橈骨の関節
- 近位橈尺関節 proximal radio-ulnar joint
  近位の橈骨と尺骨との関節
- 遠位橈尺関節 distal radio-ulnar joint
  遠位の橈骨と尺骨との関節

2 関節 （図4-10）

a. 肘関節
　腕尺関節 humeroulnar joint
　　上腕骨と尺骨との関節

3 筋

肘及び前腕の運動方向別にみた筋の働き
　屈曲：上腕筋，上腕二頭筋，腕橈骨筋
　伸展：上腕三頭筋

前腕
　　回内：円回内筋，方形回内筋
　　回外：回外筋，上腕二頭筋

4　神経

　肘関節を動かすには筋皮神経と橈骨神経が重要となる．おもに筋皮神経は屈筋に橈骨神経は屈筋，伸筋ともに働く．

　前腕を動かすには回内には正中神経が，回外には橈骨神経が働く．

5　靱帯

(1) 肘関節の靱帯

　肘関節の靱帯は大きく分けて外側側副靱帯（radial collateral ligament, RCL）と，内側側副靱帯（ulnar collateral ligament, UCL）に分かれる．

①外側側副靱帯

　主に上腕骨から橈骨に付着し，大きく分けて3つの線維で構成されており，腕橈関節を補強している．

②内側側副靱帯

　主に上腕骨から尺骨に付着し，腕尺関節を補強している．また，この内側側副靱帯の中に，尺骨神経が通っておりしばしば尺骨神経麻痺を引き起こす原因の一つとなる．

(2) 前腕の靱帯

①輪状靱帯

　この靱帯は回内外をする際に橈骨が上腕骨から離れないようにする役割をしている．この靱帯があるため靱帯内では橈骨は自由に回旋運動できるが，末梢方向や中枢方向には動けない．この靱帯をさらに補強しているのが外側側副靱帯である．

②三角線維軟骨

　遠位橈尺関節にはいくつもの靱帯や関節包が存在する．その中心となるものが三角線維軟骨である．これらの周囲の靱帯や関節包などを含めて，三角線維軟骨構造とよばれている．回旋運動をする際などに，手根骨や尺骨が脱臼しないような役割を持つといわれており，前腕や手関節の運動の際に重要なものとしてあげられる．

③骨間膜

　骨間膜は前腕の橈骨と尺骨の間にある膜のことを指す．これは近位，遠位ともの橈尺関節を結合し支持性を与えている．

6　肘関節の動き

　肘関節は蝶番関節とよばれ，基本的に屈曲，伸展の一軸の運動となる．

　前腕の運動は回内，回外となり，前腕にかかわる関節は近位橈尺関節と遠位橈尺関節の2つである．近位橈尺関節では輪状靱帯の中の橈骨が回転するように動く．回外時橈骨と尺骨が平行に骨が並び，回内時は尺骨はほとんど動かず，橈骨が尺骨の上をまたぎつつ回旋していく．

　肘関節には肘外偏角とよばれ，腕橈関節を補強するものが存在する．これは上腕骨と前腕のなす角度のことを指し，関節面を反映するもので，関節が柔らかい女性のほうが大きいとされている．また，この角度が大きくなると外反肘とよばれることがある．

4 手関節と手の運動

手がうまく使えることは日常生活をより簡便に送ることができ，人の手の機能はどの動物よりも発達していると言える．

1 手関節の骨（図4-11）

手関節の骨は前腕部の橈骨 radius, 尺骨 ulna と細かな8つの骨の集まり，手根骨 carpus とがある．手根骨は2列に配列されており，中枢側の尺側から豆状骨，三角骨，月状骨，舟状骨，末梢に有頭骨，有鉤骨，大菱形骨，小菱形筋がある．

指の骨は基本的には中枢から中手骨 metacarpal, 基節骨 proximal phalanx, 中節骨 middle phalanx, 末節骨 distal phalanx の順で末梢に配列されている．しかし母指については中節骨がなく，中手骨，基節骨，末節骨の順となる．

2 関節

手関節の関節 wrist joint
・橈骨手根関節 radiocarpal joint
　　橈骨と近位の手根骨，特に月状骨，舟状骨との関節
・手根間関節 intercarpal joint
　　近位の手根骨と遠位の手根骨との関節
指の関節
・中手指節関節 matacarpophalangeal joint：MP関節
　　中手骨と基節骨との間の関節
・近位指節間関節 proximal interphalangeal joint：PIP関節
　　基節骨と中節骨との間の関節
・遠位指節間関節 distal interphalangeal joint：DIP関節
　　中節骨と末節骨との間の関節

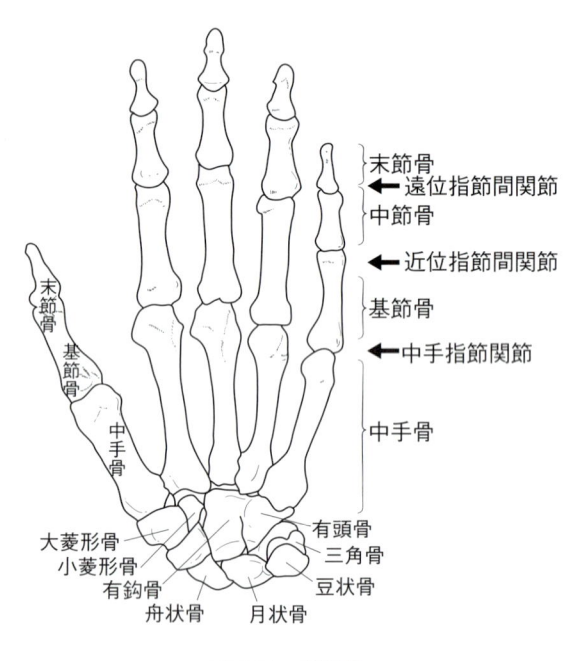

図4-11　手の骨

3 筋

手及び指の運動方向別にみた筋の働き
手関節の筋
　屈曲：橈側手根屈筋，尺側手根屈筋
　伸展：長橈側手根伸筋，短橈側手根伸筋，尺側手根伸筋
中手指節関節の筋（母指以外）
　屈曲：虫様筋，背側骨間筋，掌側骨間筋

伸展：総指伸筋
　内転：掌側骨間筋
　外転：背側骨間筋
近位，遠位指節間関節
　屈曲：浅指屈筋，深指屈筋
　伸展：虫様筋，骨間筋
母指 thumb
　母指については非常に動きが複雑である．母指手根中手関節は，橈側外転には長母指外転筋，掌側外転には短母指外転筋，対立には母指対立筋，内転には母指内転筋，中手指節間関節の屈曲には短母指屈筋，伸展には短母指伸筋，指節間関節の屈曲には長母指屈筋，伸展には長母指伸筋などが働く．

4　神経

　手を動かすために手には大きく分けて3つの神経；橈骨神経・尺骨神経・正中神経が分布する．橈骨神経は，伸展筋の神経支配と母指背側，尺骨神経は尺側の屈筋と手内在筋の一部，正中神経は橈側の屈筋および母指球筋の感覚を司る．

5　靱帯

手関節の靱帯

　手関節の靱帯は橈骨側副靱帯，尺骨側副靱帯，橈骨手根靱帯のように橈骨と手根骨をつなぐものが多い．また，近位と遠位の手根骨をつなぐ背側手根弓状靱帯などがある．
　指の靱帯は関節の掌側に掌側板（Volar plate）とよばれる線維性軟骨が存在する．また，関節の両側面に副靱帯，側副靱帯とよばれる側方につく靱帯がある．

6　手の動き

手関節

　手関節の屈曲，伸展，橈屈，尺屈などの動きがあるが，どの動きにも橈骨手根関節と手根間関節の中が重要である．
　まず屈曲では橈側手根関節で40％，手根中央関節で60％の比率で働いているといわれている．また，伸展はその逆に橈側手根関節で66.5％，手根中央関節で33.5％とされている．
　また，橈屈，尺屈では近位例，遠位例の手根骨がそれぞれ反対方向に働く．

手指

　指の運動は基本的には中手指節間関節（MP関節），近位指節間関節（PIP関節），遠位指節間関節の3つである．
・中手指節間関節：顆状関節とよばれ屈曲，伸展運動と内転，外転運動と少しであるが，回転運動する
・指節間関節：蝶番関節で屈曲，伸展のみの一軸性の動きのみとされる．ただし，母指に関しては母指手根中手関節（CM関節），中手指節間関節，指節間関節の順となり，指節間関節が1つしか存在しない．また，母指手根中手関節は鞍状関節であり，屈曲，伸展および内転，外転の2方向の動きに加え，これらを複合した回転運動が可能である．

> **MEMO　手の筋は外在筋と内在筋**
> 　手にかかわる筋肉で手関節より近位にあるものを外在筋，手関節より遠位にある筋を内在筋とよぶ．内在筋の中にはさらに母指球筋（母指内転筋，母指対立筋，短母指外転筋，短母指屈筋）と小指球筋（小指外転筋，小指屈筋）がある．

5 体幹の運動

胸郭は心臓と肺を保護している．正常では，胸椎は一次カーブである軽度の後弯を示す．これに対して，頚椎，腰椎は二次カーブである軽度の前弯を示す．

A 胸椎の構造と運動

1 胸椎の構造の特徴

第1胸椎の上関節突起関節面は，頚椎と類似している．このため，第1胸椎は移行椎として分類される．第2〜第11胸椎では，下関節突起関節面は下方，前方，軽度内側を向く．この形状は胸椎のわずかな回旋を可能にしている．第11胸椎と第12胸椎は移行椎として分類され腰椎の椎間関節と類似する．

胸椎の棘突起は斜め下方に向くため，胸椎の伸展で棘突起が衝突し易く，可動域は小さくなる．第7胸椎で最も大きな角度をなし，第1〜3胸椎では真っ直ぐ後方に突出する．

2 胸椎の運動

生体内で純粋な胸椎のみの運動は存在せず，胸郭の運動と捉えた方が臨床的であるが，それを論じた文献は少ない．正常な胸椎の前屈可動域は20〜45°である．全体的な運動の指標を得るために，立位姿勢で第7頚椎棘突起から第12胸椎棘突起までの長さを測定し，患者に前屈させ，再び脊柱の長さを測定すると約2.7cmの差が正常である．膝伸展を保持したまま体幹を前屈する指床間距離を測定する方法も利用されるが，腰椎や股関節でも運動が起こっている．

伸展の正常可動域は25〜45°である．左右への側屈は，それぞれ約20〜40°である．患者に前後屈を伴わないようにして，下肢の外側に手を滑らせるように指示し，指先と床との間の長さを測定する．回旋は約35〜50°であり，腰椎の回旋が非常に小さいために，この可動性は臨床上重要である．

B 胸郭の構造と呼吸運動

1 関節と肋骨の運動

肋椎関節は肋骨頭と椎体の肋骨窩との間の滑膜関節であり，靱帯により強く結合している．第1，10，11，12肋骨は単一の椎体と関節をなす．第2〜9肋骨は2つの隣接する椎体と介在する椎間円板との間で関節をなす（図4-12）．

肋横突関節は第1〜10肋骨の肋骨結節とそれぞれ同番号の胸椎の横突肋骨窩との間の滑膜関節である．

胸肋関節は肋軟骨と胸骨との関節である．第1肋軟骨は軟骨結合によって胸骨と結合するが，第2〜6胸肋関節は滑膜関節である．第5〜9肋骨では，滑膜性の軟骨間関節が存在する．

胸郭の上部の肋骨は相対的に水平である．

[第1～6肋骨] 肋横突関節 肋椎関節 ポンプ柄作用

[第7～10肋骨] バケツ柄作用

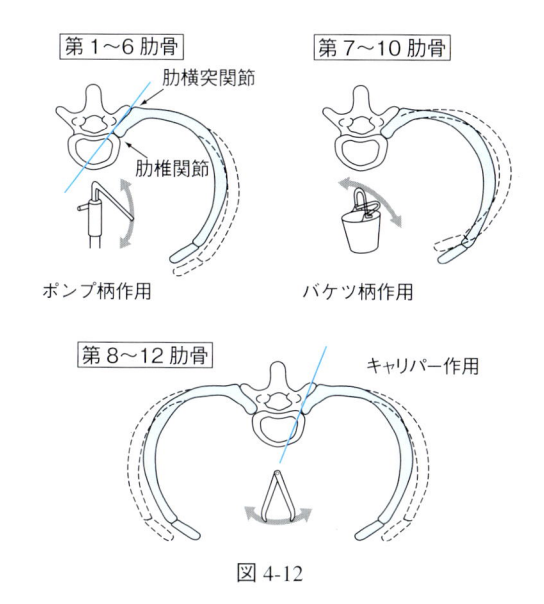

[第8～12肋骨] キャリパー作用

図4-12

胸郭の下部になるにつれて，肋骨は斜め下方に向かうようになる．第12肋骨では，肋骨は水平ではなく垂直となる．吸気時に，肋骨は上方かつ前方に引かれ，上位6つの肋骨は，胸部の前後径を増加させる．この運動はポンプ柄作用とよばれ，胸骨柄の上方および前方への挙上を伴う．第7～10肋骨では，主として外径または横径が増加する．この運動はバケツ柄作用として知られる．また，この運動は第2～6肋骨でもごくわずかにみられる．下位肋骨は外側に動き，この動きはキャリパー作用として知られ，外径が増加する．小児では肋骨にかなり弾性がみられるが，加齢とともに次第に弾性が低下する．

最大吸気時と最大呼気時に腋窩の直下，乳頭線上または剣状突起と胸骨体の移行部，第10肋骨高位の異なる高位で胸郭の周径を測定する．正常では差が3～7.5cmとなる．小児では腹式呼吸がみられる傾向があり，女性では上胸式呼吸がみられる傾向にある．高齢者では，下位胸郭と腹部で呼吸が行われる傾向がある．

2 呼吸筋

最大の吸気筋は横隔膜であり，腱中心は吸気時には5cm低下する．その他の主要な吸気筋として外肋間筋がある．補助筋として肋骨挙筋，上後挙筋，斜角筋群，胸鎖乳突筋，そして上肢帯の筋が挙げられる．

呼気は吸気筋の弛緩によるところが大きいが，主要な筋として内肋間筋がある．補助筋として胸横筋，肋下筋，下後鋸筋，そして腹部の筋が挙げられる．

胸郭の状態は患者の腹筋群の機能を反映している．外腹斜筋の緊張が強いと肋骨は引き下げられ，逆に弱いと片麻痺患者のように肋骨が上がってしまう．どちらにしても体幹の安定性は不良となり，呼吸パターンは速くなる．重要な観察ポイントである．

G 腰椎の構造と運動

1 椎体と椎間円板の構造

損傷のない正常な椎間円板をもつ椎間関節にはおおよそ20～25％の荷重がかかるが，椎間円板の変性を伴うときは70％もの荷重を受ける．椎間関節は，捻れと剪断力の40％をも担っている．下関節突起の関節面は外側前方を向き，凸面となっている．椎間関節の形態により，腰椎での回旋運動範囲は少ない．腰椎椎間関節は，伸展位で関節がきつく密接する．腰椎を強く伸展すると大きな体重負荷を担うようになる．一般的に，第5腰椎と第1仙椎の間は最も問題が起こりやすい部位である．この部位は他に比べて最も重力に影響を受けやすく，腰椎の他の部位に比較して動きが大きい．

椎体の構造は比較的硬い皮膚骨でできた曲線の壁をもつ樽に似ている．樽の上部と下部

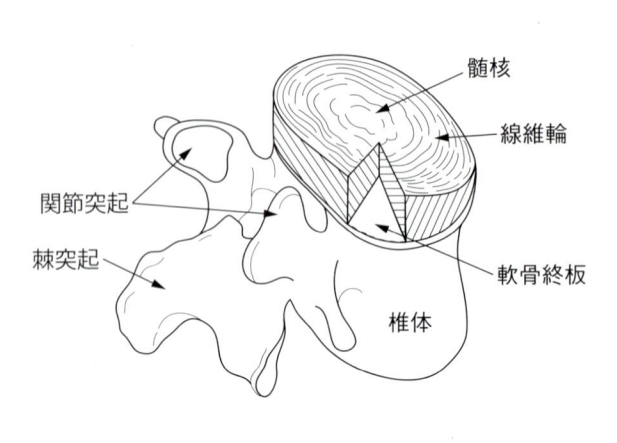

図4-13　椎間円板の構造

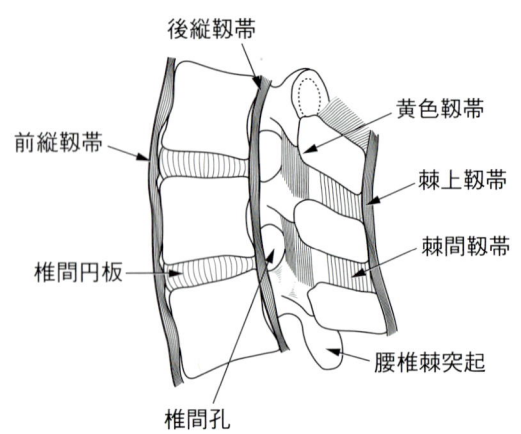

図4-14　腰椎の主な靱帯

は，変形しやすい軟骨終板でできている．終板には，酸素やグルコースのような栄養素を運搬するための穴が空いている．終板は約1mmの厚さの軟骨層で，椎体の輪状骨突起によって囲まれた部分を覆う．従って，上下2枚の終板は髄核を完全に覆うが，周辺部において線維輪全体を覆うことはない．新生児や若年者の終板では硝子軟骨が顕著であるが，高齢者の終板はほとんど完全に線維軟骨となる．椎体という樽の内側は海面骨で満たされ，その柱状構造は活動中に発生するストレス軌道と同線上に並んでいる．

椎間板は中心の髄核と，その周りを取り囲む線維輪からなっている（図4-13）．線維輪は規則正しく配列したコラーゲン線維からなっていて，このコラーゲン線維は終板に入り込む．線維輪の約10～12の層板は髄核を囲むように同心円状に配列し，前方，および側方では厚いが，後方ではよりきめが細かく，密度が濃くなっている．従って，線維輪の後方は他の部位より薄い．線維輪は過度の運動を制限し，関節を安定化させるように働く．

髄核はムコイド基質の半液状物であり，組織学的には少数の軟骨細胞を含む．椎間板に軸方向の圧力が及ぼされた場合，椎間板と椎体の両方が変形し，過度の負荷のもとでは終板が膨隆して椎体へ入り込み，終板が線維輪よりも早く壊れることが予想されている．

2　脊柱の靱帯

前縦靱帯は後頭骨底部から仙骨の前面にわたって椎体と椎間円板の前面を覆う，長い帯状の靱帯である．下位へいくほど広く，靱帯は主に椎体の前面の上下縁に付着する．脊柱の伸展運動時に緊張し，椎体の前後へのすべりにも抵抗する（図4-14）．

後縦靱帯は後頭骨斜台から仙骨管にわたり椎体の後面では狭く，椎間円板後面では外側に広がって鋸の歯状にみられる．下位にいくほど狭くなり，靱帯の線維は椎間円板の線維輪を通り抜けて椎体後面の上下縁に付着する．脊柱の屈曲時に緊張する．

黄色靱帯は短いが厚い靱帯で，隣接する椎弓間を結ぶ．各椎間において，黄色靱帯は左右対称な一対の構造物として存在する．組織学的には，黄色靱帯は80％の弾性線維と20％のコラーゲンからなる．椎弓が過度に離開するのを防ぐ．

棘間靱帯は隣接する棘突起を結んでいる．棘上靱帯は棘突起の後縁から後縁へと走行し，屈曲を制限する主な靱帯である．これらには固有感覚受容器の広大なネットワークが

ある.

腸腰靱帯はきわめて強く，第5腰椎の前方転位を防ぐための強力なメカニズムとなっているが，30歳代で初めて完全に靱帯化し，新生児,小児では代わりに筋肉の束が存在する.

3 運動範囲

腰椎の最大屈曲は通常40〜60°である.脊椎を動かさなくても，股関節を屈曲させることにより前屈することができる.腰椎を伸展したまま股関節で前屈する場合は整形外科疾患だけではなく，腰椎のstabilityの低下を示唆する.前屈時巻尺を使用し，第12胸椎棘突起から第1仙椎正中仙骨稜までの距離を測り，立位時と比較すると通常，7〜8cm増加する.

伸展は，腰椎で通常，20〜35°に限られている.腰椎において屈曲-伸展の可動域は下位にいくほど大きい.側屈角度は，腰椎ではぼ15〜20°である.回旋運動は通常，左または右に3〜18°である.

4 背筋群の機能

腹斜筋など側屈筋は体幹を側方に曲げることができるが，一旦重心が移動すると対側の筋が重力に抗して運動の程度を制御する.腰方形筋は等尺性に収縮することにより局所的に側方の安定性に寄与する.

くつろいで立っている時には背筋群はわずかな活動しかしない.最長筋と腸肋筋群の胸椎部が最大の伸展モーメントを発現できることより前屈の運動制御はこれらによるもので，腰椎部のモーメントは小さく，体幹伸展のほんの一部にしか貢献せず，脊柱を中間位に保った前屈において前方剪断力に抗することに適している.胸椎部の最長筋と腸肋筋群は約75％の速筋線維を含み，腰椎部では速筋と遅筋は平均して混在する.

多裂筋は局所に圧縮方向の力を発生することができることより安定化作用を持つと考えられている.

コラム 「アナトミー・トレイン」補遺 〜トレインに"脱線"もある

運動に必要な重力と筋力の構成を安定さす連結をアナトミー・トレイン（解剖列車 Anatomy Trains）といいます（p.41）.このトレインは規則正しい運行をしていますが，時に規則の例外，"脱線"も起こります.

これを膝の後面（裏側，膝窩）の筋・腱構造で説明しよう.

膝関節の後面は腓腹筋の両筋頭（外側頭と内側頭）とハムストリング（大腿二頭筋・半腱様筋・半膜様筋）の腱で構成されています.腓腹筋の両筋頭は，それぞれ大腿骨の外側上顆と内側上顆起こる.一方,ハムストリングの腱は,外側で腓骨頭と内側で脛骨粗面内側・脛骨内側顆に付きます.これらの2つの筋筋膜・腱は,直立二足歩行で普通の立位で膝が伸展していると"サーカスのブランコの曲芸師が手をつかみ合ったように"連結して1つの機能単位となっています.しかし，膝を屈曲すると，大腿と下腿の筋筋膜・腱は別個にからきます.2つの筋筋膜・腱は連結してない,"脱線"状態です.つまり,両膝を曲げると,「アナトミー・トレイン」でいう連続して体の後ろ上部と下部を走る筋筋膜の浅後線が分離されるので，股関節の屈曲が楽になり，かがみ易くなるのです.

6 下肢帯と股関節の運動

腰椎と仙腸関節そして股関節は運動，痛みの関連から臨床的には1つの単位として考えた方がよさそうである．仙腸関節は恥骨結合とともに，体重を脊柱から下肢に伝え，また下肢からの衝撃を脊柱に伝える（図4-15）．

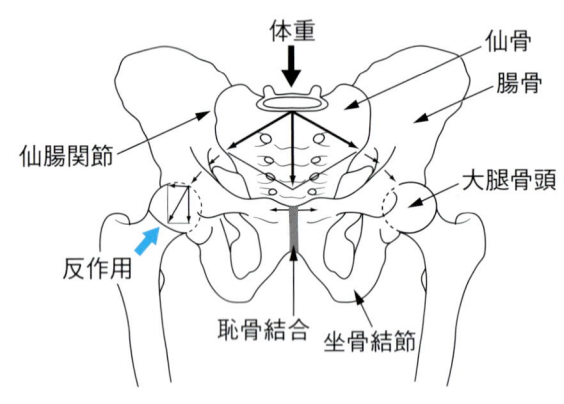

図4-15 骨盤の過重負荷と安定性

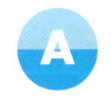

A 骨盤の構造

仙腸関節は，腸骨側が凸になった関節面が前下方から当たり，アルファベットのLのような形である．仙骨側の関節面はわずかにへこんだ形状をしている．腸骨側の関節面は線維軟骨で覆われ，仙骨側の関節面は腸骨側の3倍の厚さの硝子軟骨で覆われている．仙腸関節は，いくつかの強靱な靱帯にて支えられている．仙腸関節ならびに恥骨結合の運動を直接コントロールしている筋肉は存在しないが，筋肉も骨盤の安定性をもたらす役割は果たしている．恥骨結合は線維軟骨結合であり，関節間には恥骨間円板とよばれる線維軟骨が介在している．

骨盤傾斜角は，上前腸骨棘と上後腸骨棘を結ぶ線と水平線のなす角であり，一般的には水平線より11°±4°前傾しているといわれている．第5腰椎上下の前後径の中点と第1仙椎の同様な線とのなす角を腰仙角（正常140°）という．（図4-16）．第1仙椎上面と重心線と直交する水平線とのなす角を仙骨角（正常30°）という．恥骨結合と両上後腸骨棘を結んだ線と水平線とのなす角を骨盤角（正常30°）という．

骨盤周辺において，腸腰筋と脊柱起立筋は比較的常に強く硬くなりやすい筋肉であるのに対し，腹筋と大殿筋は弱く，緩みやすい筋肉であると言われている．これらにより骨盤は前傾し，腰椎の前弯は増強しやすくなる．

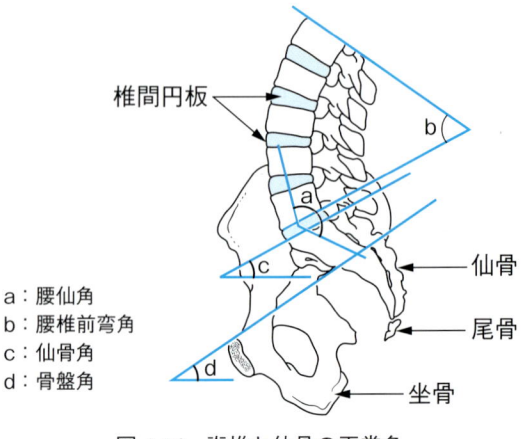

a：腰仙角
b：腰椎前弯角
c：仙骨角
d：骨盤角

図4-16 脊椎と仙骨の正常角

B 股関節の構造

ヒトの股関節は，多軸性の球関節の中でもっとも完全である．2/3が球体である大腿骨頭が寛骨臼という半球状のくぼみにはめこまれて形成されている．加えて，骨頭をより深く入り込ませ股関節を安定させる関節唇が存在する．股関節は骨の構成においてすでに安定した関節であるが，腸骨大腿靱帯，坐骨大腿靱帯，恥骨大腿靱帯の3つの強力な靱帯によって補強されている．腸骨大腿靱帯は生体内で最も強力な靱帯である．それは，股関節の過伸展を防止し，直立位を保つのに重要な役割を果たす．3つの靱帯すべてが，大腿骨の伸展・内旋を制限する．関節包は輪帯という靱帯線維によって補強され大腿骨頚部をとりまくように走り，関節を締め付けている．

大腿骨体と頚部のなす角を頚体角といい，出生時は通常150〜160°であり，成人では120〜135°まで減少する．歩行を開始すると外転筋群が作用することにより，大転子骨端角を増大させ，頚部の傾斜は変化していく（図4-17）．この角度が，成人で120°以下なら内反股とよばれ，135°以上なら外反股とよばれる．大腿骨頚部と大腿骨顆部のなす角を前捻角といい，出生時の平均角度は約30°で，成人では8〜15°である．過度の前捻はうちわ（爪先内向き）歩行をきたし，外旋可動域が減少する．後捻では爪先は外向きとなりやすい．

臼蓋は前下方外側を向き，矢状面から20°の角度をもつ．前額面で骨頭中心を通る鉛直線と，臼蓋嘴と大腿骨頭中心とを結んだ線とにより形成される角度をCE角（center-edge angle of Wiberg）とよび，寛骨臼が大腿骨頭を覆う程度を表す．平均値は30°であり（図4-18），20°以下では病的であり，臼蓋形成不全とよばれる．

大腿骨頭の2/3〜4/5は内側大腿回旋動脈の分岐により栄養されている．大腿骨頚部の被膜から進入する部位では外傷や閉塞が起こりやすい．

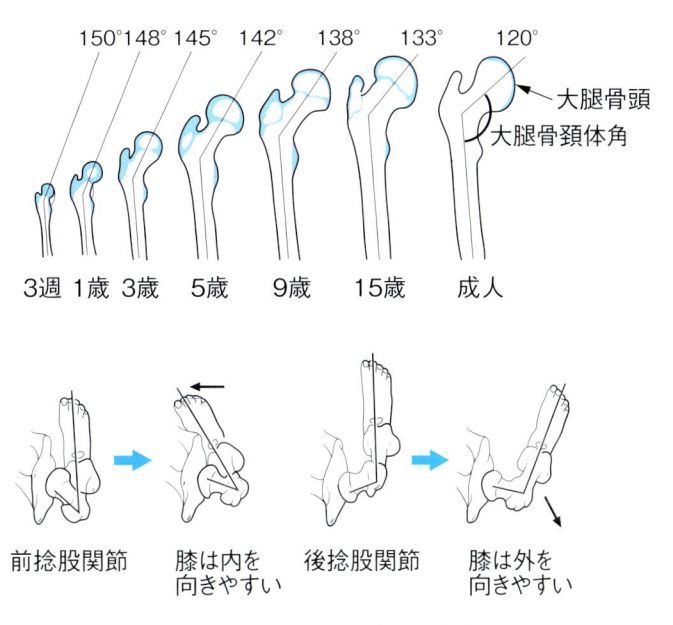

図4-17 大腿骨頚体角と前捻角

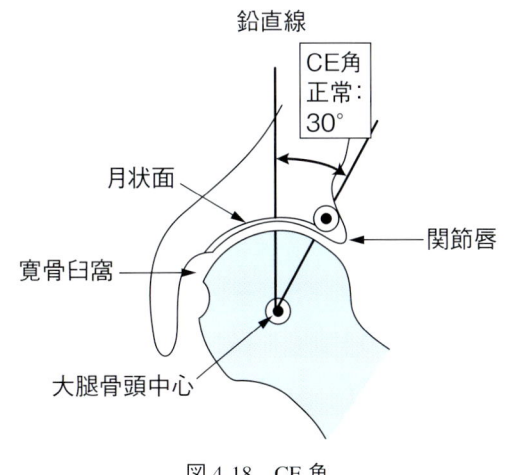

図4-18 CE角

R：合力
　=M(3K) + K
　=4K
　h′=3h

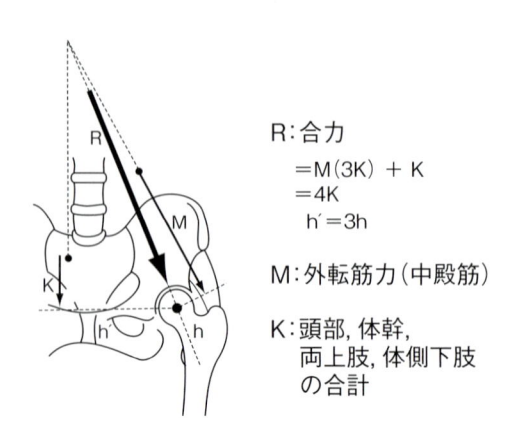

M：外転筋力（中殿筋）

K：頭部, 体幹,
　　両上肢, 体側下肢
　　の合計

図4-19　片脚立位時の股関節合力

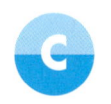

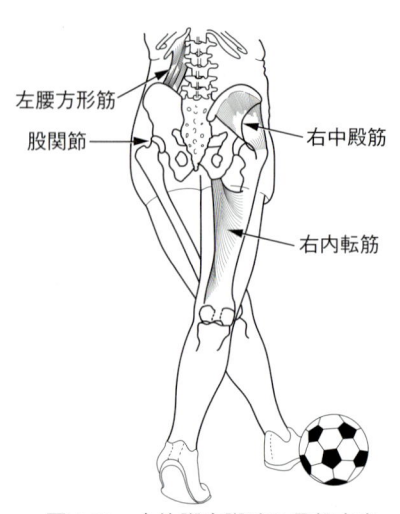

図4-20　右片脚立脚時の骨盤安定

C　股関節の運動と仙腸関節の運動

　股関節の可動性は歩行だけではなく，靴ひも結びや椅子から立ち上がったり，椅子へ座ったり，床のものを拾うような動作において必要である．股関節屈曲の正常可動域は膝屈曲で125°であり，治療や測定では上前腸骨棘が動き始めたら骨盤回旋の方が起こっているので，運動を止める．伸展は15°，外転45°，内転20°，内・外旋45°であるが，回旋は股関節屈曲位と伸展位の両方で観察する．股屈曲位では股外旋筋の緊張が影響することがある．

　立位をとったとき，仙骨はうなずき（前傾）運動し，寛骨は後方回旋する．腰椎の前弯は増強することになる．背臥位になったときには仙骨は起き上がり（後傾）運動し，寛骨は前方回旋する．腰椎において前弯は減少しそうだが，殿部の厚みの分だけ増強される．

　立位から前屈すると寛骨は前方回旋し，立位から一方の下肢を伸展させると同側の寛骨は前方回旋する．片脚を股関節で屈曲させると，同側寛骨は後方に回旋する．腰痛を持つ人の前屈では腰椎が平坦し，股関節屈曲の割合が大きくなっていることがある．このように，股関節，仙腸関節，腰椎の運動は連動している．

D　立位時における骨盤周辺の筋活動

　立位における寛骨前方回旋は広背筋，大腿直筋，大腿筋膜張筋，縫工筋によって起こり，後方回旋は脊柱起立筋，腹直筋，ハムストリングス，大内転筋の活動による可能性をもつ．

　股関節屈曲姿勢は内旋筋のトルクを増加させるので，大殿筋の伸展・外旋作用を高めることによってコントロールできる．正常歩行においても立脚期に股関節外旋筋の求心性活動により骨盤を前方へと加速させる．運動時における水平面上のコントロールも重要であると考えられる．

　片脚支持期中，股関節外転筋，とくに中殿筋は股関節の力の大部分を生み出す．股関節外転筋は片脚支持期に骨盤を安定させるため，体重の3倍の力を生ずる必要がある（図4-19）．実際の片脚立位では腰椎の側屈に対するコントロールなども必要となるために，健康な運動制御の確認が必要となる（図4-20）．

コラム　安定したコルセット〜腰背筋膜（胸腰筋膜）

　胸腰筋膜（thoracolumbar fascia），あるいは腰背筋膜（lumbodorsal fascia：第12肋骨と腸骨稜の間），は後方では第5腰椎以外の棘突起の先端と上後腸骨棘に骨性結合しています．頭側では広背筋と接続し，尾側では大殿筋と接続しています．腹横筋（Transversus abdominis）と内腹斜筋（Internar oblique）は外側縫線でこの筋膜に接続しています．前方では筋膜結合は正中線を越えるとともに大胸筋に接続しています．このように腰背筋膜後側，腹膜膜の前側，収縮した腹筋の横側で構成された腹部の輪は自然な安定化コルセット（図4-21）と考えられます．

　多裂筋，腸肋筋，最長筋の腰椎伸展筋は腰背筋膜後葉と中葉の区画に収まっています．筋膜は一種の伸筋支帯としての機能を持つかもしれません．この筋膜は広範な神経支配とともに固有感覚受容器を持っています．傍脊柱筋と腹壁筋の共同活動は腰椎の十分な安定性をもたらすと考えられています．しかし，腹壁筋は呼気の補助筋であり，呼吸活動に参加しなければならない場合には脊柱安定性は犠牲になるようなので注意しなければなりません．

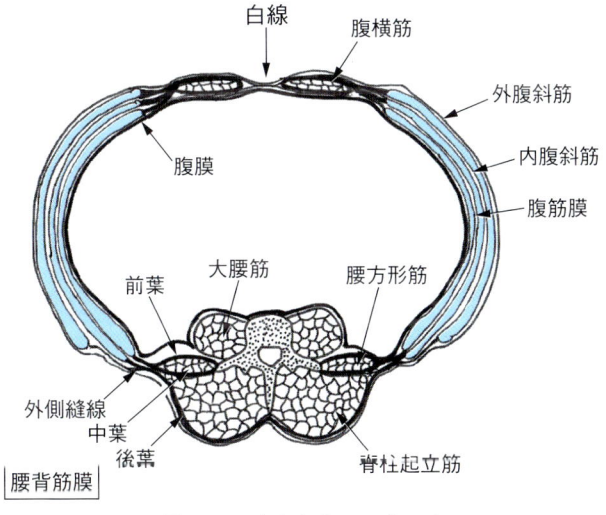

図4-21　安定したコルセット

　椎間関節の関節包，棘間および棘上靱帯そして胸腰筋膜の後葉を後方靱帯系ということがあります．前屈した体幹を戻す，あるいは物を挙上する際，腹筋群の活動の目的は自然なコルセットを締め腰椎を屈曲させ，この靱帯系の緊張を維持することです．腹腔内圧の上昇はこの活動の第1の目的ではなく，むしろ副作用的となります．物を持ち上げる力は**大殿筋，ハムストリングス**といった股関節伸展筋に由来するとした考え方があります．臨床上，立ち上がり動作には腰部の安定性と股関節伸展筋の共働作用は重要であると考えられます．

　股関節を屈曲し腰椎が中間位に保持されたスクワット姿勢では腰部腸肋筋と最長筋の腰部線維は優先的に上位椎体に後方剪断力が働くように作用します．腰椎を中間位に保持することも傷害予防には重要となります．

7 膝関節の運動

膝関節は脛骨と大腿骨という2本の長いレバーアームの先端に位置しているので，特に外傷を受けやすい．この関節はその強度や安定性は関節周辺の靱帯や筋肉が担っており，骨の形態によらない．

A 下肢のアライメント

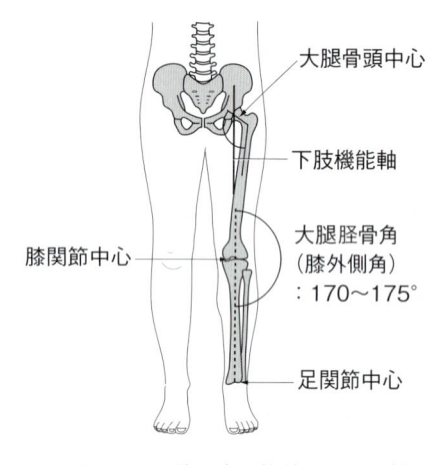

図4-22 膝の生理的外反と下肢機能軸

正常膝が伸展位にあるときは，前額面では大腿骨頭中心と距骨滑車中心を結んだ機能軸は，大腿脛骨関節中央を通る（図4-22）．大腿骨長軸と下腿長軸の外側開角は170〜175°である．これは膝の生理的外反とよび男性より女性において外反がやや大きい．膝外側角170°以下を外反膝といい，体重と腸脛靱帯の合力が外側コンパートメントを通過する（図4-23）．この状態が続くと内側側副靱帯，鵞足に痛みを訴えることがある．外側180°以上は内反膝といい，体重と腸脛靱帯の合力が内側コンパートメントを通過する．この状態の持続により外側側副靱帯，腸脛靱帯に痛みを訴えることがある．

B 大腿脛骨関節の構造

人体のなかで最も大きい関節で，屈曲-伸展だけでなく屈曲位においては回旋可動域をもつ変形型の蝶番関節である．大腿骨外側顆は内側顆より前方に突出しており，膝蓋骨の外側脱臼を防いでいる．

膝関節の関節包は，筋や靱帯，筋膜によって強く補強されている．後方関節包は，斜膝窩靱帯と弓状膝窩靱帯によって補強される．さらに膝窩筋，腓腹筋，ハムストリングス，特に半膜様筋の延長線維によって補強され，

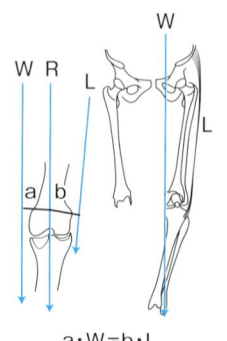

$a \cdot W = b \cdot L$

外反膝
（腸脛靱帯が伸張）

内反膝
（鵞足の筋群が伸張）

W：体重
L：腸脛靱帯
R：WとLの合力

図4-23 膝の内反と外反

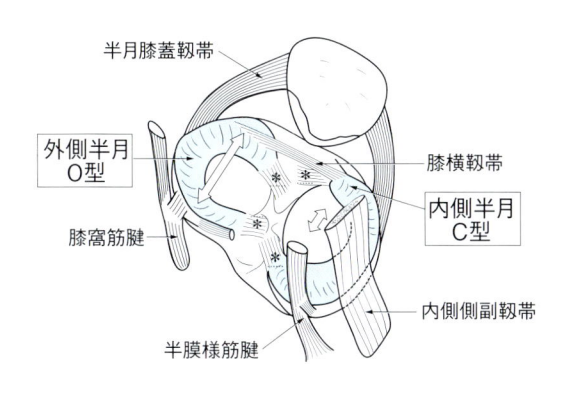

図4-24　左膝半月板の構造

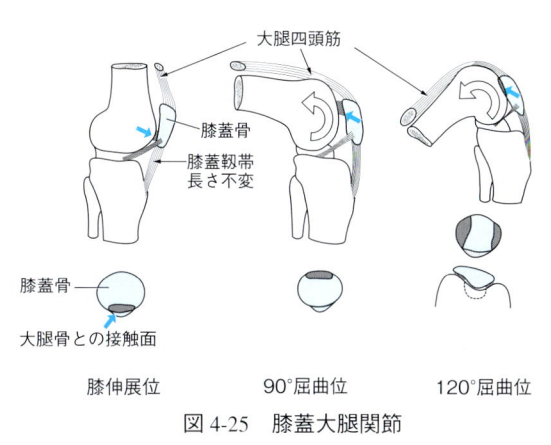

図4-25　膝蓋大腿関節

膝の過伸展を制限する．

　脛骨と大腿骨の関節面は必ずしも適合はしておらず，その隙間には脛骨に付着した半月板が存在する（図4-24）．内側半月はアルファベットのC型であり，後方が前方より厚い．外側半月はO型であり，全周にわたり厚みは同じである．内側半月板は前方から後方まで関節包に付着し，内側側副靱帯にも付着するが，外側半月板は前方1/2しか関節包に付着せず外側側副靱帯にも付着しない．そのため膝伸展位から屈曲していく際に，両方の半月は後方に移動していくが，外側半月は内側の2倍移動する．体重が負荷した状態で屈曲した膝関節に異常な回旋力が加わると損傷を受ける．内側および外側半月板ともに中央1/3（中節）から後節（後節）にかけて断裂をきたしやすい．半月は関節の潤滑と栄養に寄与し，また衝撃を吸収する役割があり，接触面積を拡げ，過伸展を予防し，関節運動を誘導している．半月板体部において内側3/4では血流に乏しいため，損傷後の再生能力は低い．

C　膝蓋大腿関節の構造

　変形型の平面関節であり，膝蓋骨の外側関節面の幅がより広い．膝蓋骨は人体のなかで最も厚い軟骨層をもち，膝蓋腱内にある種子骨である．膝の屈伸の動きにおいて，膝蓋骨の異なった部位が大腿骨顆部と接触する（図4-25）．膝蓋骨は伸展力の効率を向上させ，大腿四頭筋機構の摩擦を減らし，大腿骨顆部の軟骨に対して骨性の防御物として働く．

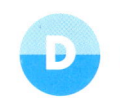

D　膝の運動

　腹臥位での膝の最大屈曲は130°であり，伸展は0°であるが，女性では過伸展となることがある．膝の屈曲可動域には膝蓋上囊の滑走機能が重要である．靴ひもを結ぶ動作を考慮すると屈曲約120°を要する．立ち上がりのような脛骨上の大腿骨伸展の際，大腿骨顆は前方への転がりと後方への滑りを同時に生じている．完全伸展位での膝ロッキングには，大腿骨に対する脛骨の約10°の外旋が必要である（図4-26）．膝関節の最終伸展域でみられるねじれ運動に基づく，この回旋ロッキング作用は強制回旋運動 screw-home movement あるいは"膝をしめる locking mechanism"とよばれ，不随意に起こる自動的な動きである．

　膝が伸展から屈曲する際に膝蓋骨は直線的な道筋をたどらない．膝の伸筋は60°付近で最大筋力を生じ，膝屈筋は45〜10°にかけて最大筋力となる．膝の最終伸展15°を行うために，大腿四頭筋の筋力は60％余計に必要となる．自動伸展不全 extension lag は，膝

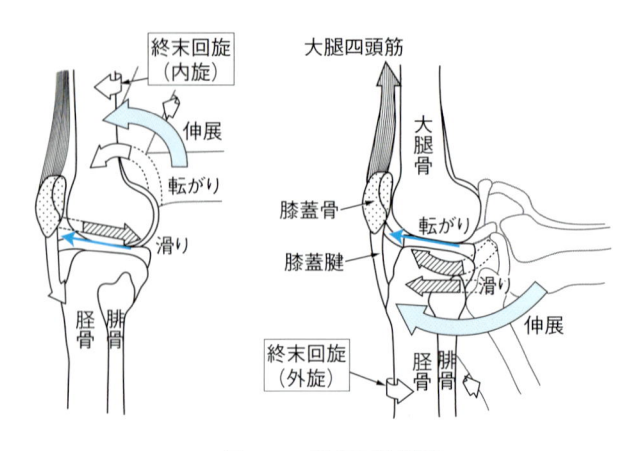

図4-26 強制回旋運動

蓋骨の欠損，筋萎縮，筋の短縮や癒着による筋力低下，関節液貯留，あるいは反射的な抑制による．膝周囲に関する局所の評価と処置を実施せずに大腿四頭筋筋力増強運動を行っても，期待した効果は得られ難い．

回旋は膝屈曲角度の増加に応じ，90°屈曲した膝では40〜50°程度であり，外旋の方が大きいが，完全伸展位では回旋できない．

E 膝の安定性

内側関節裂隙が離開するような外反外力に対しては内側側副靱帯が主に緊張し，外側関節裂隙が離開するような内反外力に対しては外側側副靱帯が主に緊張する．側方の外力に対し側副靱帯および十字靱帯が緊張するが20〜60°屈曲位でやや弛緩し，不安定となる．

大腿骨に対する脛骨の前方移動では前十字靱帯が緊張し，後方移動では後十字靱帯が緊張する．前後方向の外力に対し角度に関わらず十字靱帯が緊張する．

膝伸展位での回旋外力に対し，側副靱帯で外旋を制動し，十字靱帯で内旋を制動する（図4-27）．20〜60°屈曲位での回旋外力では，側副靱帯が弛緩し，回旋が可能となる．

外側側副靱帯は腸脛靱帯により補強され，内側側副靱帯は縫工筋，薄筋，半腱様筋によって補強される．前方は大腿四頭筋および内・外側膝蓋支帯により補強される．関節の安定性を考える場合，大腿四頭筋，とくに広筋群が重要であるとされているが，膝周囲の筋のみではなく，下肢全体を考える必要がある．立ち上がり動作の場合，足関節底屈，膝関節伸展，股関節伸展はほぼ均等に貢献する．特に近位にある股関節のコントロールが遠位の可動性を高めることはリビリテーションの原則である．大腿四頭筋とハムストリングスの筋力だけではなく，股関節伸展筋力，足関節底屈筋力も確認する必要がある．また，動作時における下肢の各関節角度にも注意を払う必要がある．

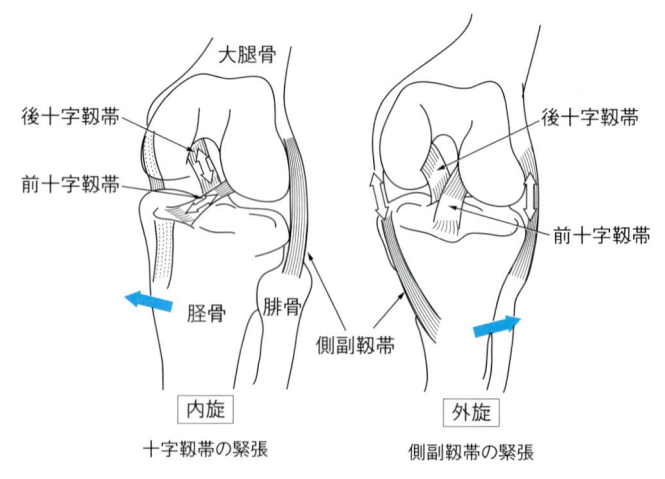

図4-27 左膝における骨の回旋の影響

コラム　靱帯損傷

　靱帯損傷とは 1 度損傷，いわゆる捻挫とよばれ，不安定性を生じないものから，不安定性が著明となる 3 度損傷とよばれる完全断裂まで程度は様々です．

　内側側副靱帯（MCL）損傷は膝の靱帯損傷の中では最も頻度が高いが，単独損傷であれば装具装着などによる保存療法が行われ，予後は良好です．

　前十字靱帯（ACL）損傷ではスポーツ活動を望まない中高齢者には，装具装着や筋力増強を中心とした保存療法で経過をみます．一方，日常生活で膝くずれなどの不安定症を繰り返す場合も再建手術が適応となります．ACL 損傷の 70％はスポーツによる損傷と報告されています．半月板損傷を合併することが多く，ACL 損傷を放置しておくと二次性の半月板損傷が生じやすくなります．

　ACL 損傷発生の割合は 7 対 3 で非接触型損傷によるものが多く，受傷時の動作としては非接触型損傷では急激な減速やジャンプ後の着地動作に多くみられ，接触型損傷では下肢への直接的外力による損傷が多くみられます．

　ACL 損傷の解剖学的因子として，女性の Q-angle（注 1）は男性と比較して大きいこと，全身関節弛緩性（脛骨前方移動量）が女性に認められること，ACL のサイズ（長さ，断面積，体積）や力学的特性は女性の方が脆弱であることが挙げられます．

　ACL 損傷の神経・筋因子として，フィードバックメカニズムだけでは ACL 損傷を防ぐには不十分であり，体温や筋温の上昇，筋疲労によりその機能が低下すること，女性はスポーツ活動時の大腿四頭筋の収縮が高く，大殿筋の収縮が低い傾向にあることが挙げられます．

　ACL 張力は，膝伸展位に近いほど ACL の歪みが大きく，膝軽度屈曲位での外反，内旋の組み合わせで負荷が大きくなります．膝外反運動や外反モーメントは，着地動作において損傷のリスクが高くなり，疲労により増加することが示されています．

　再建の素材には自家腱，同種腱，人工靱帯などがあります．自家腱では骨付き膝蓋腱や半腱様筋腱などの屈筋腱がよく用いられますが，再建靱帯は術後 4 週頃虚血性壊死となり，その後細胞浸潤ならびに血管新生が生じ，1 年経過した時点で元の ACL の 40〜80％の強度しかもたないことが報告されています．最近は ACL 損傷予防プログラムが各地，各スポーツチームで展開されているようです．

注 1　Q-アングル：上前腸骨棘と膝蓋骨中心とを結んだ線及び脛骨粗面と膝蓋骨中心とを結んだ線による交角

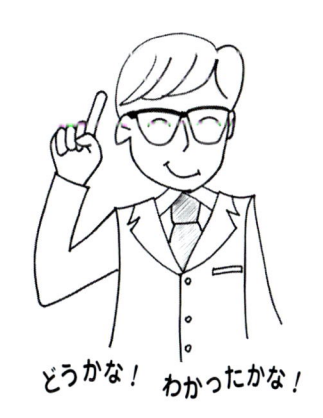

8 足関節・足部の運動

　多くの人において足関節は日常生活のなかで1日片側2,000回以上に及ぶ接地の衝撃にさらされる．歩行中の足部への負荷は体重の1.2倍とされ，衝撃吸収のための可動性と大きな推進力を生み出すための床反力に抗する安定性が必要となる．足部と足関節は多数の骨から構成され，健康な足部の知覚機能は下肢の保護と誘導に重要な役割を果たす．

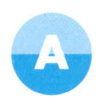

A 足関節の構造と運動軸

1 遠位脛腓関節

　脛骨の腓骨切痕と腓骨下端で形成され，腓骨切痕は前縁の方が大きい．男性は腓骨切痕が大きく，適合性が高いようである．関節軟骨はなく，靱帯結合であり，骨間には脂肪組織がある．前・後脛腓靱帯，骨間靱帯によって支持されている．

2 距腿関節

　脛骨と腓骨で距骨滑車を挟んだ形状のらせん関節であり，外果は内果より大きく，遠位まで延び，後方に位置する（図4-28）．距骨滑車は後方よりも前方の方が約2.4mm広いため，背屈時に距骨は内・外果間で楔状に固定され，底屈時に遊びができる．
　距骨滑車の内・外側関節面の曲率半径の違いから，足関節の軸は中間位から背屈位において，前額面では内果の下から下外側へ，水

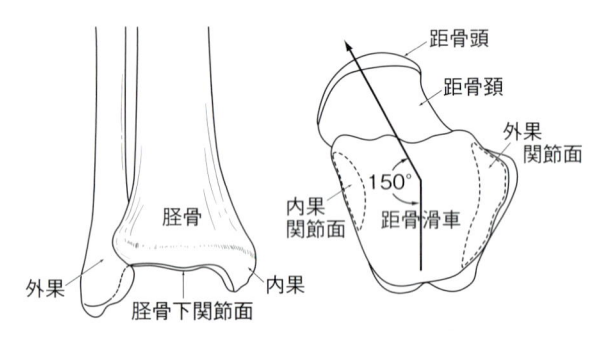

図4-28　左距腿関節の下腿遠位端と距骨滑車

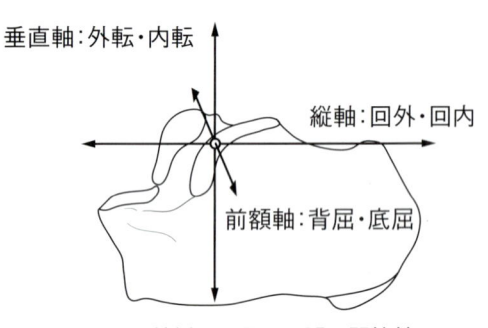

図4-29　外側から見た距腿下関節軸

平面では内果と外果を通り後外側へ走行する．中間位から底屈位においては外果の下から下内側へ走行する．

3 距骨下関節

　前・中・後と3つの関節面をもつ足のほうがハイアーチになりやすく，踵骨外反可動性が低下する．後関節面は約70％を占め，距骨が凹であり，関節形状，靱帯，体重，筋活動によって堅固に保持される．前・中関節面は小さくて，ほとんど平坦な関節面からなる（図4-29）．

4 横足根関節

距骨・踵骨と舟状骨・立方骨間を総じてショパール関節として知られている．内側にある距踵舟関節は3度の自由度をもつ滑膜性の球関節である．外側の踵立方関節は比較的柔軟性に乏しい鞍関節であり，立方舟関節は線維結合をなす．

これらは単独ではなく全体として動き，様々な運動に対応し，足部全体の内・外反の大部分を制御する．舟状骨の底面と踵骨の載距突起の間の隙間を埋める厚くて広い底側踵舟靱帯をバネ靱帯とも呼び，距骨頭を支える重要な靱帯である．

B 足のアーチ

立位時の足部にかかる圧迫力の分布は踵骨隆起，第1中足骨頭，第5中足骨頭に対し3：2：1の割合でかかる．

1 内側縦アーチ

踵骨，距骨，舟状骨，3つの楔状骨，第1～3中足骨で構成され，前・後脛骨筋，長趾屈筋，長母趾屈筋，母趾外転筋などで支えられている．足底腱膜の作用は重要であり，巻き上げwindlass effect機構とよばれる中足趾節間関節の背屈によるアーチを高める作用がある（図4-30）．整形外科的扁平足とは要石となる舟状骨の内側下方への低下により症状を呈しているものを指す．足部は回内し，踵部は外反する．

2 外側縦アーチ

踵骨，立方骨，第4・5中足骨で構成され，長・短腓骨筋，第3腓骨筋，小趾外転筋などで支えられている．

3 横アーチ

横アーチは足根骨アーチ，後中足骨アーチ，前中足骨アーチに分類されることがあり，舟状骨，楔状骨，立方骨，中足骨から構成される．前・後脛骨筋，長腓骨筋，母趾内転筋横頭などにより支えられる．

距骨下関節内外反筋力について，後脛骨筋と長・短腓骨筋とが同程度の筋力を発揮すると算出されていることからもこれらのバランスのとれた健康的な筋力は足関節及び足部の安定に重要なものの1つである．

C 足関節・足部の運動

1 足関節複合体の運動

底背屈運動のほとんどが距腿関節で起こり，底屈は45°，背屈は20°である．距骨下関節は回内・回外への影響が大きく，横足根

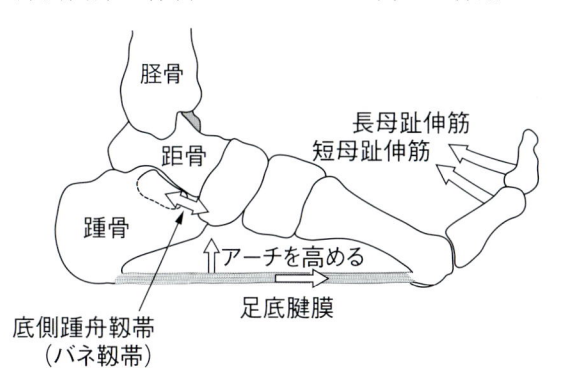

図4-30 Windlass effect

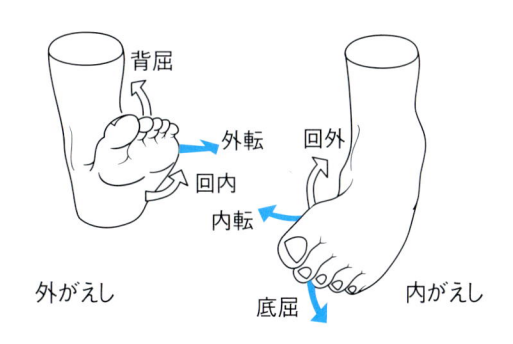

図4-31 左足の運動の組合せ

関節は内転・外転への関与が大きい．一般に内がえしとは底屈，回外，内転の組み合わせであり，外がえしは背屈，回内，外転の組み合わせである（図4-31）．

2 脛腓関節の動き

足関節の背屈時に腓骨は外側偏位・内旋・挙上し，脛腓間の離開に伴い腓骨遠位は後方移動する．底屈時には逆の運動が生じる．平均すると腓骨には荷重時における軸性負荷の約17％がかかる．

D 側副靱帯

1 内側側副靱帯

三角靱帯ともよばれ（図4-32），浅層と深層の2層が存在する靱帯である．内果から遠位に広がっていて，外返しの制限に役立っている．

2 外側側副靱帯

前・後の距腓靱帯，踵腓靱帯で構成され（図4-33），内返しを制限している．

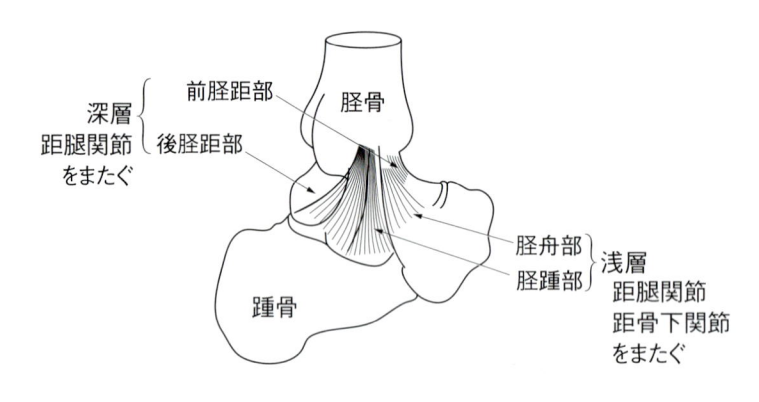

図4-32 左の内側側副靱帯（三角靱帯）

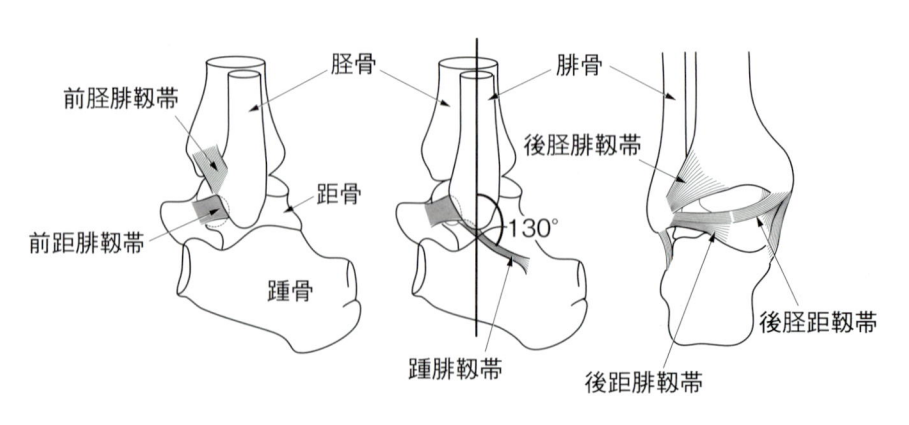

図4-33 左の外側側副靱帯

コラム　足関節の捻挫

　内反捻挫の発生率は足関節捻挫の 67 〜 85％と高く，その中でも前距腓靱帯の損傷が 65 〜 73％と最も多くなります．踵腓靱帯損傷を合併する率は約 20％です．遠位前・後脛腓靱帯損傷は足関節外傷全体の 1 〜 20％を占めています．

　急性足関節捻挫の 10 〜 30％が若い選手にみられます．足関節捻挫の発生率は女性より男性に多くみられます．足関節捻挫の後遺症として，関節可動域低下，疼痛，機能的不安定性などがあります．40％以上が慢性的な問題を抱えているとする報告もあります．

　足関節底屈時には骨性の安定性が低下し，靱帯の貢献が大きくなります．前距腓靱帯は底屈時に下腿軸と平行になり，内反制動に関与します．急性内反捻挫では前距腓靱帯，踵腓靱帯，前外側関節包の圧痛が最も多いようです．急性内反捻挫では後脛骨筋や短腓骨筋，長腓骨筋など周囲の軟部損傷も含むことがあります．臨床では立方骨が回外位となり，周囲に痛みを訴えていることもあります．

　内反捻挫直後から足関節の腫脹は起こり，10 日ほどで減少しますが，2 ヵ月程度は関節内に腫脹が残存する可能性があります．

　回外方向の足関節位置覚は，非損傷側と比較して 6 週までは徐々に回復しますが，その後プラトーとなり，12 週後でも位置覚の低下は残存したという報告もあります．関節内に生理食塩水を注入すると前脛骨筋，長腓骨筋，ヒラメ筋の H 反射，M 波が増大し，急性足関節捻挫後の腫脹が大きいほど長趾屈筋の H 反射の反応潜時の遅延が起こります．受傷直後有意な差がなくても受傷後 6 ヵ月以上の患者では腓骨筋の反応時間が有意に低下していました．重度の捻挫時には浅腓骨神経損傷が起こる可能性があります．筋肉では受傷後 6 週では背屈，底屈，回内，回外方向にて健患差がみられたのに対し，受傷後 4 ヵ月でも底屈のみみられたという報告があります．

　側副靱帯の断面積は内・外側とも後方線維の方が大きな値を示し，外側では前距腓靱帯が最も破断しやすいのです．踵腓靱帯および脛踵靱帯は底背屈時に長さの変化がわずかであるため，これらが足関節底背屈運動をスムーズにする役割を担っている可能性が高いのです．

　前距腓靱帯の治癒過程について，1 〜 3 週では血管増殖，線維芽細胞増殖，コラーゲン形成が起こり，3 週後よりコラーゲンの成熟が起こり，4 〜 8 週ではコラーゲンの成熟が継続します．MRI 所見などの組織治癒の観点から足関節捻挫の復帰を考えると，目安としては 7 週を基準とする必要があるかもしれません．何より再発のリスクの高い疾患であることを知っておくべきです．

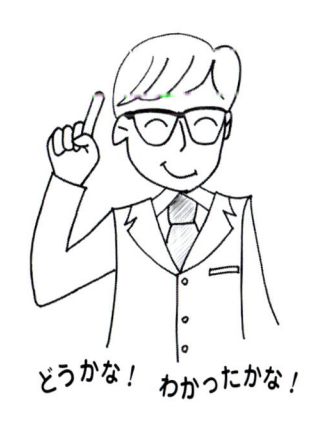

第5章

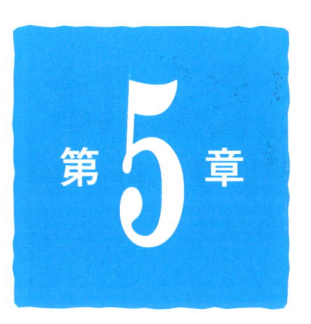

末梢神経系の支配

1
神経系とは？―神経細胞と神経線維
2
脳神経の構造と働き
3
脊髄神経の構造と働き
4
自律神経の構造と働き

1 神経系とは？
―神経細胞と神経線維

人が日常生活を送る上ではその場その時に適切に反応し行動する必要がある．この行動を管理し，命令しているのが神経であり，後述するように，大きく分けて中枢神経 central nervous system, CNS（脳・脊髄）と末梢神経 peripheral nervous system, PNS（脳神経・脊髄神経と自律神経）の2つある（図5-1）.

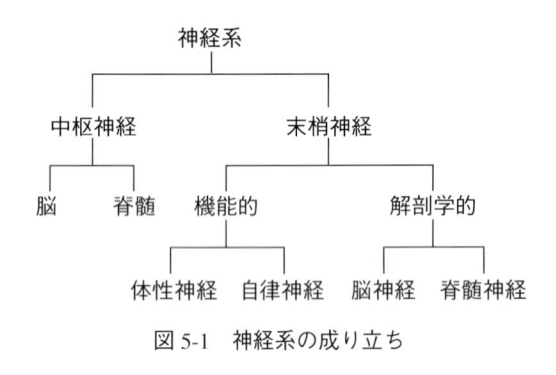

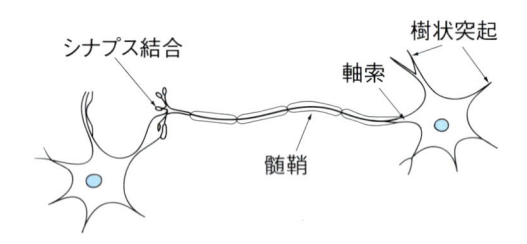

図5-2 神経元の構成

図5-1 神経系の成り立ち

A 神経組織

1 ニューロン（神経元）

神経系の機能の最小の単位とされる神経細胞 nerve cell は場所や部位によって大きさや長さ，形が変化する．この神経細胞は大きく分けて細胞核のある細胞体，他の細胞からの入力を受ける樹状突起，他の細胞に出力する神経突起すなわち軸索の3つにわけることができ，あわせてニューロン neuron（神経元，神経単位）とよばれる（図5-2）.

①神経細胞体 nerve cell body：細胞核とよばれる核が存在し軸索と樹状突起を結ぶ役割のほか神経細胞全体に必要な栄養の供給・生成や活動を行っている．

②樹状突起 dendrite：細胞体から出ている木の枝のようなもので何本も存在し，他の細胞から情報を受け取る部分である．

③軸索 axon：基本的には一つの細胞体から一本出ており，先端は他の細胞や筋線維などにつながっており情報を伝達する役割をしている．この軸索には絶縁体であるシュワン細胞 Schwan cell や希突起膠細胞とよばれる細胞で覆われたものもあれば，まったくなにも覆われてないものもあり，それぞれ有髄線維と無髄線維とよばれている．

B 神経膠組織

中枢神経の支持・栄養・代謝に働く3つの神経膠細胞（星状膠細胞・稀突起膠細胞・小膠細胞）がある．末梢神経では神経節に相当する．

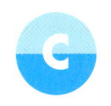

C シナプス synapse

神経細胞と神経細胞，神経細胞と筋線維などの接合部をシナプス synapse とよぶ（図5-3）．ここでは神経伝達物質とよばれる物質がシナプス前細胞のシナプス小胞から放出され，それをシナプス後細胞が受け取り情報を伝達する．神経伝達物質はアセチルコリンやアドレナリンといったものが存在する．

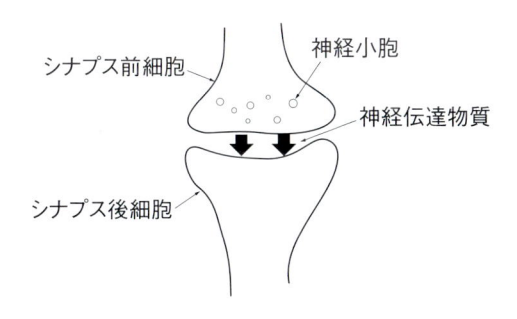

図 5-3 シナプスの模型図

D 跳躍伝導と活動電位

神経は何かの刺激がないと働かない．またその刺激をどのように伝えるのか？刺激を感知するにはいろいろな受容器や神経のつながりがあるので一概には言えないが，神経が働くためには刺激がある一定の域値を超えることが必要である．神経細胞の一番外側には細胞膜といって非常に薄い膜が存在する．その内側と外側でナトリウムイオンとカリウムイオンが電位差（膜電位，図5-4）を持っている．静止電位では－70～90mVとされ，それらが何らかの刺激を受けてある域値を超えると，この電位差が変化し（脱分極）神経が活動する．急激な脱分極とそれに続く再分極を示す膜電位変化を活動電位という．ただし，域値を超えた時点で働くため一度活動し始めるとそれ以上刺激を強めても働かない．これ

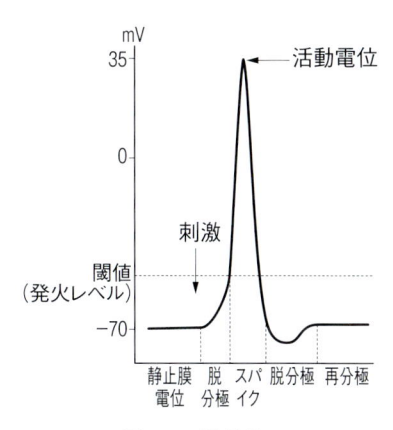

図 5-4 膜電位

を神経の「全か無かの法則」という．

その後軸索を通り，電位差が軸索の末梢まで飛び続け他の細胞や線維に情報を伝えることを跳躍伝導とよぶ（図5-5）．その際に軸索の周囲にシュワン細胞などが存在する（有髄線維）と非常に速く伝わるが，逆にない（無髄線維）と情報の伝達が非常に遅くなる．また神経の直径により速度も異なる．

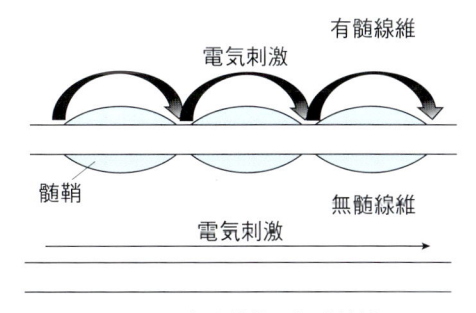

図 5-5 有髄線維と無髄線維

E 末梢神経の構造

1 神経線維（有髄か無髄）

基本的に脳，脊髄以外の神経はすべて末梢神経であるがその構造はいろいろである．まず，末梢神経のなかで区別されるのは有髄線維と無髄線維である（図5-6）．

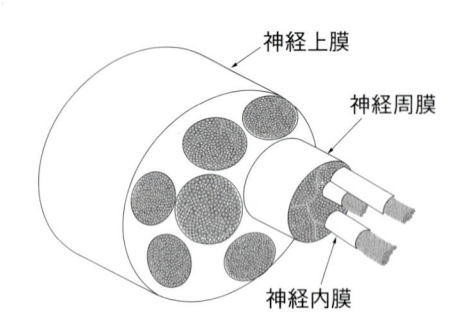

図5-6 有髄線維の構築

有髄線維にはシュワン細胞でできた髄鞘（ミエリン鞘）とよばれるものが軸索の周りについている．この髄鞘は絶縁体なので刺激を感知し電気が流れるときに流れをより早くすることができる．有髄線維の伝道速度は神経の直径や体内の温度などにより変化する．その逆で無髄線維は髄鞘がないので電気の流れは非常に遅くなっている（表5-1）．

このような神経は部位や役割によって異なるが，多くの場合無髄，有髄とともに神経上膜とよばれるものの中におさまっている．

2　神経線維の伝達性状

神経線維のうち有髄神経に関しては，それらの中にも直径の大きさが異なり，役割も変わる（表5-1）

表5-1　神経線維の伝達速度と機能

分類	直径（マイクロメートル）	有・無	速度（m／秒）	機能
A α	12〜20	有髄	70〜120	運動神経
A β	5〜12	有髄	30〜40	触覚，圧覚
A γ	3〜6	有髄	15〜30	筋紡錘に関する
A δ	2〜6	有髄	12〜15	痛覚，触覚
B	＜3	有髄	3〜15	自律神経
C	0.4〜1.2	無髄	0.5〜2	痛覚，反射，嗅覚

コラム　神経組織の灰白質と白質

　神経突起（軸索）は髄鞘によりおおわれていますが，類脂質に富むミエリンを含んでいるのでミエリン鞘とよばれます．神経線維は被膜である髄鞘を持つかどうか，つまり有髄線維か無髄線維かに分けられ，さらにそれぞれミエリン鞘の有無に区別されます．有髄線維は主に白質部の線維や視神経などを構成し，無髄線維は灰白質部の線維や嗅神経を構成しています．つまり，大脳でも脊髄でも，神経細胞は少なく，ほとんどが有髄神経線維から構成されている領域は白質で，主として神経細胞体が多くある領域は灰白質とよんで区別しています．

　なお，大脳では表層の皮質は灰白質で，深層の髄質は白質です．しかし，脊髄では表層が白質で，内側（深層）が灰白質であり，両者の関係は逆転しています．

　なお，中枢神経系で，神経細胞の集団を成しているところを神経核といい，末梢神経系では神経節とよばれています．

コラム　ナイチンゲールとデュナン～「国際赤十字」の設立

　戦争は人類の文化を破壊しますが，皮肉にも科学と医療を進歩させたのも事実です．1854～56年の2年間ロシア領であった黒海のクリミア半島で，ロシアと英・仏・トルコ・サルデイニアの連合軍が戦い，結局ロシアが敗れました．当時ロンドン市内ハーレー街で慈善施設の看護師総責任者をしていた34歳のナイチンゲールは，38名の看護団を率いてコンスタンチノープルへ向かい，続々とクリミアから運ばれてくる傷病兵の看護にあたりました．彼女が今日世界的に「ナイチンゲール記章」で有名なフローレンス・ナイチンゲール Florence Nightingale（N.F.1820～1910）であり，近代的な看護教育と患者を収容する病院施設の基本的な衛生環境の整備を推進しました．

　一方，1859年イタリア北部ソルフェリーノ地方でフランス・サルデイニアの連合軍とオーストリア軍との間で死傷者4万人以上という19世紀最悪の激しい戦いがありました．今日の国際赤十字誕生の真の立役者ジーン・ヘンリー・デュナン Jean Henri Dunant（1828～1910）は，当時負傷者を協会に収容するなどして救護活動に力を尽くしました．彼は1862年，戦争犠牲者の悲惨な状況を紹介するとともに，各国に敵味方区別なく救護する団体を組織し，国際的な条約を締結するよう「赤十字思想」を主張し，現在の各国赤十字社が誕生していくきっかけをつくりました．1939年「国際赤十字創立75周年」にちなんでベルギーで，デュナンとナイチンゲールの両方の記念切手が揃って発行されました．今日，医療関係者ですら，「国際赤十字はナイチンゲールがつくった」と思っている人がいるようです．同時代に生きた2人ですので，このような誤解を生むことになったわけです．

　1863年，当時「国際的救済機関を創り，戦時傷病者救護のための条約を作ろう」というデュナンの呼びかけに対して，ナイチンゲールは「国際的な団体は本来各国政府がなすべき責任であり，あくまで各国政府が自国の傷病兵を救う義務を果たすべきである」という考えであったといわれています．

　なお，余談ですが，先の「ナイチンゲール記章」の表面には，ナイチンゲール女史の像と「1820～1910年 F.N.女史記念」の文字，裏には受賞看護師名とラテン語で「博愛の功徳を顕揚しこれを永遠に世界に伝える」と刻まれています．2010年はナイチンゲール女史没後100年となります．

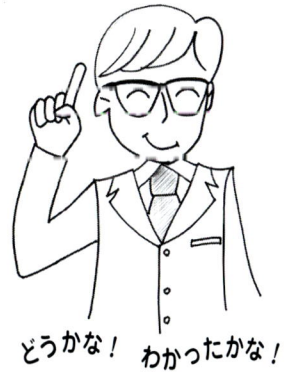

2 脳神経の構造と働き

1 脳神経全体の構造

　脳と脊髄を中枢神経というのに対し，その中枢神経から出て全身に分布する神経線維の束を末梢神経という．この末梢神経は機能的に体性と自律神経の二つに大別される．脳に出入りする末梢（体性）神経を脳神経といい，12対からなり，頭側から尾側の順に付けられている（図5-7）．

　脳神経を番号でよぶこともあるので，いくつかの語呂あわせで覚えるとよい（MEMO参照）．

　図5-7では，全て脳幹部から発生しているようにみえるが，実は発生元の脳の部位がそれぞれ異なっていて，脳神経は第Ⅰ～第ⅩⅡ神経まで存在し，発生元の脳の部位が異なる．

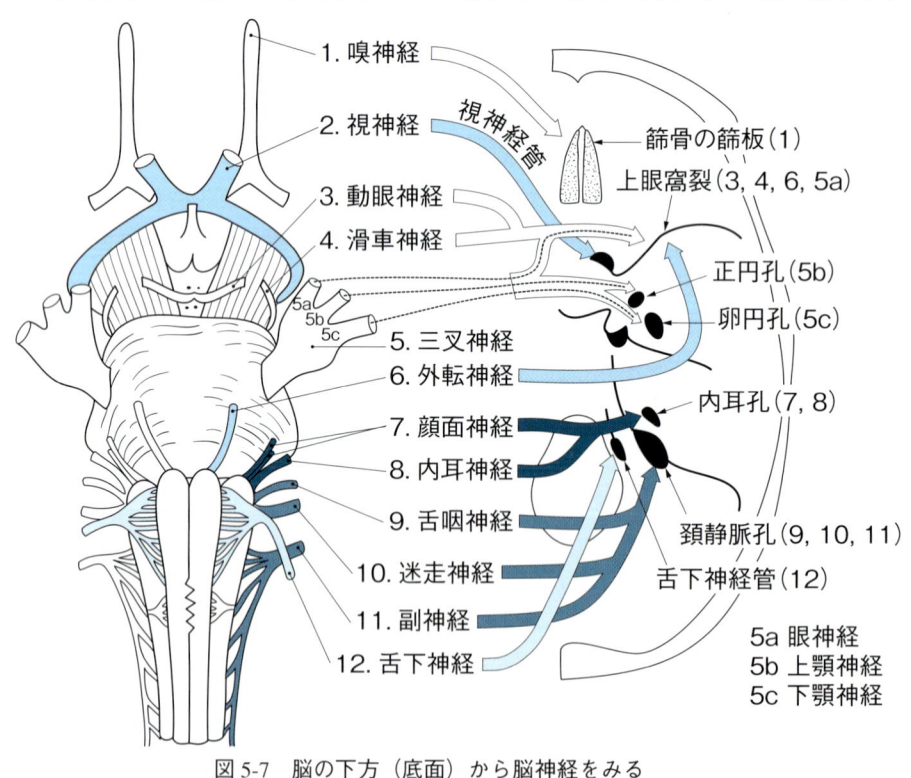

1. 嗅神経　　　　視神経管　　篩骨の篩板 (1)
2. 視神経　　　　　　　　　　上眼窩裂 (3, 4, 6, 5a)
3. 動眼神経
4. 滑車神経　　　　　　　　　正円孔 (5b)
　　　　　　　　　　　　　　卵円孔 (5c)
5. 三叉神経
6. 外転神経
7. 顔面神経　　　　　　　　　内耳孔 (7, 8)
8. 内耳神経
9. 舌咽神経
10. 迷走神経　　　　　　　　　頸静脈孔 (9, 10, 11)
　　　　　　　　　　　　　　舌下神経管 (12)
11. 副神経
12. 舌下神経　　　　　　　　　5a 眼神経
　　　　　　　　　　　　　　5b 上顎神経
　　　　　　　　　　　　　　5c 下顎神経

図5-7　脳の下方（底面）から脳神経をみる

MEMO　12対の脳神経の語呂あわせ
・「嗅いで見る動く車の三の外，顔耳のどに迷う副舌」
・「臭い指導者，三べん，外回し顔面！内回し舌咽！迷！副！舌！」（空手風）
・「急止した動く車が三転し，顔耳のど切り冥福した．」

第Ⅰ～第Ⅲ脳神経までは中脳，第Ⅳ～第Ⅷ脳神経は橋，第Ⅸ～第Ⅻ脳神経は延髄から，それぞれ発生している．滑車神経を除いた全ての脳神経は腹側面から出る．

2 脳神経の経路と働き

それぞれの脳神経の中枢や経路，そして効果器について知ることは，脳神経障害の鑑別に役立つため，しっかり把握しておく必要がある．

また，体性神経には，末梢で外部環境からの情報を受け取って中枢に伝える知覚神経（求心性線維）と，逆に中枢からの命令を末端の骨格筋に伝える運動神経（遠心性線維）の2系統があり，脳神経の場合もいずれかの作用，もしくは混合性の作用を持つものまで様々であり，それぞれが役割分担している（表5-2）．

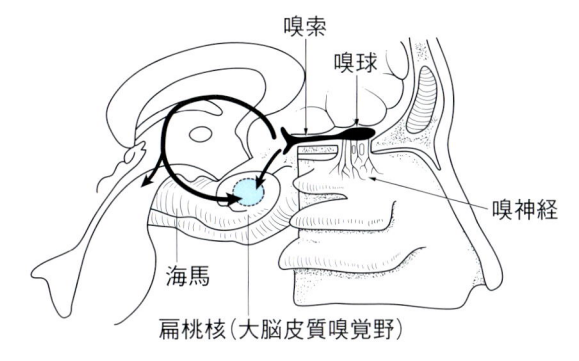

図5-8 嗅神経の経路

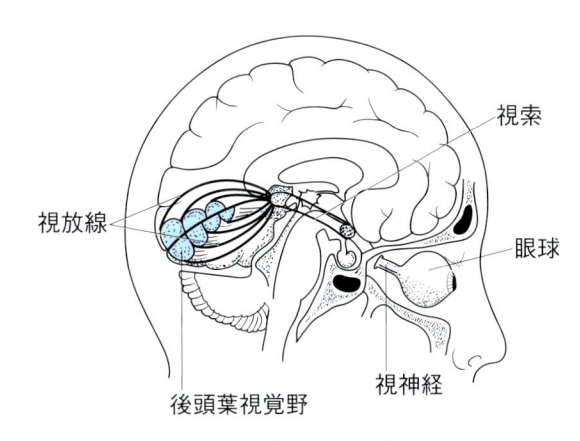

図5-9 視神経の経路

表5-2 脳神経とその働き

Ⅰ．	嗅神経（知覚）："におい"を感じる
Ⅱ．	視神経（知覚）："視たもの"を感じる
Ⅲ．	動眼神経（運動）：眼球を動かす，瞳孔の縮小
Ⅳ．	滑車神経（運動）：眼球を動かす（上斜筋）
Ⅴ．	三叉神経（混合）：顔面の知覚と咀嚼運動を司る
Ⅵ．	外転神経（運動）：眼球を動かす（外直筋）
Ⅶ．	顔面神経（混合）：表情を作る，舌前2／3の味覚，涙や唾液を流す
Ⅷ．	内耳神経（知覚）：聴く，平衡感覚
Ⅸ．	舌咽神経（混合）：舌後1／3の知覚と味覚，唾液を出す
Ⅹ．	迷走神経（混合）：のどの運動と知覚を司る，胸腹部の臓器を支配
Ⅺ．	副神経（運動）：胸鎖乳突筋，僧帽筋を収縮・弛緩する
Ⅻ．	舌下神経（運動）：舌の運動を司る

①嗅神経（Ⅰ）

鼻腔上部の嗅上皮でにおいを受容し，篩板から頭蓋内に入り側頭葉へと伝えられる（図5-8）．

②視神経（Ⅱ）

網膜で感知された刺激は，視神経管を通して頭蓋内に入る．そしてすぐに視交叉を形成し，間脳の外側膝状体に入って，視放線を形作りながら後頭葉に達する（図5-9）．そのため，視神経の経路（左）における伝導障害について，視野異常のパターンを図5-10に示す．

一方，対光反射に関与する線維は，別ルートで中脳の動眼神経副核に伝えられ，瞳孔括約筋に達し瞳孔を収縮させる（対光反射）．

③動眼神経（Ⅲ）

前頭・後頭葉を中枢とし，中脳の動眼神経核を中継して，上眼窩裂から頭蓋の外へ出る．上直・下直・内側直・下斜筋ならびに眼瞼挙筋を制御する（図5-11）．

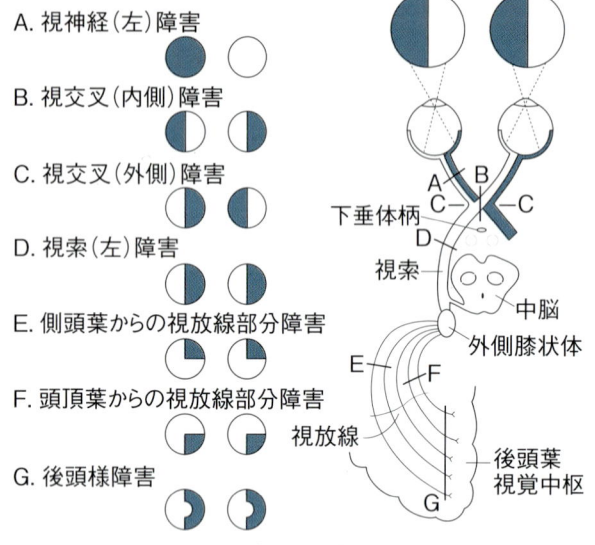

図 5-10 視野異常と障害部位の関係
A. 視神経（左）障害
B. 視交叉（内側）障害
C. 視交叉（外側）障害
D. 視索（左）障害
E. 側頭葉からの視放線部分障害
F. 頭頂葉からの視放線部分障害
G. 後頭様障害

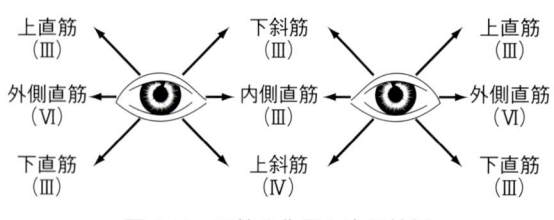

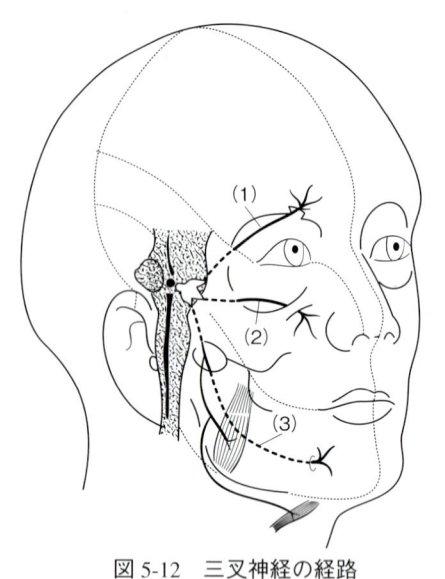

図 5-12 三叉神経の経路
(1)：眼神経　(2)：上顎神経　(3)：下顎神経

図 5-11 眼筋の作用と支配神経

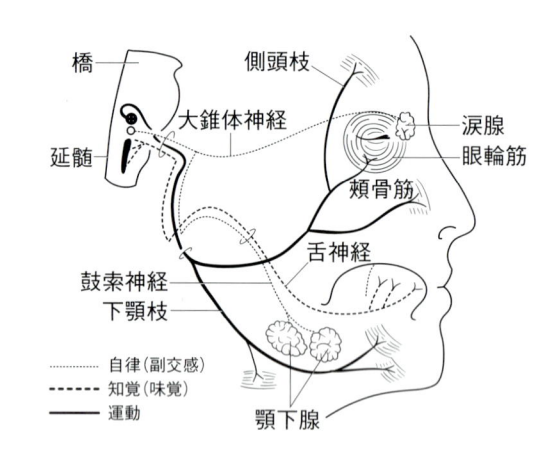

図 5-13 顔面神経の経路

④滑車神経（Ⅳ）
　中脳の滑車神経核から起こり，交差したのち大脳脚をまわって腹側に至る．上斜筋を支配する（図 5-11）．

⑤三叉神経（Ⅴ）
　前頭部，顔面，鼻腔および口腔の粘膜の痛覚・温度覚・触覚の情報について，
（1）第一枝（眼神経）は上眼窩裂から
（2）第二枝（上顎神経）は正円孔から
（3）第三枝（下顎神経）は卵円孔から
頭蓋内に入り，視床を中継して頭頂葉へと伝える（図 5-12）．また，前頭葉からの指令は内包を中継して，咀嚼筋・鼓膜張筋・口蓋帆張筋を制御する．

⑥外転神経（Ⅵ）
　外転神経は，前頭・後頭葉を中枢とし，橋を中継して，上眼窩裂から頭蓋の外へ出て外側直筋を制御する（図 5-11）．

⑦顔面神経（Ⅶ）
　頭頂葉からの指令が内包を中継して，顔面の表情筋（皮筋）を支配している．舌の前 2/3 の味覚情報は，鼓索神経を経て内耳道から橋・延髄間から入り，視床を中継して頭頂葉へと伝える（図 5-13）．また，自律神経機能としては涙腺・鼻腺・顎下腺・舌下腺の分泌を制御している．

⑧内耳神経（Ⅷ）

内耳神経は，蝸牛神経と前庭神経に大別される．

蝸牛神経は，蝸牛内のラセン器（コルチ器）からの音刺激を橋の蝸牛神経核を経て，側頭葉の聴覚領野（横側頭回）に伝える．一方，前庭神経は，三半規管の膨大部および卵形嚢や球形嚢の神経上皮で得た平衡感覚刺激を橋の前庭神経核を経て，側頭葉に伝える．

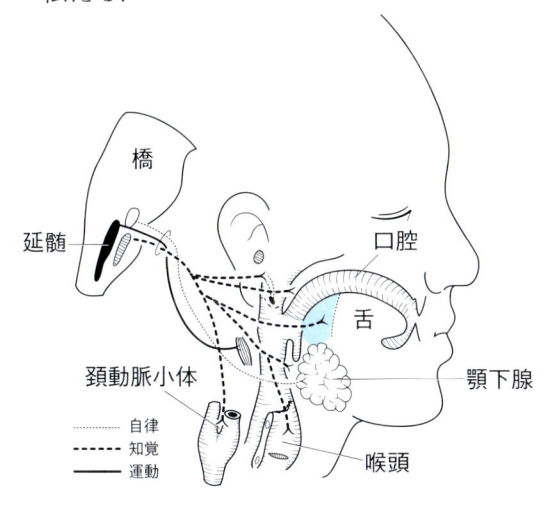

図 5-14 舌咽神経の経路

⑨舌咽神経（Ⅸ）

舌の後1/3の味覚情報が頚静脈孔から入り，視床を中継して側頭葉へと伝えられる．また，逆に前頭葉から出た指令が，内包を中継して頚静脈孔から入り，咽喉頭筋群を制御する．なお，自律神経機能として耳下腺の分泌の制御も行っている（図5-14）．

⑩迷走神経（Ⅹ）

咽頭・喉・気管・食道・腹部内臓の感覚情報が頚静脈孔から頭蓋内へ入り視床を中継して，頭頂葉へと伝えられる．また，逆に頭頂葉から出た指令が内包を中継して頚静脈孔から入り，咽頭・喉頭の横紋筋を制御する．

なお，自律神経に属する副交感神経系の大部分をなしている．これは咽・喉頭の運動を司る線維（声帯の運動を司る反回神経など）が含まれる．

⑪副神経（Ⅺ）

前頭葉から出た指令が内包を中継して延髄・脊髄を介し，頚静脈孔から出て，胸鎖乳突筋・僧帽を制御する（図5-15）．

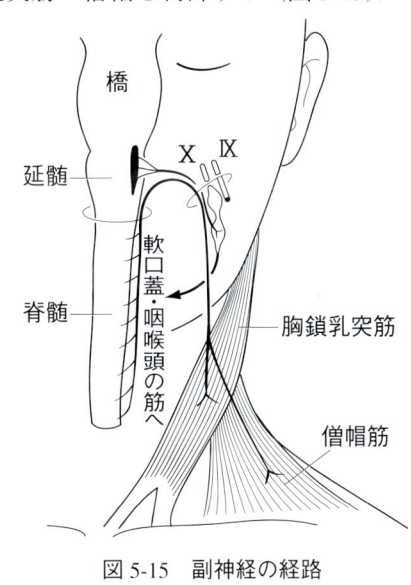

図 5-15 副神経の経路

⑫舌下神経（Ⅻ）

前頭葉から出た指令が内包を中継して延髄を介し，舌下神経管から出て，舌筋を制御する（図5-16）．

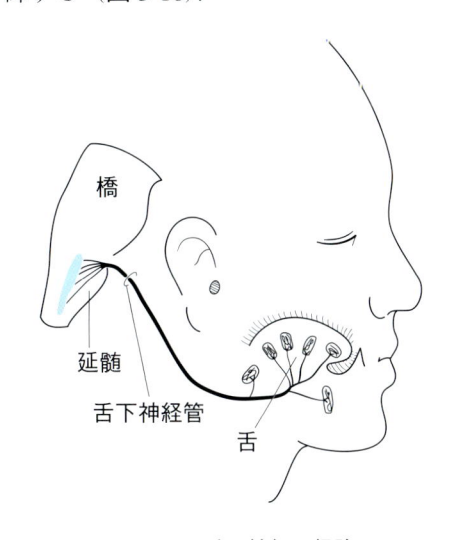

図 5-16 舌下神経の経路

3 脊髄神経の構造と働き

1 脊髄神経全体の構造

脊髄は脊柱管を通して存在しており，上下の脊椎の間に形成される椎間孔から左右両側へ31対の脊髄神経がでている．内訳は，頚神経が8対，胸神経が12対，腰神経が5対，仙骨神経5対，尾骨神経が1対である．ここで，頚神経のみが頚椎の数より一つ多い理由は，第1頚神経が後頭骨と第1頚椎の間から，第8頚神経が第7頚椎と第1胸椎の間から出ているためである（図5-17）．

前根と後根はすぐに合流し，椎間孔から脊柱管の外にでる．なお，前根には脊髄の前角細胞から発する全ての運動性線維が含まれる．一方，後根には皮膚感覚をはじめとする感覚性の線維が含まれ，**脊髄神経節** spinal ganglion

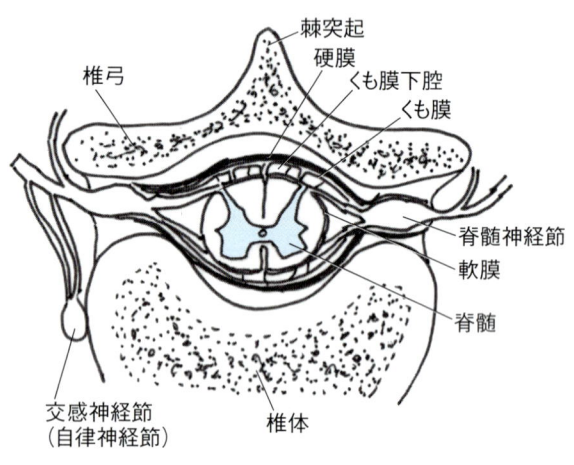

図5-18 脊柱と脊髄の横断面

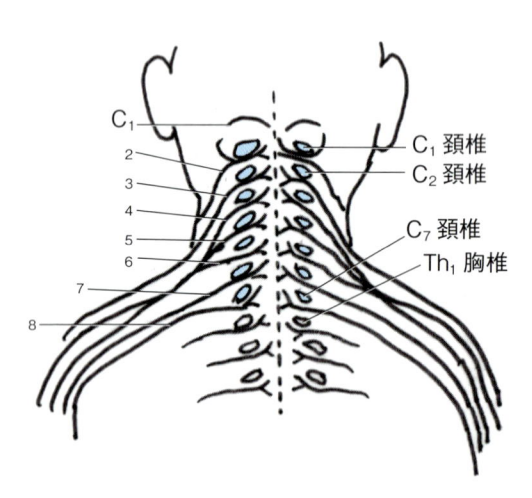

図5-17 8対の頚神経

2 脊髄神経の起部

各脊髄神経は，まず中枢神経である脊髄の前外側の溝からは前根として出発し，一方，後外側の溝からは後根として出発する．この

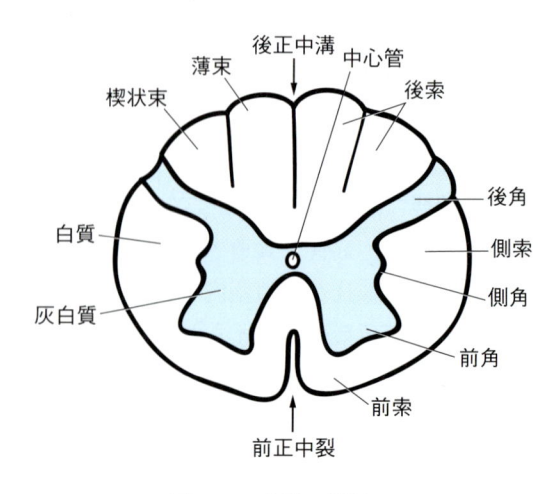

図5-19 脊髄の横断面

という塊を形成している（図5-18）．

脊柱管をでた脊髄神経は，再び前枝と後枝の二つに分かれる．なお，前枝は体幹の側面・前面および体肢の皮膚や筋に分布し，後枝は体幹後面の皮膚と脊柱起立筋を支配する（図5-19）．

3 脊髄神経の分布と走行

脊髄の太さは同一ではなく，頸髄下半分と腰髄の上半分が太くなっていて，そこから出発する神経は蜘蛛の巣状に絡んで見える"叢"を形成する．前者を頸膨大とよび，頸神経叢（第1～4頸神経）と腕神経叢（第4頸神経～第1胸神経）をつくっている．後者を腰膨大とよび，腰神経叢（第12胸神経～第4腰神経）と仙骨神経叢（第4腰神経～第5仙骨神経）をつくっている．これらは微細な運動制御や感覚を感受する必要がある上肢・下肢へとそれぞれ分布している．

また，上位の神経走行は真横であるのに対し，下位の神経走行ほど下方へと向かっている．これは，成人の脊髄の長さが脊柱管の長さより極端に短いためであり，脊椎と脊髄節の間にズレが生じていることを物語っている．

4 脊髄神経の枝

①腕神経叢の枝（図5-20）

橈骨神経は，上肢最大の神経で上腕，前腕，手のすべての伸筋を支配している．よって，この神経が麻痺すると肘・手関節と手指の伸展が困難となる，いわゆる"下垂手"を呈する．また，上肢背面，手指は手背橈側に感覚障害が起こる．

正中神経は，前腕屈筋群と手掌の母指球筋を支配している．よって，この神経が麻痺すると対立運動が困難となり，いわゆる"猿手"になる．また，手掌橈側と手指の感覚障害が起こる．

尺骨神経は，手の筋の大部分を支配している．よって，この神経が麻痺すると指の巧緻運動が不可能となり，いわゆる"鷲手"になる．また，手掌と手背の尺側の感覚障害が起こる．なお，これら三つの神経と手の変形に関する語呂合わせはMEMOを参照してほしい．

②肋間神経

肋間神経は，胸神経12対の前枝を指し，各肋骨下縁に沿って肋間隙を通っている．

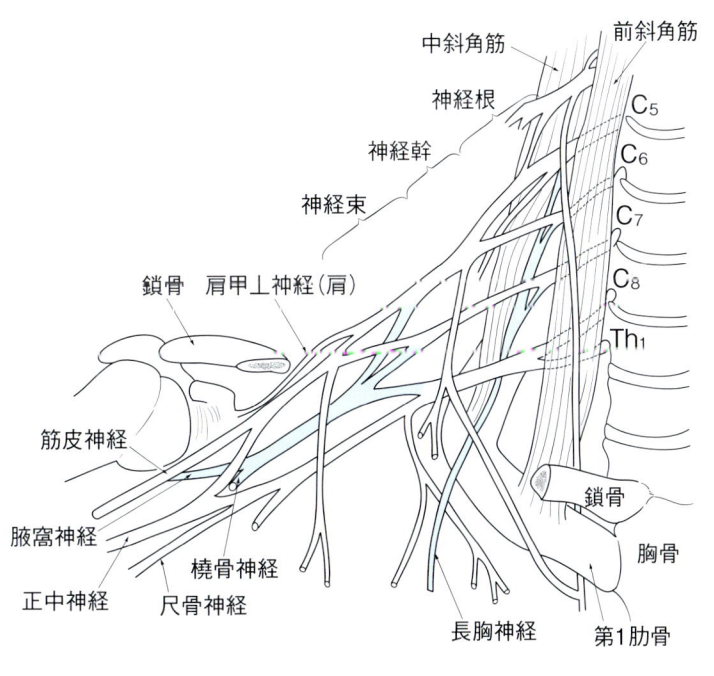

図5-20　腕神経叢

> **MEMO** 父（橈）ちゃん垂れて，正に猿で，ワシャー癪（尺）だ

図 5-21　腰神経叢

図 5-22　仙骨神経叢

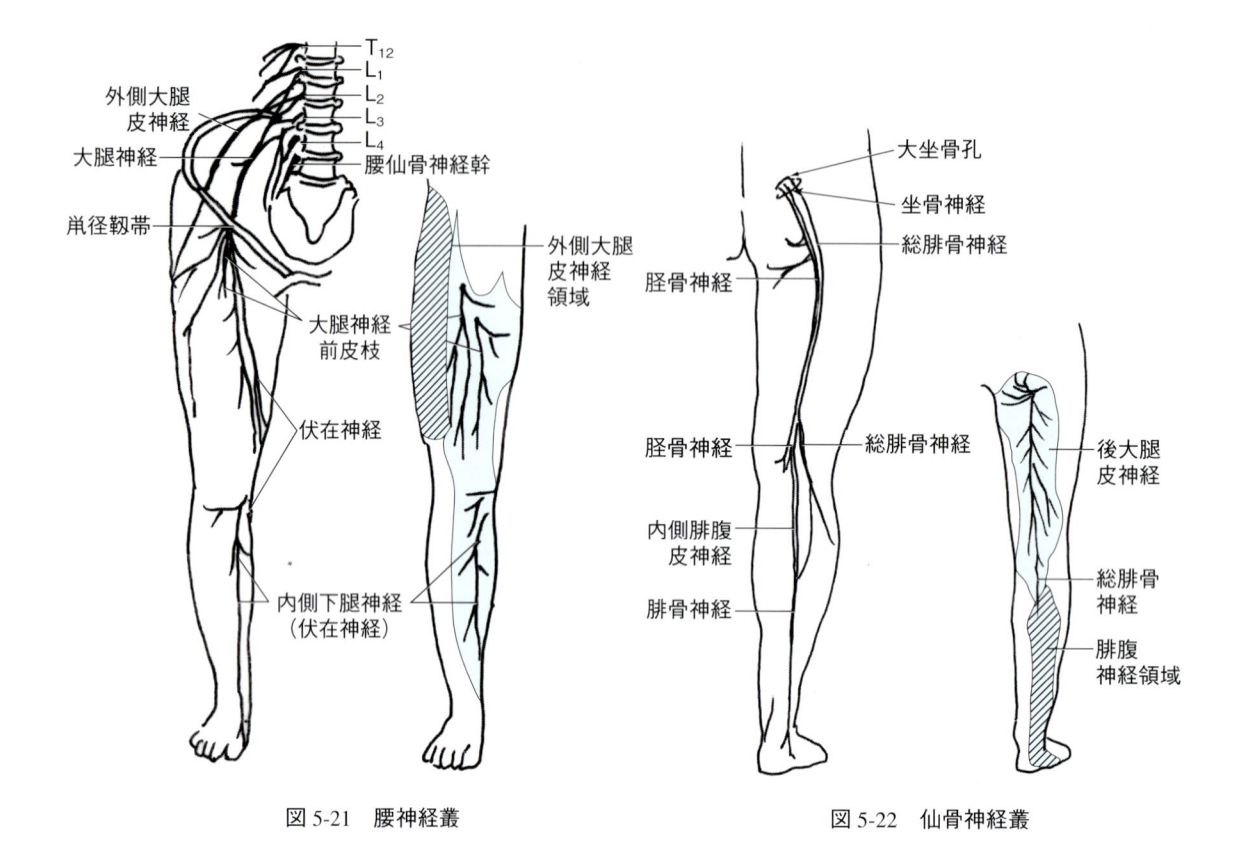

これらの神経は肋間筋と腹壁の筋の運動を司り，胸腹部の前面と側面の皮膚感覚を感受している．このことは，デルマトームにおいて体幹部分が横縞模様を呈する理由である．

③ 腰神経叢の枝（図 5-21）

　腰神経叢の代表として，大腿，閉鎖神経を紹介する．

　大腿神経は，鼠径靱帯の下を通って大腿前面を走行する神経である．これは，大腿四頭筋の運動を司り，大腿前面の皮膚感覚を感受する．一方，閉鎖神経は名称の由来となっている骨盤の閉鎖孔をでて大腿内側面を走行する神経である．これは，大腿の内転筋群の運動を司り，大腿内側の皮膚感覚を感受する．

④ 仙骨神経叢の枝（図 5-22）

　仙骨神経叢の代表は，何といっても坐骨神経が重要である．これは人体最大の神経で，小指ほどの太さがある．その走行は大坐骨孔から大殿筋の下線中央を通過して大腿後面に出現する．そして，膝窩上方で外側と内側に分かれて，総腓骨神経と脛骨神経という名称に変わる．

　さらに総腓骨神経は，膝窩の下方で表層と深層に分かれて，浅腓骨神経と深腓骨神経という名称に変わる．浅腓骨神経は腓骨筋の運動を司り，足背の皮膚感覚を感受する．一方，深腓骨神経は下腿三頭筋や下肢の伸筋群と足背の諸筋の運動を司る．脛骨神経は下肢の屈筋と足底の諸筋の運動を司り，下肢の後面と足底の皮膚感覚を感受する．

コラム 「腰痛」とその治療の一考察

「腰痛」の発症

　高齢になるにつれて筋力が低下することもあり，8～9割近くの人が一生の間で腰痛を経験するといわれています．人類が直立二足歩行に転じたことから，頚椎・腰椎に過度の生理的湾曲が生じ，首や肩の痛みと共に，宿命的な疾患として「腰痛」が生み出されました．人類が進化する過程での"神との取引"・代償かもしれません（おもしろ解剖学読本，2004）．

　腰痛の原因としては，骨や筋肉の異常に基づくものが多いですが，中には内臓の異常によるものもあります．腰痛として取り扱われる主な疾患には，代表的なものとして，「椎間板ヘルニア」，「脊柱管狭窄症」や「変形性脊椎症」などがあります．ここでは，それらとは別に，一般によく起こる「ぎっくり腰」のような緊張性腰痛，いわゆる筋肉を原因とした筋筋膜性腰痛の治療法についての一考察（戸崎鍼灸治療院長）を紹介しましょう．

　人体の筋筋膜系は基本的には骨格の両側に対をなして配置され，互いに拮抗的に働いています（アナトミー・トレイン，トリガーポイント）．筋あるいは筋膜のいずれか一方が慢性的に短縮（短縮固定）すると反対側は緊張（伸張固定）しています．短縮固定された筋肉は疼痛に対して無症状になり，伸張固定された筋肉はしばしば疼痛を伴います．このような状態がまさにここでいう「腰痛」であり，患者の体幹前後の筋のバランスが崩れた状態（前後のアライメントの崩壊）としてとらえることができます．腹筋の短縮固定と背筋の伸張固定の状態なのです．腹筋は短縮固定していても疼痛は生じませんが，背筋は持続的に伸張固定状態にあるので常に疲労性疼痛を起こしていることになります．

腰痛の原因に腹筋がある

　腰痛の患者は仰臥位で膝を立てたり，側臥位で下肢を曲げて背中を丸めたり，また，立位で体幹の前傾姿勢をとったりして（安楽姿勢）腹筋を緩めると腰痛が緩和すること，腹筋を強化しすぎると腰痛を起こし，腹筋の緊張を緩めると

　腰痛が改善するという体験（症例）を得ていることなどから，「腰痛」の原因は腹筋の過緊張にあると考えています．

　腰痛の治療は，もちろん痛みの軽減ですが，主目的は立位で上半身が骨盤の上に位置する正しいアライメント（配列）に戻すことです．上記のパターンを改善するには，短縮した腹筋の緊張を解放してやることです．

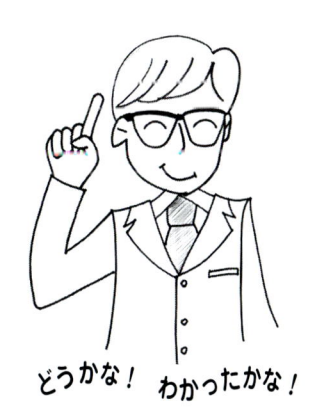

4 自律神経の構造と働き

　末梢神経には，先に述べた2. 脳神経と3. 脊髄神経という体性神経とは別に，自律神経 autonomic nerve が存在する．

　この神経は，内臓や脈管，皮膚などを動かす平滑筋に作用したり，腺の分泌を調整することで，自動及び反射的に消化，吸収，循環，代謝などを司っている．体性神経との大きな違いは，意識や意志の影響を受けることがほぼなく，自動的に働き続ける点である．また，標的器官に直行せず，一度ニューロンを交代する自律神経節の存在も特徴的である．

二つの自律神経

　自律神経には二系統が存在する（図5-23）．まず，交感神経は中枢を胸髄から腰髄におき，主に動脈と共に走行し，あらゆる臓器に分布している．つまり，脳脊髄神経とは形態的に独立した系統をなしている．一方，副交感神経は中枢を脳幹と仙髄におき，脳脊髄神経の中を走行している．さらに，この二つの神経の違いは，互いに拮抗的に働くこと，交感神経は広範な部位を同時に作用するのに対して副交感神経はほぼ一対一の作用となっていること，伝達物質もノルアドレナリンとアセチルコリンと異なることなどが挙げられる．

　一般に，一つの器官につき交感神経と副交感神経の両方が作用しており，これらの拮抗作用のバランスによってホメオスターシスが保たれているからこそ，様々な環境変化に対応できる．ここでは，主な器官に対する作用の違いを表5-3に一部紹介する．

1 交感神経系 sympathetic nervous system

　交感神経系は交感神経幹，交通枝および末梢枝の3部からなる．まず交感神経幹は，脊柱の両脇に沿って走行し，その中に22〜26個が対になっている幹神経節が存在する．その交感神経幹と脊髄神経を連絡しているのが交通枝である．この交通枝には，有髄線維の束で節前線維を形成する白交通枝と無髄神経の束で節後線維を形成する灰白交通枝の二種類がある．また，交感神経幹から発する神経線維束で，内臓・脈管・組織に分布するのが末梢枝である．なお，交感神経は部位によって，頚部・胸部・腹部・骨盤部の四か所に分けられる．

a. 頚部

　交感神経幹の頚部には3個の神経節があり，それぞれ上頚神経節は第2〜3頚椎，中頚神経節は第6〜7頚椎，下頚神経節は第7頚椎の高さに位置する．

　これらの神経節からでる神経は頭部と頚部の器官や腺（眼球，涙腺，唾液腺，咽頭，喉頭など）に分布する．その中でも下頚神経節は第1胸神経節と融合して頚神経節を形成するが，これは別名，星状神経節ともよばれ有名であり，この部位にレーザー照射や鍼刺激を加えることで交感神経機能を高め，ひいては免疫力を高めるともいわれ

ている．

b. 胸部

交感神経幹の胸部には 10 〜 12 個の胸神経節があり，胸心臓神経，大内臓神経と小内臓神経，肺枝と食道枝に分けられる．

c. 腹部

交感神経幹の腹部には 4 〜 5 個の腰神経節があり，後腹壁の動脈の周囲で網をなして神経叢をなす．その主なものは腹腔神経叢（神経節），上下腸間膜動脈神経叢（神経節）であり，そこに大内臓神経と小内臓神経が終わる．これらの神経節からでる節後線維は，胃・肝・脾・膵・副腎神経叢をつくる．

d. 骨盤部

交感神経幹の骨盤部には 4 〜 5 対の仙骨神経節があり，直腸や膀胱の周辺で神経叢をつくる．また，これらの器官や，生殖器，外陰部などに線維を送る．

2　副交感神経系 parasympathetic nervous system

副交感神経は脳脊髄神経に混在している．次に挙げる四つの脳神経と仙骨神経とに存在する．

a. 動眼神経：米粒大の毛様体神経節から発する節後線維は，眼球にはいり，毛様体筋と瞳孔括約筋を制御する．

b. 顔面神経：涙腺，顎下腺，舌下腺などの分泌に関与する．この線維の起始核は橋にある．

c. 舌咽神経：耳下腺に関与する．この線維の起始核は延髄にある．

d. 迷走神経：ほとんどが副交感性線維の神経であり，頸，胸，腹部の全内臓の運動や分泌機能を制御する．この線維の起始核は延髄にある．

e. 仙骨神経：この神経から起こる骨盤内臓神経が副交感性線維であり，排尿や陰茎の勃起に関与する重要な神経である．

表 5-3　交感神経と副交感神経の比較

交感神経優位		副交感神経優位
上昇	血圧	下降
低い	体温	高い
分泌促進	汗腺	無作用
浅い，速い	呼吸	深い，ゆっくり
拡張	気道	収縮
心拍促進	心臓	心拍抑制
分泌減少	胃液	分泌増加
消化抑制	腸（消化管）	分泌促進
血糖上昇	肝臓	血糖下降
弛緩	膀胱	収縮
減少	免疫力	増加

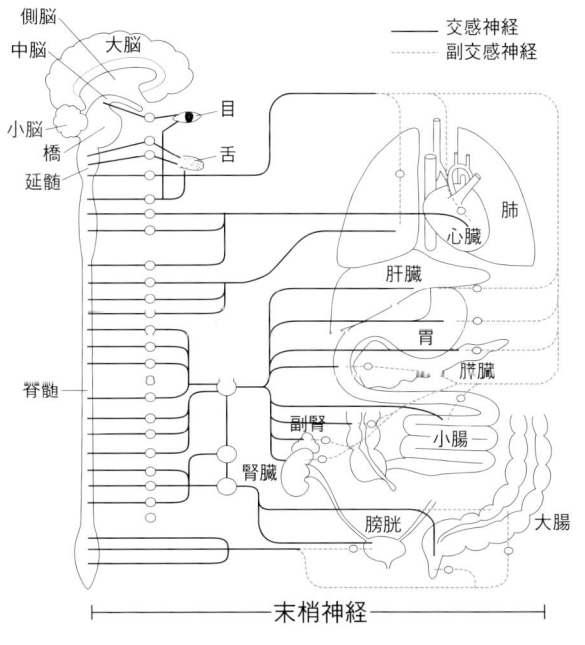

図 5-23　自律神経系の分布図

第6章

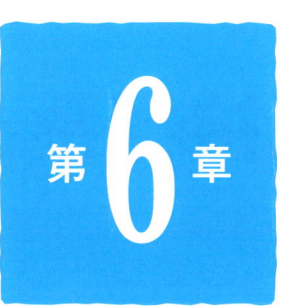

中枢神経系（脳・脊髄）の支配

1 中枢神経系とは？
2 脊髄の構造と機能
3 脳幹の構造と働き
4 間脳・辺縁系の構造と働き
5 小脳・大脳基底核の構造と働き
6 大脳皮質の構造と働き
7 錐体路と錐体外路

1 中枢神経系とは？

　脊椎動物の中枢神経系は，大きく二つに分けると脳 brain と脊髄 spainal cord になる．脳は頭蓋腔の中，脊髄は背側の体腔（脊柱管内）に位置し，いずれも髄膜で覆われ，周囲は脳脊髄液（髄液 cerebrospinal fluid）で満たされている．

1 中枢神経の発生（図6-1）

　発生の過程では，まず4週目に中胚葉が上層の外胚葉を誘導して神経板を形成する．5週目にその神経板の側縁が神経壁となって神経溝を形成する．背側では胸椎付近から上下方向に癒合して神経管とよばれる中空の管状構造を形成する．なお，この管の壁は，神経細胞 nerve cells とグリア細胞 glia cells のもとになる細胞，神経幹細胞で構成される．この細胞の分裂は，神経管前部が他部位よりも著明であるため大きくなる．その大きく膨れた部分が脳であり，それ以外の部分が脊髄になる．

　6週には3脳胞（前脳・中脳・菱脳）が形成され，7週には顔面形成と前脳の発展により全5脳胞となる．8週で交連板の形成，9週で神経芽細胞の遊走・皮質板・外套帯・辺縁帯脈絡叢の形成，10週で第4脳室穿孔，15週で交連質形成，22週では第1脳溝が形成される．そして，6カ月以降は組織化と髄鞘化が起こる．

　つまり，大脳からは線条体や海馬，そして大脳新皮質が発生し，その腔は脳側室となる．間脳からは視床腹部・視床下部・視床・視床上部が発生し，その腔は第三脳室となる．中脳からは中脳蓋や視蓋前域，そして大脳脚が発生し，その腔は中脳水道となる．菱脳からは橋・小脳・延髄が発生し，その腔は第四脳室となる．

2 脳の構造と機能

　脳は，およそ大きく機能の異なる大脳と小脳と脳幹の3つの部位に分けられる．以下，それぞれの構造（図6-2）と簡単な機能について述べる．

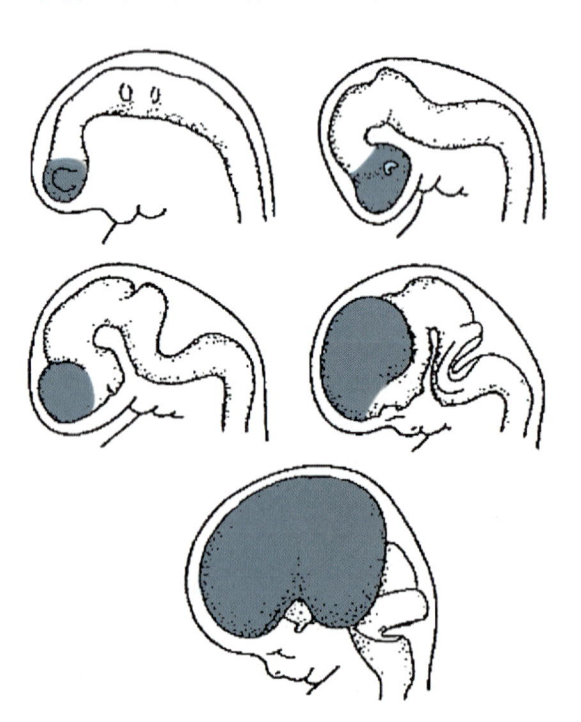

図6-1　中枢神経の発生過程
（色の部分：大脳）

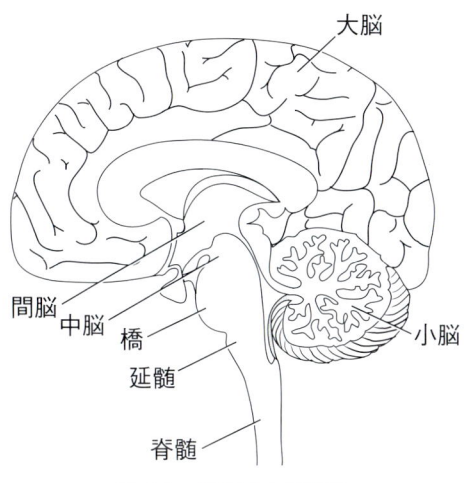

図6-2 脳の正中断面像

① 大脳 cerebrum

　大脳は，脳全体の約80％の重さを占める．その外側の厚さ2～3mmの皮質を新皮質とよび，前頭葉・頭頂葉・後頭葉・側頭葉の四つに区分される．この新皮質は言語，判断，創造，感情など高等な精神機能を司り，人間らしい理性をもって社会の中で生きるための脳であり，様々な働きが，それぞれ決まった部位で行われる（機能局在）に基づいている．

　一方でその内側には大脳核（大脳基底核）とともに大脳辺縁系を形成する古皮質が存在する．これは，本能行動や情動，自律機能を預かる部分であり，嗅球，嗅索，扁桃体，海馬などが含まれ，扁桃体では外部からの刺激に対して，快，不快，不安などの本能に基づく情動反応をおこすことが知られている．また，高齢化に伴う認知症で注目の海馬（記憶などの情報の整理や管理）がある．

　これら大脳新皮質と大脳辺縁系の関係は，大脳辺縁系での欲求や情動を大脳新皮質の知性や理性がコントロールするという形でかかわっている．

　また，右半球は右脳とよばれ，理論的な思考の中枢，主に身体の右半身の感覚や運動などを支配する．もう一方の左半球は左脳とよばれ，創造的活動，芸術的能に関与，身体の左半分の感覚や運動などを支配する．これら左右の半球は，脳梁によって結ばれ，互いに連絡し合っている．

② 小脳 cerebellum

　小脳は大脳と脳幹の後側（背側）にあり，運動系の統合的な調節すなわち，平衡機能，姿勢反射，大脳皮質と連絡して運動を円滑にする．

③ 脳幹 brain stem

　脳幹とは，大脳と小脳を除いた部分，つまり上から間脳 interbrain, diencephalon の一部，中脳 midbrain，橋 pons，延髄 medulla をさす．

　間脳は脳の中心部にあり，視床と視床下部からなる．前者は，中脳・橋・延髄から伝わった情報を受け，大脳に伝える役割がある．後者は，自律神経の最高中枢であり，摂食行動や飲水行動，性行動，体温の調節などに関与しており，生命維持に最も重要な働きをする．ここから出る情報は延髄や脊髄へ下って自律神経系の交感神経や副交感神経に対する指令を伝える機能も持っている．また，内分泌系の中枢である下垂体も支配することから，自律神経系と内分泌系の2つの経路によって全身を調節している．

　中脳は間脳と橋をつなぐ部分で，視覚・聴覚情報の反射中枢や，脊髄・延髄・橋・小脳および視床と大脳の間で交わされる．運動・感覚に関する情報の通路であり，睡眠の調節も行っている．

　橋は大脳と小脳，大脳と脊髄の情報を中継する機能をもち，感覚や運動の伝導路が走っている．

　延髄は脳の最下部にあり，脊髄に連結する．ここは，呼吸や循環などの生命活動の基本的な働きを制御している．

2 脊髄の構造と機能

1 脊髄の構造

　脊髄は脊椎の椎孔という"穴"の連続（積み重ね）でできる脊柱管という"トンネル"の中にある（図6-3）．脊髄は，上から頸髄，胸髄，腰髄，仙髄，尾髄の5部31分節に分けられる．その長さは約40〜45cmの細長い索状物である．上方は後頭骨および環椎の境で延髄に連なり，下端は，第1，第2腰椎の高さで急激に細くなり，馬の尻尾（馬尾）状の終糸となる．なお，その太さは，全長を通じて一様でなく，頸髄および腰髄・仙髄ではそれぞれ上肢と下肢へと神経を分布させる

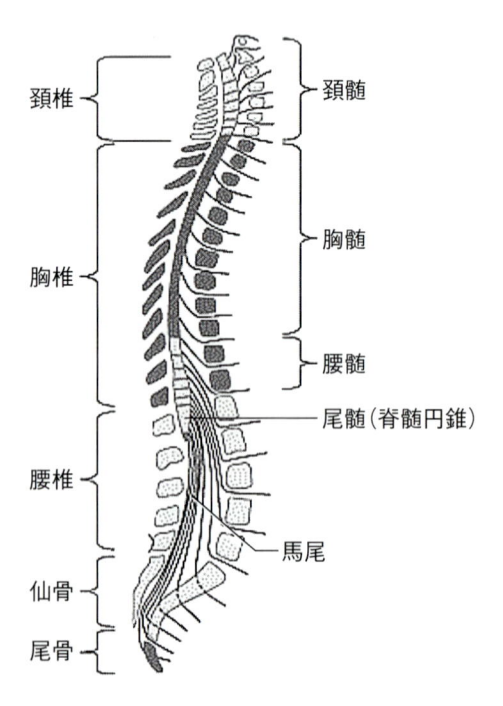

図6-3　脊髄と脊柱の外観

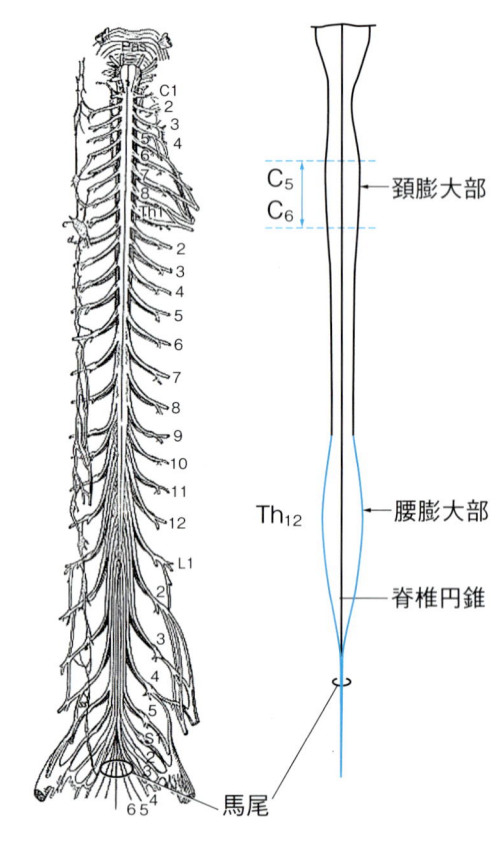

図6-4　脊髄の外観

ため紡錘状に膨らんでおり，これを頸膨大（C_5〜C_6），および腰膨大（Th_{12}）という（図6-4）．

　脊髄は，胎生期のはじめは脊柱とほぼ同じ長さだが，胎生3カ月ごろから脊髄の成長は脊柱に比べて遅い．そのため脊柱が成長するにつれて，両者の長さの差は顕著になり，最終的に脊髄円錐は第1〜第2腰椎の高さまで上昇する（図6-3）．

この事実は，上位の脊髄神経根はほぼ水平に走るのに対して，下位のものほど斜め下方に走行するようになることを証明している．また，脊髄円錐より下は馬尾神経になるため，脊髄を傷つけずに腰椎穿刺が可能となる．その意味でもヤコビー線は重要な指標の一つである．

この脊髄は，軟らかいゼラチン状の白色の器官である．この色に見えるのは，神経線維が縦に連なっているためであり，様々な伝導路を形成している．ちょうどキノコの傘ではない柄の部分を指で縦方向に裂いてみるとイメージしやすい．

脊髄は中心にH型もしくは蝶が羽を広げた様な形をした灰白質と，周辺部の白質からなる．これは金太郎飴のようにどの横断面でも同様である（図6-5）．

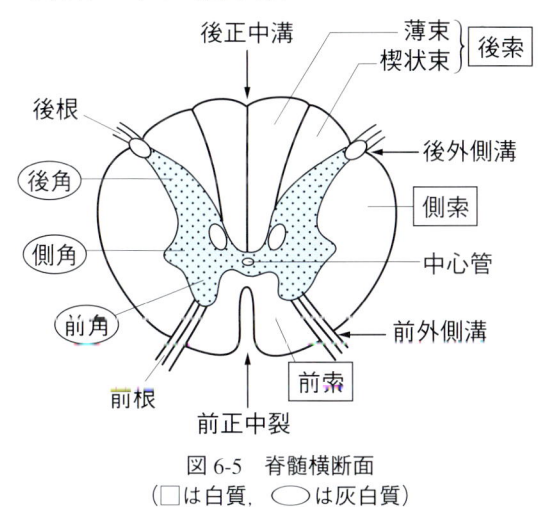

図6-5 脊髄横断面
（□は白質，○は灰白質）

灰白質は，神経細胞（ニューロン）が集合しているため灰白色にみえる．また，角張っている部分をそれぞれ前角・側角・後角とよび，立体的にはそれぞれ柱（前柱・側柱・後柱）を成す（図6-6）．脊髄神経の根は，運動神経が通過する前根と感覚神経が通過する後根がある．

白質は神経線維の束の断面であるため白色

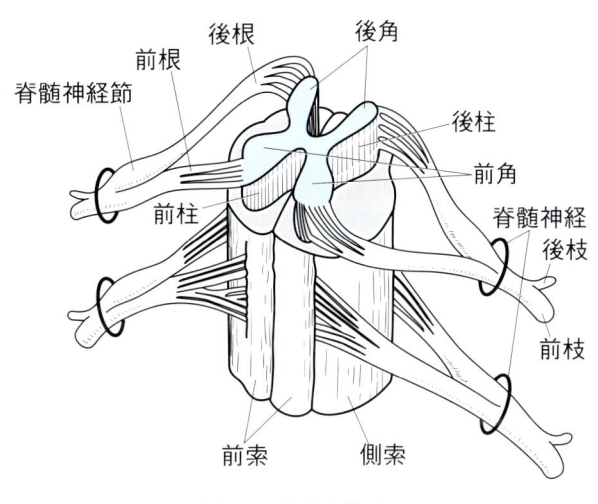

図6-6 脊髄立体図

にみえる．なお，灰白質によって部位が分けられ，それぞれ前索・側索・後索とよぶ．なお，脊髄神経の入出力に関しては，求心（感覚）性線維は後根から入り，遠心（運動）性線維は前根からでる．これをベル・マジャンディーの法則という（図6-6）．

2 脊髄の機能

①神経系の主な伝導路

伝導路は大きく分けて二種類あり，脳からの運動指令を末梢に伝える，遠心性いわば下行性伝導路と，末梢からの感覚刺激を中枢に伝える，求心性いわば上行性伝導路である．

運動性（遠心性）活動電位は2本の神経（第1次，第2次）（上位，下位）を経由して大脳皮質から骨格筋に下行する．第1次運動神経細胞体は大脳皮質前頭葉の中心前回にある．第1次運動神経線維は脳内を下行する際，内包を通過するが，視床は通過しない．第1次運動神経線維は左右の正中線を交叉する．第1次運動神経は前角で第2次運動神経細胞体にシナプスを形成する．第2次運動神経線維は前根から脊髄を出，骨格筋を支配する（図6-7）．

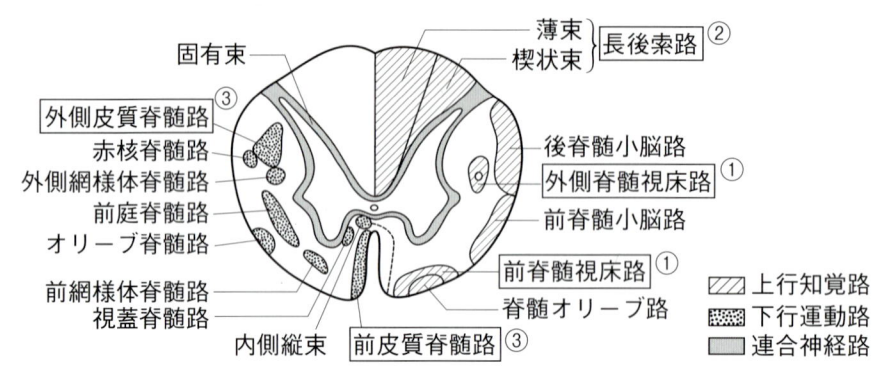

図6-7 脊髄横断面における伝導路
（①，②，③表6-1に示す伝導路）

表6-1 代表的な脊髄の伝導路の特徴

	伝導路名	情報の種類	交差レベル	中枢
上行路（感覚）	①脊髄視床路	温度覚・痛覚	脊髄神経	大脳皮質感覚領（中心後回）
	②後索路	関節, 筋肉などの深部知覚 皮膚の触圧覚	延髄	大脳皮質感覚領（中心後回）
下行路（運動）	③皮質脊髄路（錐体路）	骨格筋の運動	延髄	大脳皮質運動領（中心前回）

感覚性（求心性）活動電位は，受容器から大脳皮質に上行する．第1次感覚神経の神経細胞体は後根の脊髄神経節にあり，第2次感覚神経線維が左右の正中線を交叉して対側の脳へ上行する．第2次感覚神経線維は視床で第3次感覚神経線維にシナプスを形成する．第3次感覚神経線維は，内包を通過してから，大脳皮質頭頂葉の中心後回に投射する．

上述のように，脊髄の機能は，手足や体幹，内臓などの末梢神経から伝わった感覚情報を中継して脳に送るという上行性の伝導路としての役割，そして脳からの指令を中継して身体の各部に伝えるという下行性の伝導路としての役割がある．一方で，末梢からの感覚情報が脳へ上行することなく脊髄分節レベルで運動神経に変換される"**脊髄反射**"がある．これは，例えば，熱いものに手をふれたときにとっさに手を引っ込めたり，転んだときに瞬間的に手が出るなどの行動がそれにあたる．

コラム　脊髄反射，いろいろ

脊髄反射には以下のように，皮膚（1〜3）や腱（4〜6）の反射がみられます．
1. 腹壁皮膚反射：腹壁の皮膚をこすると腹直筋が収縮する．
2. 精巣挙筋反射：大腿部の上内側をこすると，刺激された側の精巣挙筋が収縮して精巣が挙上する．
3. 足底反射：足底をこすると足の指がすべて足底屈曲する．
4. 膝蓋腱反射：膝蓋腱の上を軽く叩くと大腿四頭筋が収縮し，同時に下腿の伸展が起こる．
5. アキレス腱反射：アキレス腱の上を叩くと腓腹筋が収縮し，ときには同時に足底屈曲が起こる．
6. 上腕二頭筋腱および上腕三頭筋腱反射：上腕二頭筋腱を肘窩で叩くと前腕が屈曲し，上腕三頭筋腱を肘頭付近で叩くと前腕が伸展する．

コラム 「高次脳機能障害」って何？

　近年，新聞やテレビなどで「高次脳機能障害」という言葉を聞くことが多くなりました．医学の世界では昔からあった言葉ですが，一般にいわれるようになったのはここ最近のように感じます．この背景には，近年の医学や健康に対する意識の高まったこと，障害者自立支援法などにより高次脳機能障害をもつ方がクローズアップされる機会が増えたこと，認知症の方の増加などが挙げられると思います．

　高次脳機能とは，人の注意・認知・記憶などの機能の総称です．「注意」とは「〜に注意を払う」や「〜に注意を向ける」の注意です．「認知」とは見たものや聞いたことなどを認識する働きです．「記憶」は皆さんのイメージ通りのいろいろなことを憶える「記憶する」ことです．脳卒中などの病気や事故などにより脳が損傷されると，これらの機能が正常に働かなくなり以下のような高次脳機能障害が出現することがあります．

○記憶障害

　今日の日付や場所などがわからない．一日の予定を覚えることができない．さらに，人の名前や作業手順を憶えられない．

○遂行機能障害

　人は行動するとき，論理的に考え，計画を立て，行動に移します．ここには推察や問題解決策を考えることなども含まれます．遂行機能とはこれらの総称です．これが障害されると以下のような症状が出現します．

　自分で計画を立てられず，指示してもらわないと何もできない．物事の優先順位をつけられず，いきあたりばったりの行動をする．さらに効率よく仕事ができない．

○社会的行動障害

　社会的行動障害とは，場面や状況にあわせた行動や感情のコントロールができなくなることです．以下のような症状が出現します．

　場面にあわせた感情の表出ができず，すぐ怒ったり，笑ったりする．

　欲求が抑えられず，思いのまま行動する．態度や行動が子供っぽくなる．

　場違いな行動や発言をしたり，じっとしていられない．

○その他の症状

　病識の欠如：自分の病気や症状を認識することができない．

　失行症：麻痺がないにも関わらず自分の思うとおりに体を動かしたり物を操作することができなくなる．

　失認症：眼は悪くないのに目の前にあるものを認識することができない．

　失語症：考えていることをうまくしゃべれなかったり，相手のいうことが理解できなくなる．

　なお，高次脳機能障害は現在の医学では100％完治は難しいとされています．ゆえに看護・介護・リハビリ関係の専門職やご家族，ボランティアの方などその方に関わる人々が協力して社会環境に適応できるように支えていく必要があります．

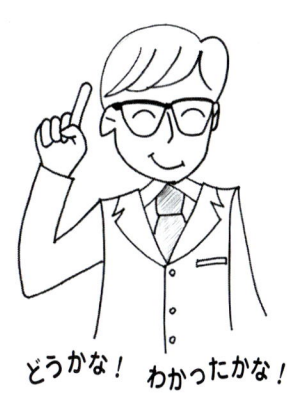

3 脳幹の構造と働き

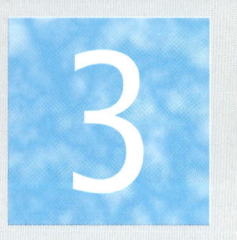

1 脳幹の構造

　脳幹 brain stem は，延髄 medulla oblongata・橋 pons・中脳 midbrain の一部からなる（間脳を含める場合もある）．（図6-1，8）
　中枢神経系の中でも生命機能の維持のための中枢や感覚情報，運動の指令などが行き来するとても大切な場所である．場所ごとの構造と働きは以下の通り．

(1) 延髄
　脊髄の上に位置し，運動の指令が通る錐体 pyramis や感覚情報の交差地点である楔状束核や薄束核がある（図6-9）．延髄上部には

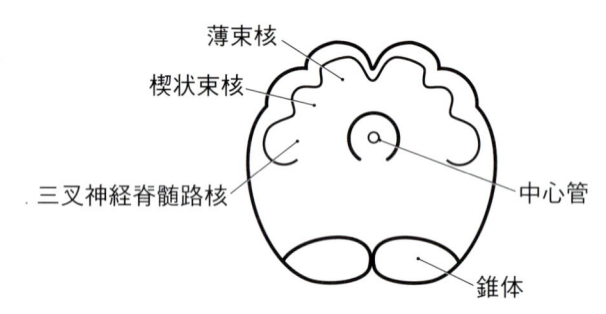

図6-9　延髄断面
（図6-8　破線位置の断面）

小脳 cerebellum と連絡する下小脳脚がある．延髄には呼吸や循環の中枢がある．

(2) 橋
　延髄の上にある膨らんだ部分である．腹側を底部，背側を被蓋という．名前の由来は小脳と連絡する中小脳脚が「橋」のようにみえるからである（図6-10）．橋には三叉神経や顔面神経などの神経核や聴覚の中継地点（上オリーブ核複合体）がある．また，排尿や排便の中枢もある．

(3) 中脳
　橋の上に位置し，背側（後部）を中脳蓋，被蓋という．腹側（前

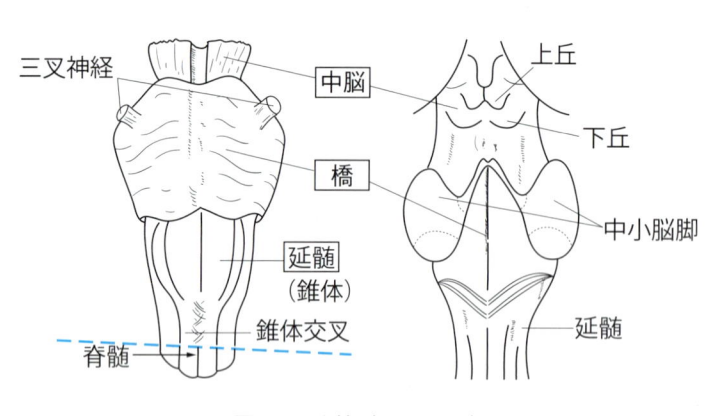

図6-8　脳幹（□で示す）

> **MEMO**
> **網様体 reticular formation**
> ○延髄・橋・中脳にかけて境界が不明瞭で網の目になった部分を脳幹網様体といい，感覚情報および運動の指令が行きかう．また，その中にさまざまな神経核が存在する．
> ○人の覚醒に関与するといわれている（脳幹網様体賦活系）．
> ○脳神経核が多く存在する．
> ○呼吸や心臓，血管運動の調節中枢がある．

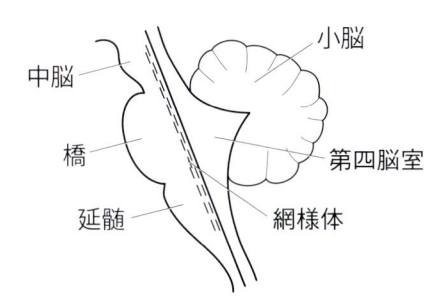

図 6-10a　脳幹と小脳の矢状面

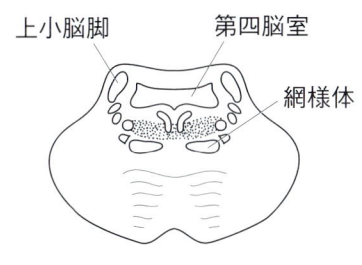

図 6-10b　橋横断面

側）は大脳からの運動の指令を伝える大脳脚がある．中脳には動眼神経や滑車神経などの神経核や運動の調節を司る黒質や赤核がある．また，橋同様，聴覚や視覚の情報を受けて反射を行う中枢がある．また，中脳は上小脳脚により小脳とつながっている．

2　脳幹の働き

脳幹は前に記載したように，様々な情報が行き来している．

脳幹の主な働きをあげると大きく以下の5つがあげられる．

(1)「食べる」「見る」「表情を作る」などの顔面の運動

顔面の感覚や，味覚，視覚などのいろいろな情報を受け顔面の動きや，動いているものを目で追う，おいしいものを食べて微笑む，など様々な動きを行う．

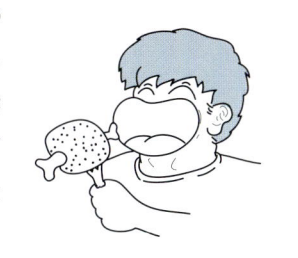

(2) 姿勢の調節

熱いものを触ったときやガラスの破片などを触ったとき，体は無意識的に避けようとする．この反応は「痛い」や「熱い」などの刺激が身体にとって有害であるために起こる反射である．これらの反射は脳幹を中枢としており，専門的な言葉で「屈曲反射」や「交叉性伸展反射」という．

また，つまずいて転びそうになったときに起こる「立ち直り反射」も脳幹の働きによるものである．

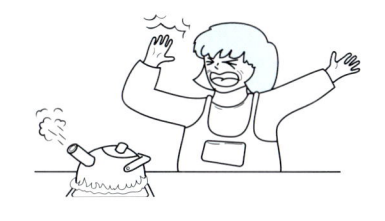

(3) 脳の活動の調整（脳幹網様体賦活系）

さて，皆さんは授業中話が面白くないと，眠たくならないだろうか．これは脳の活動性が低下していることが原因であり，この脳の活動を調節しているのも脳幹の重要な働きである．

(4) 生命活動の維持

脳幹，とくに延髄，橋には呼吸や循環の調節中枢や嘔吐，嚥下，排尿の中枢がある．

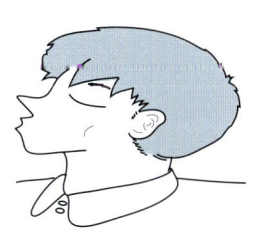

このようにみてみると脳幹という場所は私たちが「生きる」ための基礎となる働きを担っている大切な場所といえる．

4 間脳・辺縁系の構造と働き

1 間脳・辺縁系の構造（図6-11a, b）

間脳 diencephalon は中脳の上に位置し，視床 thalamus と視床下部 hypothalamus に分けられる．脳の奥の方に位置するためイメージしにくいと思うので絵をみてしっかり場所を確認していただきたい．辺縁系 limbic system は大脳の内側下部に位置する．

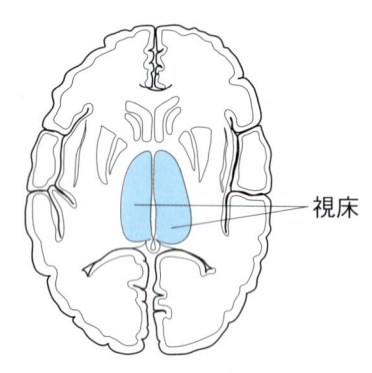

図6-11a 大脳水平断面

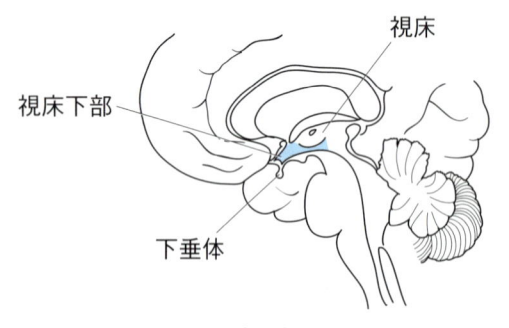

図6-11b 大脳矢状断面

(1) 視床

神経細胞のかたまりからなる卵型の大きなかたまりで，視床・視床上部・視床後部に分けられる．後部には視覚の線維が入る外側膝状体，聴覚の線維が入る内側膝状体がある．構造上の働きは以下の通りである．

○外界などから入力されるほとんどの感覚情報の中継地点
○前頭葉や辺縁系，中脳などと連絡を取り，運動指令の中継点
○解剖学的には前核群，内側核群，外側核群に分類され，機能的には特殊核群，非特殊核群，特殊連合核群に分類．
　特殊核群：感覚と運動に関連する皮質と連絡
　非特殊核群：網様体と結合，大脳皮質に広く投射
　連合核群：大脳皮質連合野と連絡
　　　内側核群→前頭連合野
　　　外側核群→頭頂・側頭連合野
　　　前核群　→帯状回

(2) 視床下部

視床の下に位置し，前方を視神経部，後方を乳頭体部という．大脳皮質や辺縁系と連絡を取り，呼吸や循環などの自律神経の中枢として働く．また，下垂体と連絡し内分泌に関与，生体の恒常性に関与する．

(3) 辺縁系

海馬，帯状回，脳弓回などからなる．ここは大脳新皮質の発達により大脳半球の内側の奥深くに追いやられた形になっている．ゆえに辺縁である．辺縁系は記憶や情動に深く関与しているといわれている．以下に記憶や情

動に関与しているといわれている代表的な神経回路2種を述べる（図6-12）．

○記憶に関係する神経経路（Papezの回路）
　海馬→脳弓→乳頭体→視床前核→帯状回→海馬

○情動に関係する神経経路（Yakovlevの回路）
　扁桃体→下視床脚→視床背内側核→眼窩前頭回→鉤状束→側頭葉→扁桃体

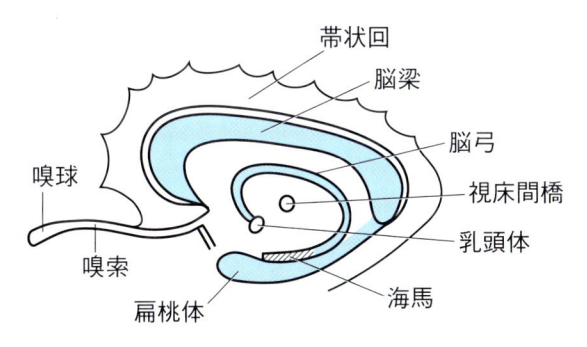

図6-12　大脳辺縁系（右大脳半球の矢状断内側面）

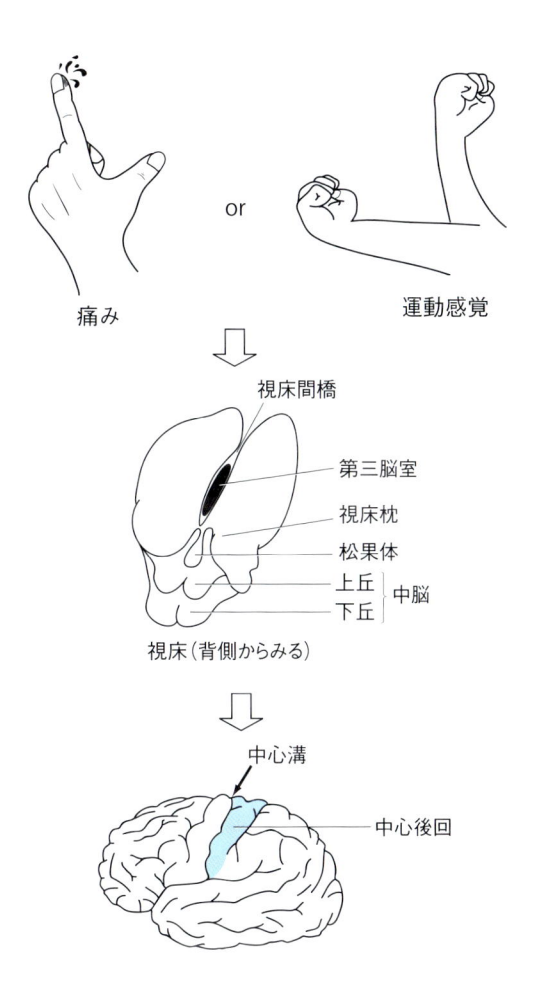

図6-13　視床を経由する感覚情報の流れ

2　間脳・辺縁系の働き（図6-13）

(1) 視床

視床はさまざまな感覚の中継基地と考えるとわかりやすい．熱い・冷たいなどの皮膚感覚や頭と腕・足など自分の体の位置関係の情報，視覚，聴覚など嗅覚以外の感覚情報は必ず視床を経由し大脳皮質に入力される．

(2) 視床下部・辺縁系の働き

視床下部は自律神経の高位中枢であり，ヒト（動物）の本能行動と深い関係がある．本能とは以下があげられる．

　○食　　欲　　○性　　欲
　○飲　　水　　○体温調節

これらが満たされないとき，人は不快な気持ちになったり，欲求不満になったり，場合によっては怒りとなり衝動的な行動をしてしまう．これらの行動を情動行動（感情に行動が支配されること）という．

また，これらの行動には自律神経が深く関係する．皆さん方も怒ったとき，呼吸が荒くなる，心拍数が速くなるなどの経験をしたことがあると思う．これらは感情に対して体が自動的に反応した結果，身体反応として起こるものである．この反応の統合中枢も視床下部，辺縁系が担っている．

5 小脳・大脳基底核の構造と働き

1 小脳の位置・構造（図6-14a, b）

小脳 cerebellum は大脳後頭葉の下にあり，上，中，下の小脳脚で脳幹と連絡している．

小脳の部位は，それぞれ内側を片葉（前庭小脳・原小脳），中央を虫部（脊髄小脳・古小脳），両側半球を（橋小脳・新小脳）に区分される．

小脳の表面は皮質とよばれ神経細胞の集合体であり，内側は髄質という神経線維の集合体である．

小脳は部位によってそれぞれ入力される情報が異なる．
①虫部：骨格筋にある筋紡錘からの情報（深部感覚）を入力．
②半球：大脳皮質からさまざまな情報を入力．
③片葉：頭部の傾きによる前庭器官からの平衡感覚の情報を入力．

そして，他方運動調節の情報を出力している．

2 大脳基底核の構造

大脳の奥にあり，尾状核・被殻・淡蒼球・前障・扁桃体からなる（図6-15）．

被殻と淡蒼球を併せてレンズ核，被殻と尾状核を併せて線条体といい中脳と連絡し，後に述べる錐体外路の中枢として重要な役割をもつ．

3 小脳・大脳基底核の働き

小脳と大脳基底核は連携して運動の調節や

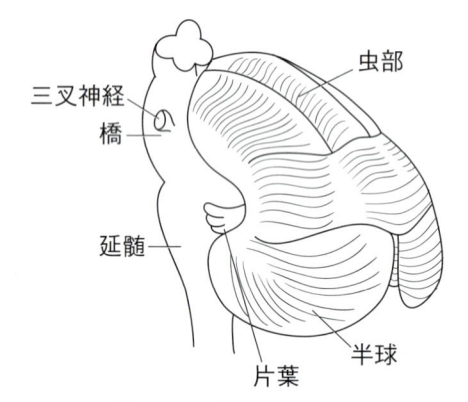

図6-14a 小脳背面その1

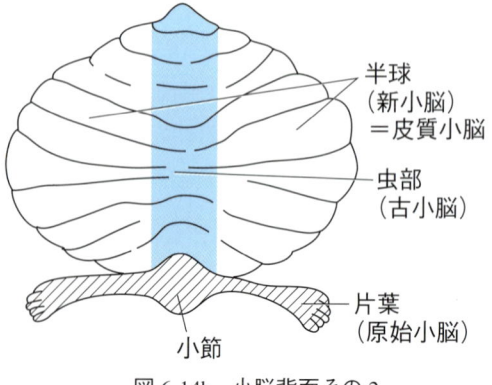

図6-14b 小脳背面その2

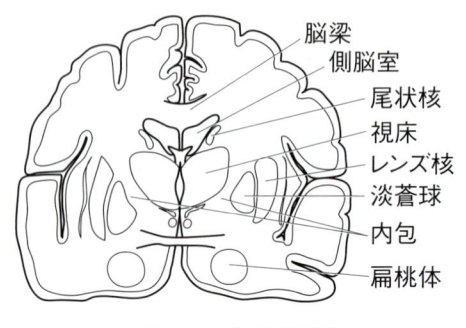

図6-15 大脳前頭断

微細な運動に重要な働きをしている．また，運動学習（意識的な運動を無意識的な運動へ）にも関わっている．

はじめは上手くできなかった運動が繰り返すうちにだんだん上手くなるのはこれらの神経器官の働きによるものである．

特に小脳は運動学習における記憶の保存庫の役割を担っているといわれている．

大脳基底核は大脳皮質・視床・中脳などと連絡し運動の調節に深く関わっている．基底核とこれに関係する場所が損傷されるとパーキンソン病などの運動調節が上手くいかない病気になる．

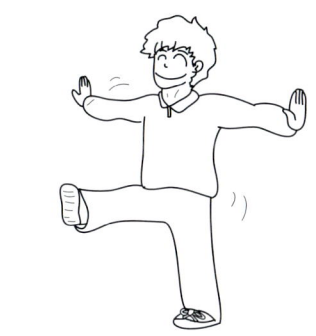

なぜヒトは片足で立てるのでしょう？

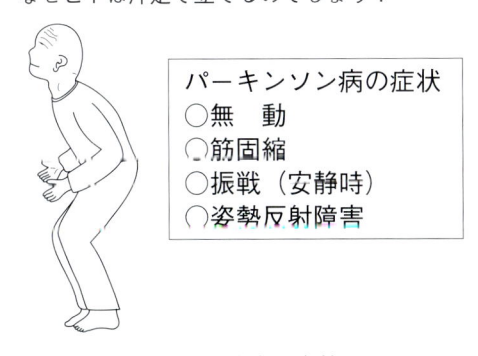

パーキンソン病の症状
○無　動
○筋固縮
○振戦（安静時）
○姿勢反射障害

パーキンソン病患者の姿勢

小脳の働きについて〜運動の調節だけ？〜

小脳が運動の調節に重要な働きをする，といわれ始めたのは19世紀半ばである．それから20世紀半ばまでこれが信じられ続けていた．しかし近年，運動調節以外に機能があるのではないかといわれている．もっともいわれているのは小脳には知覚の統合機能があるのではないか，というものである．そのほかにも短期記憶や注意機能，情動，高度な認識力などにも関与に関係する可能性が示唆されている．考えてみれば小脳は名前と違い大脳の次に大きな神経器官であり神経細胞の数は脳内でもっとも多い．

進化の過程でヒトの大脳は他の動物と比較し大きくなった．大脳と比較し小脳は一見大きくかわらないように見える．しかしヒトで比較すると百万前のヒトの小脳と現在の小脳では約3倍の違いがある．だとすれば，ヒトの進化の過程でさまざまな機能を担ったとしてもおかしくない．今後の研究が期待される（図6-16）．

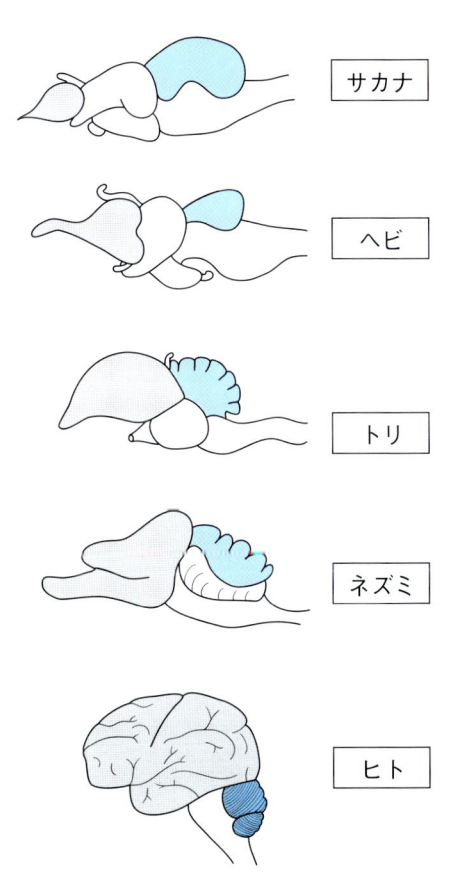

サカナ

ヘビ

トリ

ネズミ

ヒト

図6-16　それぞれの動物の大脳と小脳
（灰色：大脳，白色：小脳）

6 大脳皮質の構造と働き

1 大脳の構造

終脳 telencephalon ともいわれ，約 1,200g～1,300g あり脳の重量の約 80％を占めている（図 6-11a，6-15）．

大脳皮質は小脳と同じように表面が皮質（灰白質），奥が髄質（白質）に分けられている．

ここで面白いのは脊髄では表面が白質，中心部が灰白質で逆となっていることである（図 6-5）．灰白質は神経細胞の集合体，白質は神経線維の集合体である．大脳皮質は 6 層構造になっている．

大脳は大脳縦裂により左右の半球に分けられる．大脳縦裂の奥には脳梁とよばれる左右の半球の連絡線維がある．

大脳には俗にいうシワが多くある．このシワを大脳溝といい，このシワによって大脳回というヒダができている．

主な大脳溝は図の通り外側溝（シルビウス溝），中心溝（ローランド溝），頭頂後頭溝があり，これによって前頭葉，頭頂葉，側頭葉，後頭葉に分けられる（図 6-17）．

2 大脳皮質連合野

以下に連合野の働きを簡単に述べる．詳細は次頁の大脳皮質の働きと関連するので，そちらとあわせてみていただきたい（図 6-18）．

〈前頭連合野〉

ほかの連合野や辺縁系と連絡し様々な情報が集まる．この部位が損傷されると失行や性格変化，無気力など多彩な症状が出現する．

〈側頭連合野〉

聴覚野や感覚性言動野があり，音や言語の認識に関与する．また海馬や扁桃体と連絡し記憶に関与する．ゆえにこの部位の損傷で記憶障害や聴覚失認などが出現する．

〈後頭連合野〉

網膜からの情報が集まり，形や色の認識を行う．この部位が損傷されると見えているが形がわからない，という「視覚失認」という症状が出現する．

〈頭頂連合野〉

体性感覚や視覚情報を統合し自己の身体認知に関与する．この部位が損傷されると身体失認や重度の感覚障害などが出現する．

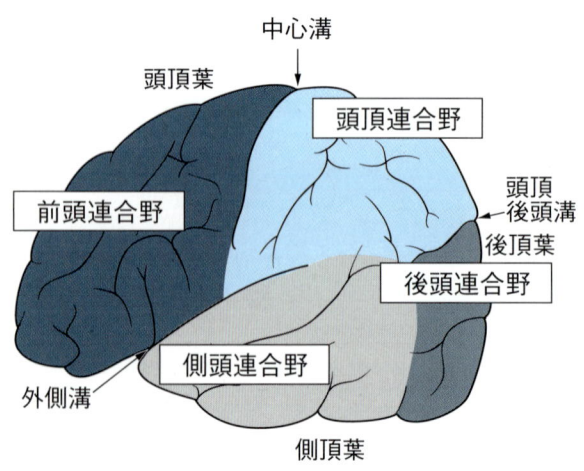

図 6-17 大脳の連合野

3 大脳の情報の流れ

大脳の白質は神経線維の集合体であり，前後，左右，上下について以下の3つの線維で連絡を行っている．
(1) 投射線維：大脳皮質と脊髄や皮質下にある神経核を結ぶ．
(2) 交連線維：左右の大脳半球を結ぶ．
(3) 連合線維：同側半球の前後を結ぶ．

4 大脳皮質の働き

人が人たる所以はまさに大脳皮質にある．大脳の働きは分化されており，場所によって大きく異なる．これを大脳皮質の機能局在といい，詳しくしたものがブロードマンによる区分である（図6-18）．

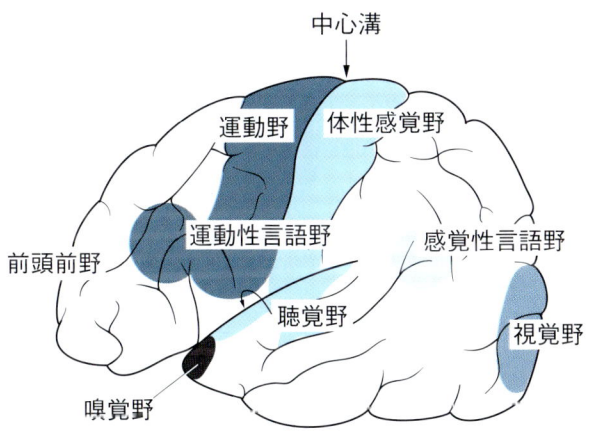

図6-18 ブロードマンによる区分

(1) 前頭前野
辺縁系や視床と連絡を取り，意思の発動や創造性，興味などに関与する．

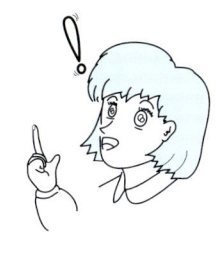

(2) 運動野
中心前回の後方に位置し運動の指令を出す．また運動野の前には運動前野，補足運動野があり，運動のプログラムに関与する．

(3) 体性感覚野
視床を経由した皮膚感覚や深部感覚の情報が集約される場所である．

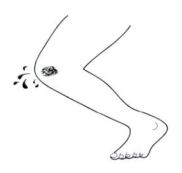

(4) 視覚野
眼の網膜からの情報が集約される場所である．

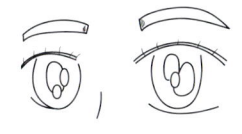

(5) 聴覚野
外耳道から入った音の情報（空気の振動）が集約される場所である．

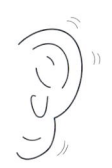

(6) 感覚性言語野（ウェルニッケWernickeの中枢）
外耳道から入った音情報のうち，言語の情報が集約される．これによって言葉を理解することができる．

(7) 運動性言語野（ブローカBrocaの中枢）
自分が発しようとする言葉を組み立てる場所である．ここの機能によって私たちは思い通りに話すことができる．

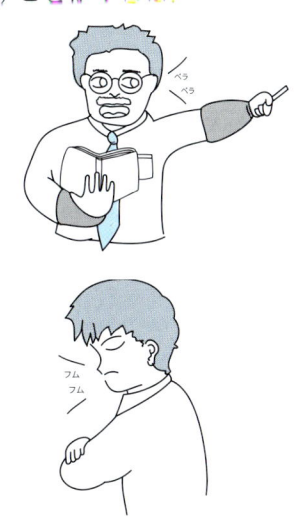

7 錐体路と錐体外路

1 そもそも伝導路とは？

　伝導路とは伝導（伝える）路（みち）のことである．では，ヒトでは何が伝わるのか？それは外界からの感覚情報や大脳などからの指令である．

　私たちは常に外界から色々な情報が入ってくる．周囲の音や目から入る情報，また，においや風，気温などである．これらの情報は総じて感覚情報といわれる．そして，情報に応じて私たちは自分の行動を決定し，行動（運動）を行う．

　伝導路は大きく「上行性（求心性）」と「下行性（遠心性）」の2種類に分けられる．

　上行性伝導路とは末梢から中枢へ，すなわち感覚情報の通り道であり，下行性伝導路は中枢から末梢へ，すなわち運動の指令の通り道である（図6-19）．

　前述した感覚情報を元に行動を決定し，命令を出すのは大脳皮質である．錐体路，錐体外路は脳からの行動（運動）の指令を筋肉に伝える経路の総称である．

2 錐体路

　錐体路は，随意運動時の伝導路（皮質脊髄路）であり，まず大脳皮質の運動領（中心前回，Bets巨大錐体細胞）から内包を通って，脳幹から脊髄へ下り，脊髄の前角細胞に達した後に，末梢神経を介し標的である筋に運動命令を送る．

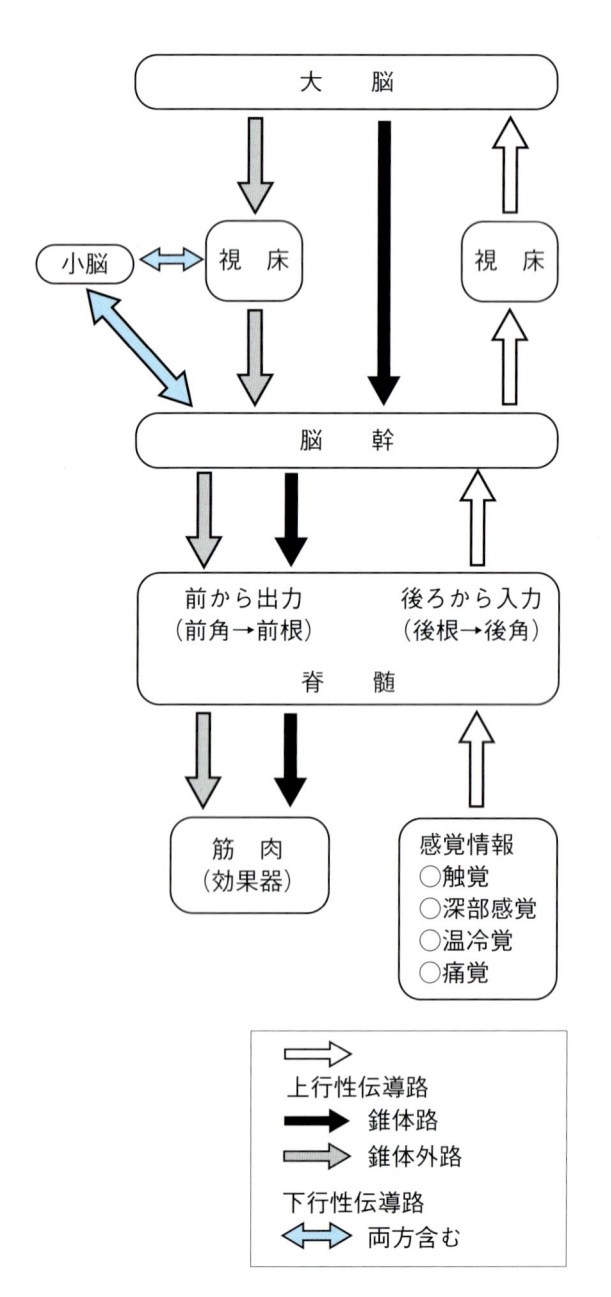

図6-19　伝導路の概略図

錐体路は，延髄での錐体交叉をはじめとして随所で交叉している．例えば右利きの人では左の運動領が働いている．よって，脳卒中の場合は対側の半身麻痺を呈するのである．

錐体路は延髄で交差して下行する外側皮質脊髄路と，交差せずに同側を下行する前皮質脊髄路の2種がある．

3　錐体外路

錐体外路は錐体路以外の運動の指令を送る経路の総称である．筋群の協調的な働きに深く関与している．錐体路は出発は1箇所で経路は2種類であった．しかし，錐体外路は小脳皮質が深く関係しており，これに大脳基底核，中脳の赤核，小脳の歯状核，延髄のオリーブ核などが中継核として関わるため，複雑な反射弓を形成する．

主な経路を下に記載する．

(1) 赤核脊髄路

中脳の赤核は小脳や大脳皮質から情報を受け，運動の指令を送る．

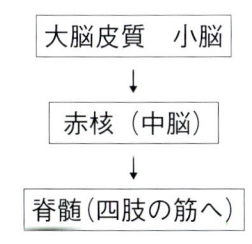

```
大脳皮質　小脳
    ↓
 赤核（中脳）
    ↓
脊髄（四肢の筋へ）
```

(2) 視蓋脊髄路

中脳を通る視覚情報を受け，頚部の筋肉に指令を送る．

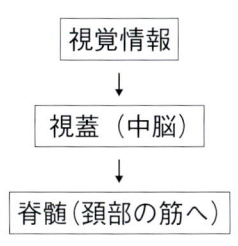

```
   視覚情報
      ↓
  視蓋（中脳）
      ↓
脊髄（頚部の筋へ）
```

(3) 網様体脊髄路

橋から起こるものと延髄から起こるものの2種類がある．小脳や大脳基底核から情報を受け筋肉に指令を送る．

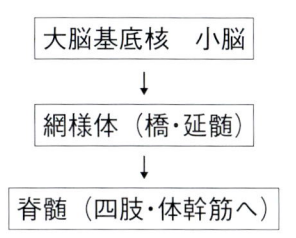

```
 大脳基底核　小脳
       ↓
網様体（橋・延髄）
       ↓
脊髄（四肢・体幹筋へ）
```

(4) 前庭脊髄路

延髄の前庭神経核から起こり，四肢や体幹の運動の指令を出す．

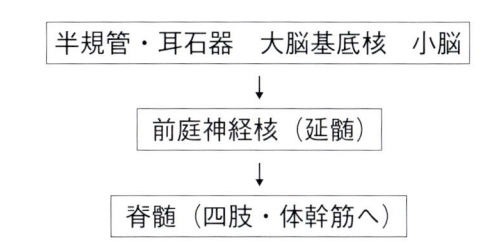

```
半規管・耳石器　大脳基底核　小脳
         ↓
   前庭神経核（延髄）
         ↓
  脊髄（四肢・体幹筋へ）
```

錐体路と錐体外路の違いについて

皆さん方が神経の解剖・生理学を勉強する中で，苦手に感じるものの1つに伝導路があげられるだろう．伝導路は送られる情報によってそれぞれ異なり憶えるのが困難に感じる．錐体路と錐体外路についても苦手意識を持っている方が多い．

錐体路がなぜ錐体路といわれるのか？それは延髄の錐体を通るからである．ということはそれ以外の運動の指令を伝える経路が錐体外路である．

我々は，行動を起こす際に，まず錐体路によって筋をコントロールし随意運動をする．その過程において錐体外路系が働き，他の筋（群）との協調がなければ，円滑な動作を進めることは到底困難である．つまり，何気なく行っている行動は，多くの無意識運動である錐体外路が重要な働きをしているのである．

第7章

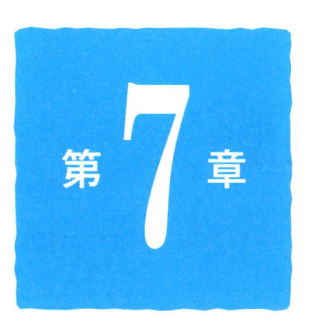

感覚器とその受容・伝達の仕組み

1
体性感覚
2
特殊感覚1
3
特殊感覚2
4
内臓感覚

1 体性感覚

　人体の内外からの刺激は，受容器である感覚器によって受け取られ，感覚神経によって，それぞれの中枢（感覚野）に伝えられる．感覚は感覚器の存在する部位によって，本項の体性感覚のほか，特殊感覚や内臓感覚に分けられる．体性感覚は皮膚と粘膜での皮膚感覚と筋・腱・骨膜での深部感覚とがある．

1 皮膚の組織構築と受容器

　皮膚は表面から表皮（上皮組織），真皮（線維性結合組織）と皮下組織（疎性結合組織）の3層から構成されている．皮膚の厚さは部位による表皮の角化にもよる．また皮膚には規則的な高まり（小稜）と溝（小溝）があり，指紋・掌紋・足底紋をつくっている．

2 表在感覚―皮膚感覚
（触角・圧覚・温度覚・痛覚）

　「体性感覚」の皮膚感覚として，「触覚」，「圧覚」，「温度覚」，「痛覚」が分類される．人の皮膚には，外界からこれらの刺激（刺激）を受け取る器官が存在する（表7-1）．皮膚に点状の刺激を与えたときに，感覚（点識別覚）を生じる場所を感覚点といい，その密度は感覚の種類と部位によって異なる．

表 7-1　主な感覚受容器の役割

受容器	受容できる感覚	機能
パチニ小体	触覚・圧覚	速い振動
マイスナー小体	触覚・圧覚	短い接触
低周波振動ルフィニ小体	触覚・圧覚	皮膚がくぼむような圧力
メルケル細胞	触覚・圧覚	圧力
自由終末	痛覚・温冷覚	痛み，温度 毛の動き

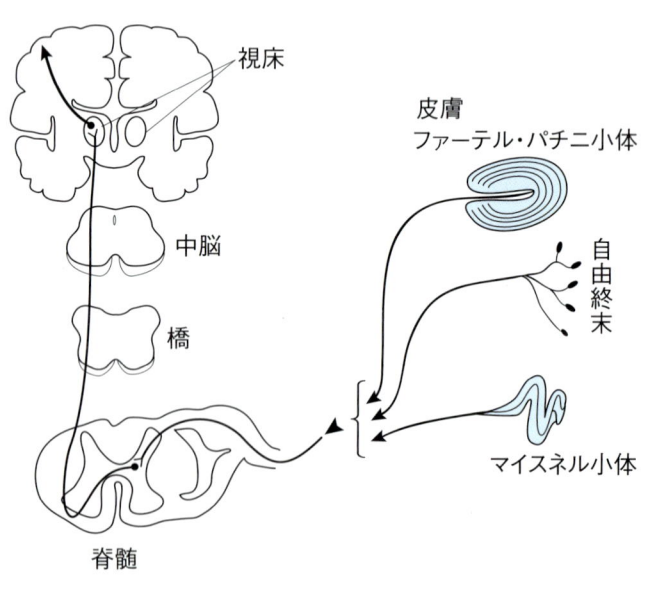

図 7-1　感覚受容器から中枢への神経路

> **MEMO　点識別覚（2点閾値）**
> 　皮膚上の近い2点（たとえば5mm間隔）を先端が尖ったもので触れてみると2点と感じる部分と1点にしか感じない部分がある．2点と感じる最小距離を2点閾値と言い，触圧点の密度が高い指先や顔面などは2点閾値が小さい場所である．

a. 表在感覚の神経伝達経路

それぞれの受容器で受け取った外界の刺激は，脊髄の後根へ求心性に伝達され，その後は脊髄の前索（外側脊髄視床路）を上行し脳幹を通って視床へ達する．そして視床核内の細胞体から始まる神経経路は，大脳皮質の中心後回に終わる（図7-1）．

b. 皮膚分節（デルマトーム）

脊髄神経の枝は骨格筋に分布する筋枝と皮膚に分布する皮枝に分かれる．これらの全身の皮膚に分布している感覚神経は，それぞれの神経によって支配されている領域が規則的に対応している．このように脊髄神経支配領域が一定の帯状に規則的に配列していることを「皮膚分節（デルマトーム Dermatome）」とよんでいる（図7-2）．この皮膚分節は脊髄損傷などの疾患による感覚障害を把握して損傷部位を知るてがかりとなる．

また，筋に対する神経も分節的になっており，これを「筋分節」とよぶ．

3 深部感覚（筋・関節の固有感覚）

私たちは目を閉じていても手指の状態が伸びているか曲がっているかを認識できる．これは指などの皮膚の感覚受容器が豊富な場所ではそれらの受容器からの情報が役立っているからである．それに反して，大きな関節等の場合は深部感覚 deep sensation の受容器が重要である．

身体の各関節が「伸びている」，「曲がっている」，「腕が肩の高さまで上がっている」とわかるのは，筋や腱，関節周囲に存在する固有受容器が機能しているからである．この情報は，関節運動や姿勢保持に不可欠なものである．関節周囲にある受容器としてルフィニ小体やファーテル・パチニ小体がある．

これらの固有受容器からの情報は求心性神経を通り，脊髄後根から入り後索をそのまま上行する．この深部感覚の情報も視床を必ず経由して大脳感覚領野および小脳へ伝えられる．また，深部感覚の情報は無意識的であり，筋の緊張を反射的に調節したり，筋の協調的な運動を調整する．

筋の伸張に反応する受容器は「筋紡錘」，腱の伸張に反応するのが「腱紡錘」である．この2つの受容器は「伸張反射」に関係するものあり，運動神経（α運動ニューロン・γ運動ニューロン）と関連しながら反射の出現がみられる．

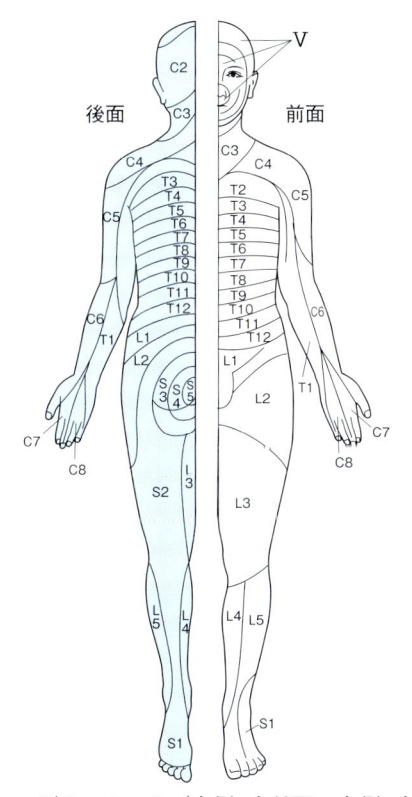

図7-2 デルマトーム（右側：左前面，左側：左後面）

> **MEMO** ウエバー Weber の法則
> ある刺激Sに対してその強さを変化させたときに違いを認識できる最小変化をΔSとすると，$\Delta S/S$は元のSの強さをさまざまに変化させても一定である法則をWeberの法則という．たとえば50gのおもりを持ったひとが5gの重さの変化を感知できる場合，500gのおもりを持つと50gの重さの変化を感知できる．

コラム　皮膚感覚とは？

　私たちは，朝起きてから夜就寝するまでにどのような情報を身体に受け取っているのでしょうか．ここでいう情報というのは，テレビや新聞・雑誌，またはインターネットなどから好みの情報を取るというものではなく，生活を送るなかで，身体で受け取り，そして感じ取っている情報のことを言います．朝起きてからまず受け取る情報と言えば，季節によって感じ方が異なるが，真夏だったら「暑い！」，冬ならば「寒い！」というものです．また，顔を洗う時，「水が冷たい」とか，入浴時「熱めのお湯」と肌（皮膚）で感じ取っています．

　手足に何かモノが触れた時，手のひらにものが触れているとか，太ももあたりにブランケットがかけられているとか，肌に触れた感じも受け取ることができます．もし押しピンが床に落ちていて，それを知らずに思わず足で踏んでしまうと突然の激しい「痛み」を感じる．このような皮膚で感じ取れる情報のことを「皮膚感覚」といいます．

コラム　手の形と動き・指紋・爪

・中手指節間関節：顆状関節と呼ばれ屈曲，伸展運動と内転，外転運動と少しですが，回転運動が可能です．
・指節間関節：蝶番関節で屈曲，伸展のみの一軸性の動きのみとされます．ただし，母指に関しては母指手根中手関節（CM関節），中手根節間関節，指節間関節の順となり，指節間関節が1つしか存在しません．また，母指手根中手関節は鞍状関節であり，屈曲，伸展および内転，外転の2方向の動きに加え，これらを複合した回転運動が可能です．

手の形と動き

　手はものの形や大きさに合わせてさまざまな形に変化することができます．これらがなせるのは手には縦と横のアーチが形成できるからです．縦のアーチは指の屈筋と伸筋のバランスによって形成されており，リラックスしている状態では手掌の第3中手骨を中心に軽いくぼみができることでわかります．また同様に横のアーチは母指球筋や小指球筋といった手内筋によって形成されています．このようなアーチが広がったり，さらに凹凸を増すことによって手の機能がより使いやすくなります．

　さらにものを操作する際には大きく分けて握り，摘みといった機能があります（図7-3）．詳細は成書にゆだねますがここでは一般的なものを紹介します．

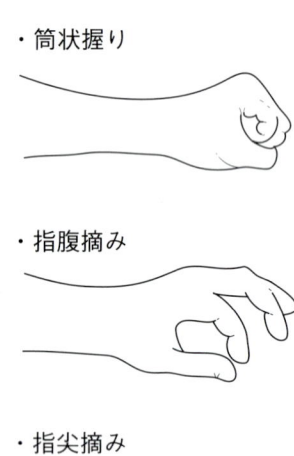

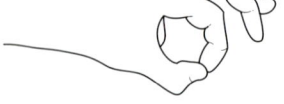

・筒状握り

・指腹摘み

・指尖摘み

図7-3　手の形と動き

指紋

指紋は手掌面全般に存在し，個人個人異なっています．大まかな役割として物を持ったり，つまんだりする際の滑り止めを担っています．

爪　nail

皆さんも経験があるかと思いますが，爪を短く切った時，手が使いづらくなるでしょう．爪は表皮の角質が肥厚したもので，手を実際使用するとき，特につまみ動作の際には皮膚の可動性を抑制し，つまみやすくしているわけです．

コラム　赤外線利用のサーモグラフィ

太陽の白色光（可視光線）をプリズムで分解すると「赤，だいだい，黄，緑，青，藍，紫」の7色になります．人間が肉眼で感じることができる可視光線は，波長の最も長い赤（約800nm）から最も短い紫（約400nm）です．光は波長の短い成分ほど鋭く屈折する性質があるため，紫が最も鋭角的に曲がります．また，人間の目には見えないだけで，赤よりも波長が長い赤外線や紫よりも波長が短い紫外線があります．波長の長い赤外線は紫外線に比べ光のもつエネルギーが小さいので，分子の化学結合を変化させることができない代わりに，分子を揺さぶって熱を生じさせることができます．イギリスのフレデリック・ウイリアム・ハーシェルが，1800年に太陽スペクトルの色温度を寒暖計で測定した際に，肉眼では何も見えない赤色の長波領域で温度が上昇する赤外線の存在を発見しました．この原理を応用したものが寒い季節に活躍するこたつなど，赤外線ヒーターです．

現在では，街中の監視カメラや家庭用のドアホン，自動車用ドアロック，携帯電話の赤外線通信，カラオケのマイクロフォンなど日常生活の多くの分野で応用されています．

医療の場面に応用されている「サーモグラフィ」（thermography，熱画像記録法）は，患者の身体から放射される赤外線を検出して，皮膚に近い部分の温度分布を可視像に変えるものです．赤外線センサを用いるテレサーモグラフィと，液晶パネルを用いるコンタクトサーモグラフィとがあります．－273℃以上であれば，すべての物体から熱のエネルギーが放出されます．そして，温度が高いほど，たくさんのエネルギーを出しています．さらに，熱く焼けた鉄からは赤い色の光が出ています．また，もっと高温に熱せられたものは赤よりも青白い光を出します．温度の高い物体が赤より青っぽく見えるのは，赤より青の方が波長が短いからです．身体から放射される光のうち最も強い光の波長は9μmくらいの赤外線です．身体の各組織の温度が異なれば，微妙に異なった波長の赤外線を出すので，その赤外線を検出すれば，温度の分布状態がわかります．

悪性腫瘍のある部分は皮膚温が上昇するので，皮膚表面の温度分布を調べることによって腫瘍を見つけることが可能になります．さらに，0.1℃の温度差までの測定もできるので，血液循環の増減や炎症を起こしている場所の観察も可能になります．赤外線を検出するには針を刺したりすることもないので，苦痛もなく副作用もないというメリットがあります．

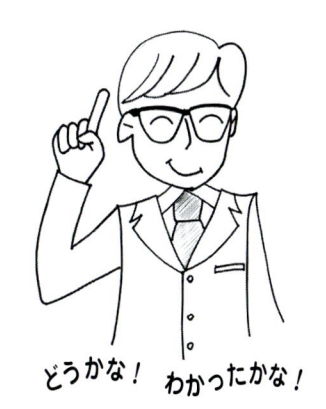

2 特殊感覚 1

1 視覚 sense of sight, vision

　私たちが日常生活を送っている中で，一番頼りにしている情報が目から入ってくる「視覚情報」であろう．今突然目が見えなくなると，「食事をする」，「衣服を着替える」，「顔を洗う」，「自宅から近所の店に買い物に行く」，さらには「自動車を運転する」など視覚情報がない状況では，いろんな動作遂行に多くの支障をきたすことになる．視覚情報を取り入れる器官は「目」である．

(1) 眼球の構造

　目の構造や機能はカメラに似ていると考えられる．眼球壁の最外層（外膜）を眼球線維膜といい，前方の一部は透明な角膜 cornea，残りの大部分は強膜（いわゆる白眼の部分）である．中層は血管の豊富な眼球血管膜，すなわちブドウ膜であり，脈絡膜と毛様体・虹彩とからなる．最内層は網膜 retina であり，感覚（視）細胞や神経細胞・線維がある．眼球にはカメラのレンズに相当する水晶体 lens がある．外界から来た光の情報は眼球の一番外の角膜を通り，水晶体を通過して眼球の後面に位置する網膜で「像」として写る．水晶体のすぐ前には虹彩 iris があり，真中の瞳孔 puple の大きさを変え眼球内に入る光の量を調節している．また，水晶体の厚さが，毛様体にある筋の収縮により調整され，遠近のピント合わせが行われている．

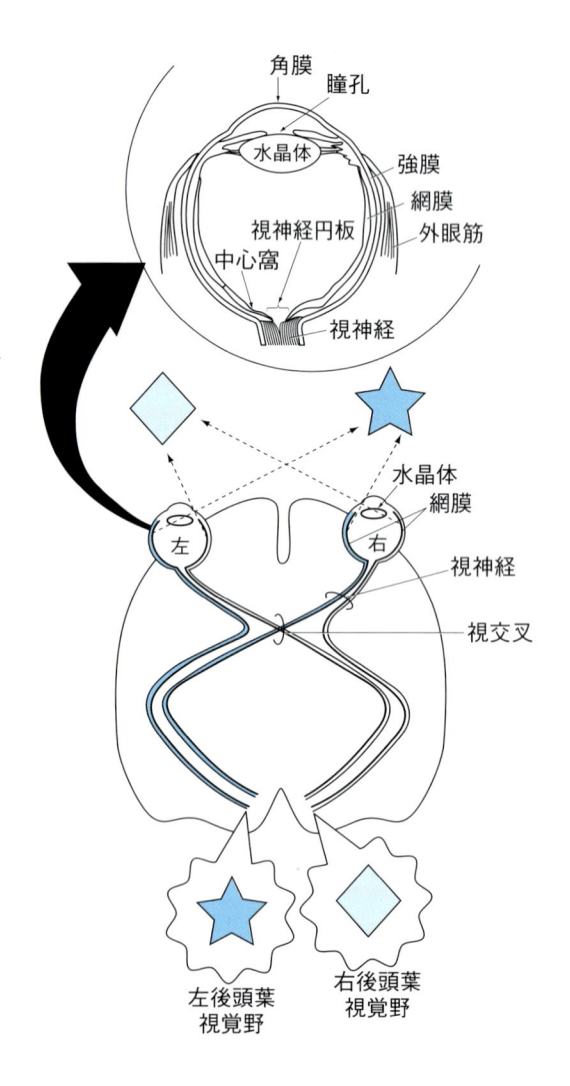

図 7-3　眼球の構造と視覚伝導（視交叉）

(2) 眼球の付属器

　視覚器は眼窩の中の眼球とそれに付属する眼瞼，結膜，涙器（涙腺）と眼筋である．

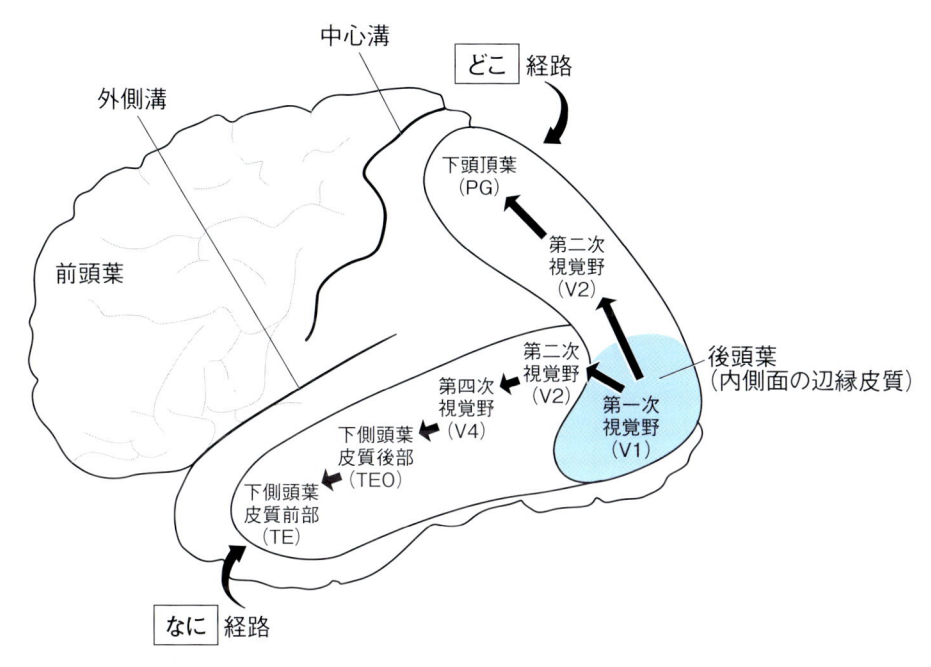

図7-4 視覚情報の2つの処理経路

(3) 視覚伝導

網膜には2種類の視細胞が存在し，これは光を感じて電気信号に変換する細胞である．1つは杆体 rods でロドプシンという感光色素をもち，光の明暗を感知する．もう1つは錐体 cones といい，イオドプシンという感光色素をもち，異なる色を感知する．

視野の内側（鼻側）と外側（耳側）からのそれぞれの情報（電気信号）は，図7-3 に示すように同側あるいは反体側に走行する視神経を通って脳の後頭葉の一次視覚野に達する．後頭葉に達した電気信号は，「色」，「形」，「奥行き」，「方向」，「位置関係」などの情報に細かく分けられて，大脳のそれぞれの担当部で把握される．

また，水晶体を通ってきた光情報は網膜に達し，視細胞で電気信号に変換され，後頭葉に伝えられた視覚情報は，2つの経路で処理される（図7-4）．

その1つは，モノの位置や奥行き，立体感など空間的な情報（どこ？）を伝達する経路で「背側視覚経路」とよばれている．他の1つは，モノの色，形などそのものを特定する詳細な情報が伝えられる「腹側視覚経路」という経路が存在する．

2 聴覚 auditory sensation

外から聞こえてくる声や物音は，基本的には耳から入り，この音が情報となって大脳に伝えられる．「音」はそもそも空気が振動して伝わってくる情報であり，耳はこの「音」刺激をどのように受け取っているのかが重要である．

(1) 耳の構造

「耳はどこ？」と聞かれたときにどこを示すか？一般には，頭の側部についているものを指すが，これは図7-5 にある耳介とよばれる部分である．しかし，耳は中の部分を含めて，**外耳，中耳，内耳**の3つの部分からなる．

外耳の耳介は空気中に伝わる振動を中に取り入れ外耳道を通して，次の中耳へ情報を送り込むための入口である．中耳は，鼓膜・鼓

コラム　赤ちゃんの日光浴とその紫外線対策

　地球上の多くの生物は紫外線を含めた太陽光線の中で生命を維持しており，いかにして太陽光線と付き合うのかが重要になってきます．小鳥は，昼の長さで季節を知り，虫は温度の積算の総量が一定値を超えたら卵からふ化して，さなぎから蝶になります．植物は太陽光線により光合成を行い，また生物時計によって季節を計っているといわれています．春の到来をキャッチし，花を咲かせ，蝶やとんぼが飛び出すのも季節を演出する太陽光線のたまものと言えます．人間も健康維持のために太陽の光は大切です．

　光刺激により合成や分泌が亢進するメラトニンは，体内時計に関与し，視交叉上核に作用して入眠効果を発揮することが知られています．睡眠障害の多くなる高齢者にとっては日中太陽光線に触れることにより，メラトニンの生成が促され，夜間の熟睡に結びつくと言われています．

　子どもの日光浴はビタミンD合成に欠かせないものです．まったく紫外線が遮断されたりする極度の日光浴不足は注意が必要です．冬の寒い時期に日光浴をすることは心地よく，血液循環を良くして気持ちも落ち着きます．また，ビタミンDが不足している母乳による保育では，骨の成長活動が低下してビタミンD欠乏性くる病が生じる傾向が見られるようです．

　日中外で遊ぶことは太陽光線の下で行動することで上記のような疾病の予防効果がありますが，紫外線の影響も考慮する必要があります．1998年の母子手帳から，赤ちゃんの日光浴の勧めが中止されました．太陽紫外線を浴びることが，子どもの健康に与える影響について認識されはじめたからです．皮膚がまだ薄く，バリア機能も弱い赤ちゃんの紫外線対策は，子ども向けのサンスクリーン剤でも直接皮膚に塗るのは避けたほうが良いでしょう．直射日光を物理的に避けるために，つばの広い帽子，袖や襟のある上着，長めのズボンなど肌の露出を抑え，ベビーカーに乗せる時はかならずホロを下げます．抱っこする大人は紫外線カットの傘をさすことを勧めます．外出はできるだけ朝夕の太陽高度の低い時間帯に合わせ，午前10時から午後2時の紫外線エネルギーの最も強い時間帯は避けます．無防備で太陽光線にあたり，皮膚が赤くなるサンバーンを生じたら，すぐにぬれタオル，保冷剤や氷をタオルでつつんだものなどを当てて冷やすことが応急処置となります．また，日焼けをしている状況では，汗を多量にかいており，脱水症や熱中症にも注意して，水分を十分に取らせるようにします．赤ちゃんの日光浴は大切ですが，くれぐれも紫外線対策を忘れずに．

　オーストラリアでは，太陽光線が強く，白人が多勢を占めているので45歳を過ぎるとほとんどの人に日光角化症が発症していますが，日本人は10万人に対して約120人と少ないのです．さらに，皮膚がんやその前がん症（日光角化症）を発症する人はオーストラリアでは多く，人口10万人あたり年間800〜1,000人，日本人では，人口10万人あたり15〜50人くらいと著しく少なくなります．このように，紫外線の生物に対するさまざまな作用が明らかになるにつれて，紫外線による健康障害が指摘されるようになりました．

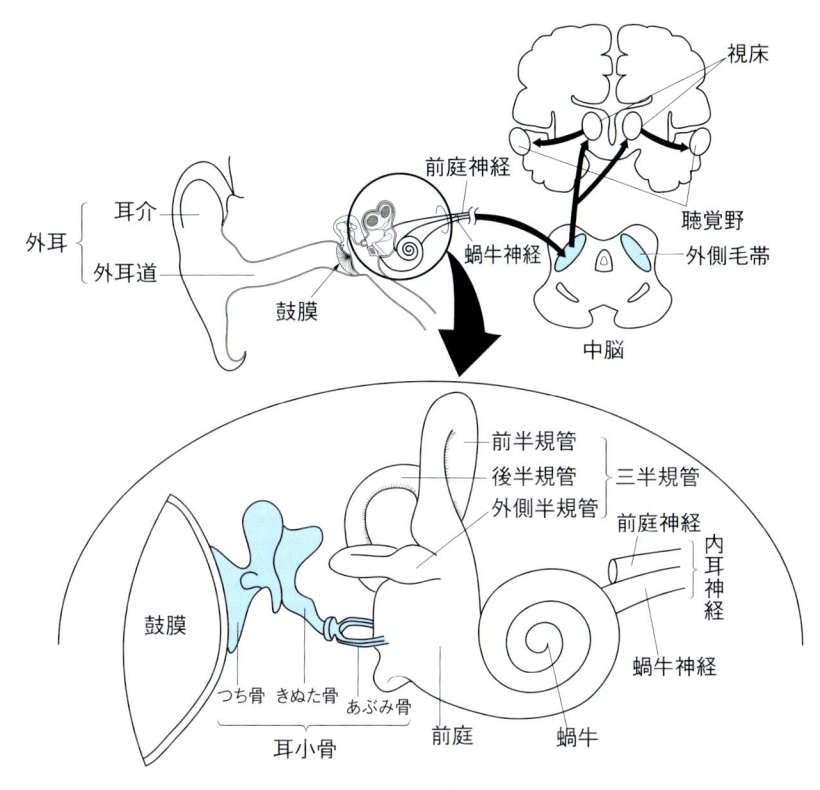

図 7-5 聴覚・平衡覚の断面・模式図

室（中耳腔）とその中にある耳小骨をいう．耳小骨には「槌骨（つちこつ）」，「砧骨（きぬたこつ）」，「鐙骨（あぶみこつ）」がある．

内耳は側頭骨の錐体にあり，骨迷路とその中におさまる膜迷路とがあり，音の振動と平衡を感知する器官である．

(2) 音の伝達

空気の振動（音）は，鼓膜が振動をとらえて耳小骨へ伝えられる．耳小骨では単に振動を受け取るだけではなく受け取った振動を増幅させ，次の内耳にある「蝸牛」に伝えていく．耳小骨で振動が電気信号に変換されたものが蝸牛に伝わり，さらには聴神経（蝸牛神経）を通って，脳の一次聴覚野（横側頭回）に伝えられる．その後，連合野などで情報が処理されて，音として認識される．

(3) 平衡覚 vestibular sensation

耳のもう1つの機能である平衡感覚は内耳の半規管と卵形嚢・球形嚢にある．

頭が回転すると，半規管の中にあるリンパ液が移動して有毛細胞により感知される．

また，頭が傾くと，卵形嚢・球形嚢の前庭にある平衡砂（耳石）が有毛細胞を動かし，毛の動きが前庭神経に伝わり，からだの傾き具合を感知し，バランスを保つことができる．

前庭神経を経て小脳に伝わり，さらに大脳皮質に達して運動の方向を知らせる．平衡感覚の障害時には，めまい，眼球振とう，歩行失調などを起こす．

ぐるぐる回ると，止まってもめまいがし，ふらふらするのも，このリンパ液が惰性で動き続けているためである．また，乗り物酔いのめまいは，自律神経の一時的な異常反応によるものである．

コラム　機内で耳が痛い

　最近は街に高層ビルが多く建ち，エレベーターで急速に上がり下がりすると耳が詰まった感じがしたり，耳が痛くなることを経験する方も多いかと思います．これは列車でトンネルを通過したときなどや高山でのドライブなどでも起こりますし，特に航空機での上昇や下降などによって機内の気圧が変化するため，耳が痛くなることが多く見られます．このような中耳の圧調整障害が急に起きた場合に生じる耳の障害を航空性中耳炎 Barotitis media といいます．ちなみに通常航空機の巡航高度が1万メートルで0.8気圧となり，およそ2000メートルの山頂の気圧と同じであることから，機体の下降時に中耳は陰圧となります．

　外耳道と中耳腔（鼓室）は鼓膜により，外側と内側に隔てられています．内側の中耳腔は耳管とよばれる細い管で咽頭部とつながっているので，通常閉じている耳管が開くと中耳腔にある少量の空気は，口腔・咽頭と続く外気と通気して内外の気圧が一定になります．しかし，外気の急激な気圧の変化により，耳管が閉じたままになり，鼓膜の内側と外側で気圧の差が生じると，いわゆる航空性中耳炎が生じます．このようなつながりをもつ耳管はその発生をみると咽頭嚢（第一）の耳管鼓室陥凹の深まりから，咽頭溝の外耳道へ鼓膜を介して接する管として発達するもので，気圧の変化の調節に重要な働きをしています．

　その症状は，一般に耳が詰まるような充満感，耳の痛み，難聴，耳鳴り，頭痛から急速な圧変動で内耳まで影響が及ぶとめまいまで生じることもあります．急な耳詰まりで，それが軽症の場合は，そのままにしていても数分で治ってしまう場合もありますが，①つばや，水を飲み込む，②ガムを噛む，③飴などをなめる，④あくびをする，⑤首を左右に振ったり，顎を上下に動かすなどが耳詰まりの解消に効果的です．気圧が変化する離着陸時に意識的に上記のような動作をして耳管を開放させて，中耳内外の圧差を解消すると良いでしょう．風邪をひいていたり，アデノイドや上気道炎やアレルギー性鼻炎などがあると，針で刺されるような激しい痛みやゴーという低い耳鳴りなどが現れ，数時間から数日続きます．診断としては，鼓膜の発赤，血管の拡張や陥没，中耳貯留液などが現れ，耳管の咽頭開口部に浮腫や発赤などの炎症も認められることもあります．

コラム 「聴診器」－臨床医学に持ち込まれた最初の医療機器

　聴診器は，フランスの医師ルネ・ラエネク（Rene Laennec／1781-1826）によって発明されました．ラエネクは，フランス革命の激動期に生き，パリ学派と呼ばれる新しい医学運動の中心人物の一人です．ナントの医学部で教えている叔父のもとで医学の勉強を始め，14歳の時には，すでに第三身分外科医（外科医の最下位身分）として革命軍に従軍しています．20歳で，新しい臨床医学の拠点であるニコール・ド・サンテ病院の医学生となり，入学の翌年には心臓病に関する最初の論文を著し，その翌年には肝硬変について世界で初めて記載しています．35歳の時，パリ郊外のネッカー病院の内科に勤務することになります．聴診器は，ここで発明されました．ラエネクの発明した聴診器は，この時代の臨床医学のシンボルとなり，医師の診断の方法をぬりかえたと言われています．

　当時の聴診法は，患者の身体に直接耳を押し付ける方法で，入浴の習慣も一般的でなかったため，医者にも患者にも不快な方法であると，ラエネク自身も述べています．特に患者が女性の場合は胸に耳をつけるのは憚られました．

　1816年のある日，若い女性の心臓病患者を診察することになりました．かなり肥満していた患者の身体を指でトントン叩く打診法も難しく，診断にあぐねていた彼は，ルーブル美術館の中庭で長い木製の棒を使った音遊びをする子どもたちを見て，ひらめきました．棒の一端をピンでひっかいて音を出して通信する，今でいう電話ごっこでした．

　病院に戻ると，紙の束を筒状にまるめて患者の心臓の上にあてました．胸に耳を直接押し付けるよりも明瞭に心音が聞こえ，心臓病の診断をつけることができました．

　その後，さらに工夫をして自ら木を削り，世界初の聴診器を作り上げました．単純な筒状のものですが，この聴診器を使って多くの患者を診察し，呼吸音，心音を分析して，患者が死亡すると解剖結果と対比してその源をつきとめ，1819年「間接聴診法について」と題する著書にまとめました．聴診（auscultation），聴診器（stethoscope）という言葉も，ラエネクが命名しました．

　ラエネクは，その著書で主に肺や心臓の病気の聴診について詳述していますが，中には骨折，腎臓結石など現在では考えられないようなものまで聴診を試みています．現在でも，聴診器が最も活躍するのは，肺と心臓の病気です．肺炎になると呼吸音が粗くなったり，結核で空洞ができるとブツブツという音が聞こえます．心臓に聴診器をあてると，正常ではトントンという弁が閉じる音が聞こえますが，弁が狭くなったり閉まりが悪くなる心臓弁膜症という病気があると，ザーザー，シャーシャーという雑音が聞こえます．ハイテク機器全盛の現代，超音波検査やCTなど，詳しい情報を得ることは可能です．しかし，白衣のポケットから取り出してその場で使える聴診器の利便性は他に類をみないもので，経験豊富な臨床医の「名人芸」は健在です．聴診器が，今後も大切な医療機器として活躍することは間違いないでしょう．

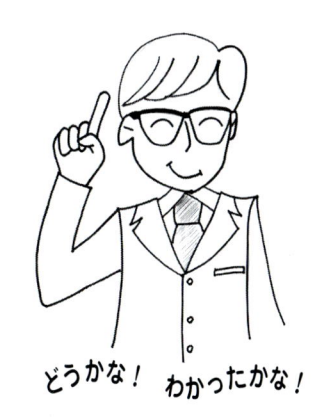

3 特殊感覚 2

1 嗅覚 smell sensation, olfaction

ある種の化学物質（におい）が鼻腔内に入ってくると，その上部の鼻粘膜（嗅粘膜上皮）にある嗅細胞が感知する．この嗅細胞の数は約5,000万個も並んでおり，嗅細胞表面には受容体（約1,000種類）がある．その受容体はいろんな形をしており，その形に応じた分子のみを受け取り，その刺激を電気信号に変えて大脳へ伝える．どの受容体が反応するか，どの受容体の組み合わせなのか，どれくらいの量が反応したかによって，においの質や強さ（嗅覚）が決まり，同じにおいに関しては順応する．

嗅覚の伝達経路は，嗅神経から大脳の下面にある嗅球に伝えられ，さらに大脳皮質の一次嗅覚野に運ばれる．

2 味覚 test sensation

味覚情報を受容する感覚器官は，舌表面にあるブツブツの乳頭に分布する味蕾 test bud である（図7-7）．

食事の時に食べたものは舌で味わっていると思われるが，味蕾は舌や上顎の他口蓋，咽頭，喉頭などにも存在することがわかっている．舌と上顎の味蕾の数は約10,000個と言われている．また，1つの味蕾には約30〜50個の味細胞 taste cell があり，それぞれの味のもとになる化学物質の分子を受け取る受容器が存在する．味細胞から

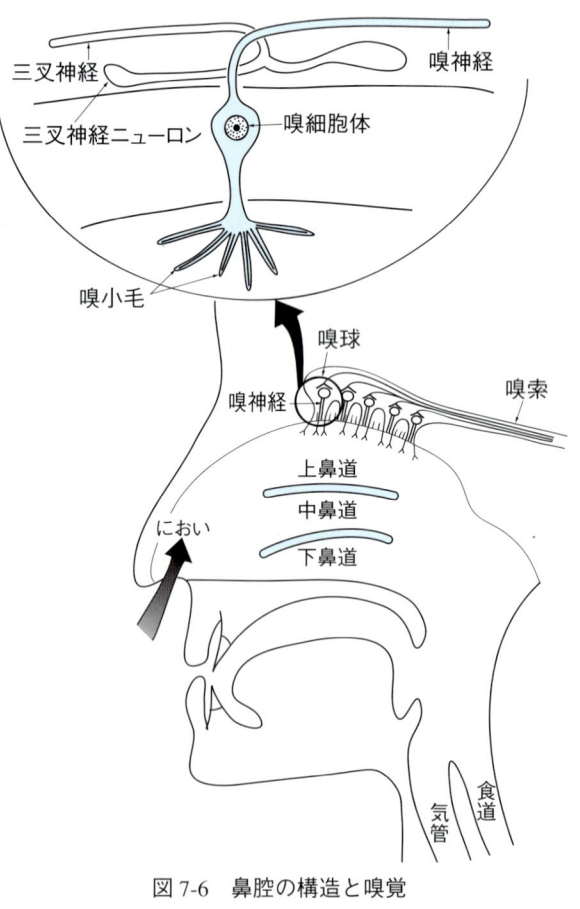

図7-6　鼻腔の構造と嗅覚

MEMO　順応
嗅細胞がある種のにおいの分子を受け取ることに慣れ，そのにおいを識別できなくなったために起こる現象である．なお，明暗に対する適応（感光物質の変化）で，明順応・暗順応はよく知られている．

味神経とよばれる味覚を伝える感覚神経（舌咽神経，舌神経）が大脳へ味情報を伝える．

年をとると舌の粘膜が磨耗して，乳頭が変形・減少して味蕾が少なくなるので，味覚が衰えてくる．

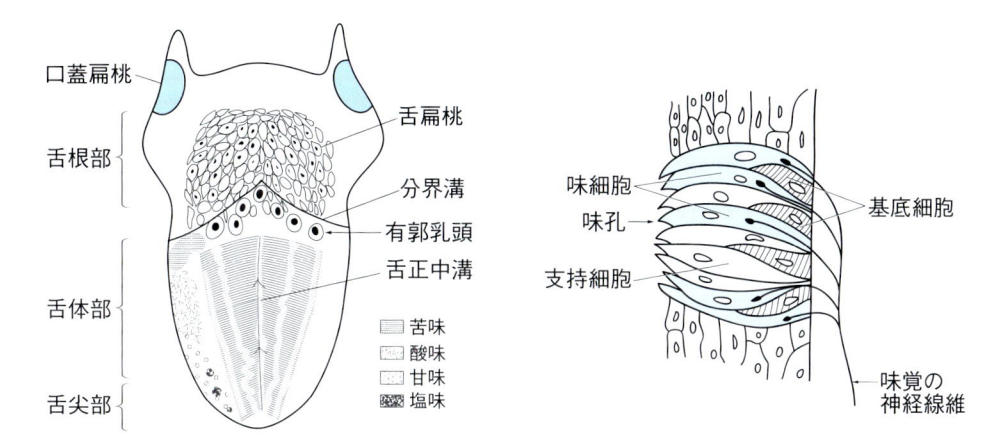

図7-7 舌の外観と味蕾の構造

コラム 「味」の不思議

味の種類：「味覚」も，においと同じ化学物質が正体です．味覚には何種類の味があるのでしょうか？「甘味」，「塩味」，「苦味」，「酸味」（図7-7），それと日本人が発見したという「うま味」の5種類になります．コショウやトウガラシなどの「辛味」は味覚の中には含まれていません．

視覚・嗅覚と味：ここ数年間，テレビ番組の多くがグルメをテーマにした内容です．それらが見た目に「おいしそう！」と思えるのはなぜでしょう？視覚も味に関係し，おいしそうな食べ物をみて，どんな味がするのかわかりませんが，なんとなくこれまでの食事経験からイメージとしての「味」は想像がつくからでしょう．また，嗅覚も味に大いに関係しています．かぜをひいて鼻つまりのときは，食物の味がまずく感じるのは，嗅覚が失われているからです．将来，テレビからにおいが出てくれば，料理番組も一段とおいしく見られることでしょう．

コラム 「におい」の種類

朝起きたらコーヒーのいい香りがしていたり，街中を歩いているとどこからかいい匂いがしている…など，今までのさまざまな「におい」（臭い・匂い・ニオイ）という情報は，目に見えない空気中の化学物質なのです．この化学物質は空気の流れに乗って鼻の中に入り込んでくるのです．

コラム　糖尿病とインスリン

　いまや，糖尿病もしくはその予備軍とよばれる人は，国民の6人に1人といわれるほど増加しています．生活習慣病の代表ともいえる糖尿病とはどのような病気なのでしょう．

　食事により血中に吸収されたブドウ糖はインスリンの働きによって体中の細胞に取り込まれます．食後一時的に上昇した血糖値は，2時間もたてばもとの値に戻るのです．糖尿病は，このインスリンの働きが低下するために高血糖状態が続くことで，全身にさまざまな症状がでる病気です．

　この"インスリンの働きが低下する状態"には2つのパターンがあります．インスリンは膵臓のランゲルハンス島から内分泌されるホルモンですが，そもそも分泌される量が少なくなるインスリン不足の状態が1つ目のパターンです．2つ目は，インスリンの量は普通なのですがその効果が十分発揮されず，インスリン作用不足の状態になっているパターンです．

　1つ目のパターンでおこる糖尿病はおもに1型糖尿病です．これは，自己免疫の異常で膵臓のβ細胞が破壊されるためにおこり，小児期や思春期からも発症します．ほとんどの場合インスリンの絶対的欠乏状態になるため，インスリン療法が行われます．

　2つ目のパターンでおこる糖尿病は2型糖尿病です．2型糖尿病の場合，インスリンの分泌不足およびインスリン抵抗性が生じる結果，産生されたインスリンを身体が効果的に利用することができないためにおこります．いわゆるインスリンの相対的欠乏状態になるのです．食生活の変化やライフスタイルの変化が原因とされており，40歳以降に発症することが多くわが国の糖尿病の90％が2型糖尿病です．食事療法，運動療法を行っても血糖値のコントロールができないときは薬物療法の対象となります．

　では，糖尿病になるとどのような症状が出るのでしょう．血糖値が高いと尿からもブドウ糖があふれ出るようになります．尿糖が増えると尿の浸透圧が上昇し多尿となり，そのために口渇や多飲が生じます．また，私たちのからだはブドウ糖が細胞に取り込まれないことにより，ブドウ糖のかわりにタンパク質や脂肪を分解しエネルギーを作り出そうとします．脂肪を分解する過程でケトン体という酸性物質が身体にたまることもあります．そのため倦怠感や体重減少，ケトアシドーシスがおこります．さらに，長期にわたり高血糖状態が持続すると血管や神経，白血球，水晶体に変化がおこり，網膜症，腎症，神経症という3大合併症や糖尿病性白内障，動脈硬化などを発症したり感染しやすくなるのです．合併症が進行すると，失明したり人工透析を受けなければならなくなったり，場合によっては足を切断することもあります．糖尿病は合併症が恐ろしい病気なのです．

コラム　足底にある足弓の鐙（あぶみ）

　歩行・接地時の衝撃を和らげるため，足の骨格は全体にアーチ状構造を成しています．これを足底の足弓 arch of foot といいます．足弓は，前後の方向へ向かう縦足弓と横方向へ向かう横足弓の2つのアーチです．さらに，縦足弓は，内側部の踵骨・距骨・舟状骨・3つの楔状骨・第1〜3中足骨から成る内足弓と，外側部の踵骨・立方骨・第4〜5中足骨から成る外足弓とに分けら踵の足，足底腱膜に支持されています．内足弓と外足弓について，舞踏家の中には，それぞれ"趾の足 toe foot"と"踵の足 heel foot"と呼んでいる人もいます．機能の点からは，踵の足は，体重を支える"カヌー"のような役割，踵の足はアウトリガーのように作用し，体重はそれほど支えてはいなくて，バランスを取るような働きがあります．踵の足すなわち内足弓の底では，下腿の前脛骨筋の腱と長骨筋腱が吊革状（鐙あぶみ）のように接続しています．

　横足弓は，足底の足根骨（3つの楔状骨と立方骨）と中足骨から成り，母指内転筋・長腓骨筋・後脛骨筋によって支持されています．足弓は骨・靭帯・筋の働きによって形成・維持されています．

　足弓の機能：1）直立位で，下腿から距骨に伝えられる重量を足弓により足底に分散させる．2）歩行の際の足の地面への衝撃を足弓の弾力的構造で緩和させる．3）足底を走る血管や神経を圧迫から保護しています．

　足弓はヒトの足特有な構造ですが，小児では皮下脂肪が多いのでやや判りにくい．誰もが経験することですが，濡れた足で足底の足跡をつくると，いわゆる"土踏まず"ができます．しかし，縦足弓の内側部が低くなり消失している足を扁平足 flat foot といい，足弓を支持する靭帯や筋の力が弱く体重の負荷にたえないため起こといわれ，疲れやすく耐久性に乏しいです．なお，体重の増加とか老化・退化で，足底の靭帯や筋が弱ると扁平足を生じることがあり，しばしば足の浮腫と足痛を伴います．

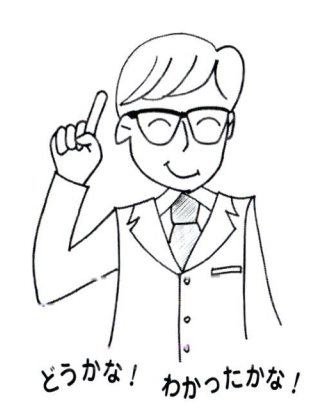

4 内臓感覚

内臓感覚 visceral sensation

　自律神経系の機能も基本的には刺激に対する受容反応であるので，求心性線維—中枢—遠心性線維により構成されている．とくに内臓求心系は内臓の状態を中枢に知らせるもので，個体維持にきわめて重要である．呼吸，消化，循環などの基本的生命活動を調整し維持する感覚情報（受容器からの求心性線維）は，多くの場合，大脳皮質まで達せずに（感知されない），脊髄や脳幹で遠心性神経線維に切り換えられて反射を起こす．

　一方，感覚情報が求心性線維を経由して大脳皮質まで達すると知覚されるので，膨満感，渇き，悪心，尿意，便意，性感覚などの臓器感覚と内臓痛覚となる．

1　臓器感覚（図7-8）

　膀胱の尿意や便意，胃や腸の粘膜刺激による膨満感など，内臓には自由神経終末（受容器）があり，感覚が生じる．腹部の疝痛（さしこみ）は腸管壁の伸展によるものである．

　便意のときに感じる鈍い痛みの感覚は，腸壁の平滑筋の収縮による．また，大動脈壁や頸動脈壁の圧受容体，化学受容体も起こることがある．

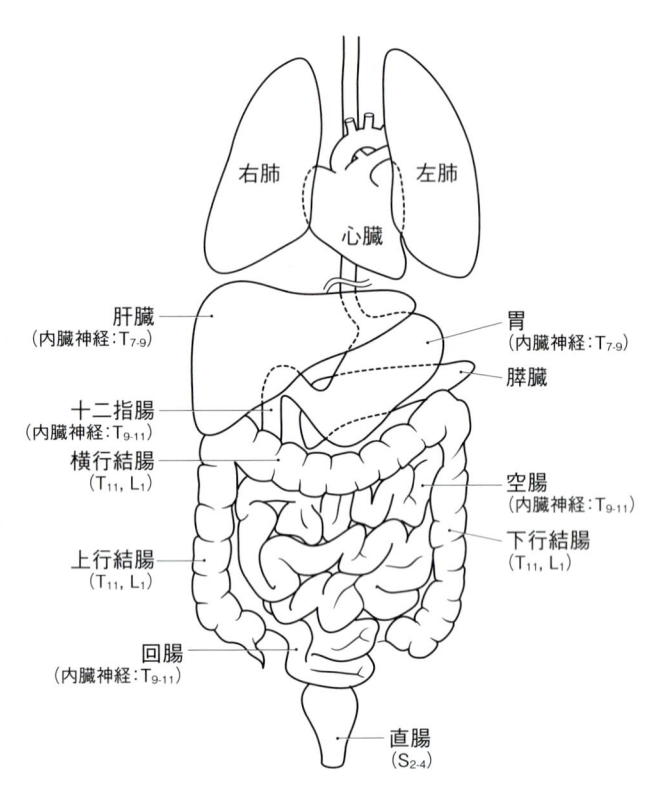

図7-8　内臓の神経支配

- 右肺
- 左肺
- 心臓
- 肝臓（内臓神経：T_{7-9}）
- 胃（内臓神経：T_{7-9}）
- 十二指腸（内臓神経：T_{9-11}）
- 膵臓
- 横行結腸（T_{11}, L_1）
- 空腸（内臓神経：T_{9-11}）
- 上行結腸（T_{11}, L_1）
- 下行結腸（T_{11}, L_1）
- 回腸（内臓神経：T_{9-11}）
- 直腸（S_{2-4}）

　からだの内部の臓器には皮膚のような痛覚はない．胆石症，狭心症，腹膜炎などの急激な痛みは，胆管や血管壁の平滑筋の攣縮や腹膜の知覚である．

　内臓の痛みは一般に局在が不明瞭で不快感を起こし，吐き気や嘔吐などの症状を起こす．この痛みはしばしば放散して，他の部位と関連した痛み（関連痛 referred pain，図7-9）を起こす．たとえば，胆石の痛みは右肩，尿路結石は下腹部から下肢へ，狭心症の発作の場

合には左肩，左前胸壁から左上肢内側，左手へと痛みが放散する．

関連痛の生じる理由：感覚神経の経路の共有による．肝臓に分布する内臓神経は，第8及び第9胸髄の後根に入るので，胆石症のときには，第8及び第9胸髄の後根に入る皮膚の領域（右肩）に痛みを感じる．また，心臓からの神経経路の左の肩・胸・腕・手からの伝搬経路と同じであるので，脳は心臓の痛みを肩や腕の痛みと感じる．

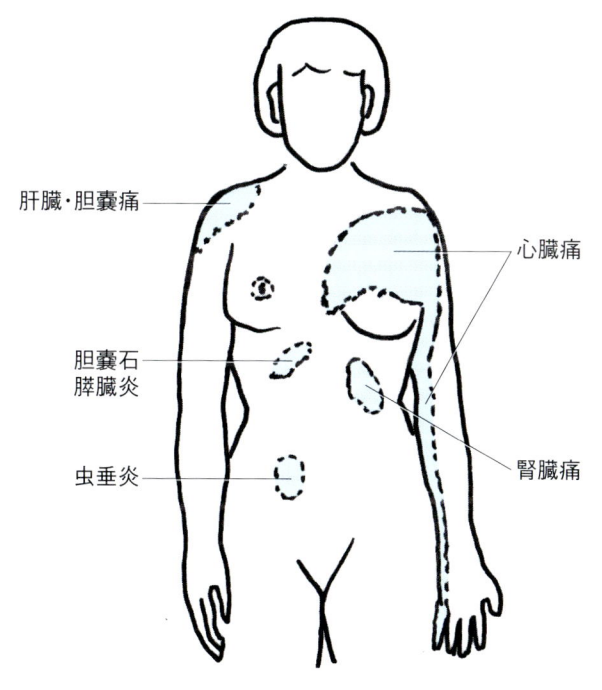

図7-9 関連痛の生じる場所

コラム　身体内部の臓器を意識しますか？

内臓の感覚・意識

　私たちは，身体内部に存在する「心臓」・「肺」・「胃」・「腸」などの内臓器官がどこに位置しているのか大まかに把握することができるかと思います．解剖学の教科書や一般書の中でも身体内部を図示したものやカラー写真で実物が掲載されており，その情報をもとに自分の体に照らし合わせて位置を確認することができます．しかし，心臓の「心房が…」，「心室が…」，「左肺が…」，「肝臓の右葉が…」など内臓器の各部が動いていることを常に感じ取りながら私たちは生活していません．もし仮にすべての感覚情報を意識下に置きながら行動するとどのような状況になるのでしょうか．「足の裏にデコボコした面が感じられる．」，「膝が30°曲がっている．」，「食事中，肘が伸びたり曲がったりしている．」，「右手に歯磨き粉，左手には歯ブラシを握っていて，歯ブラシの握り手が冷たい．」など考えてみてください．これらの情報を意識しながら目的を達成する行動がとれるでしょうか．

　一般に内臓器官には種々の受容器は存在していますが，感覚神経は少なく求心性インパルスの多くは「感覚情報」として感知されず，自律系反射を出現させることになります．また「臓器感覚」として，「空腹」，「尿意」，「便意」，「のどの渇き」，「吐き気」，などの感覚も意識することができます．これらの感覚は，「欲求」としての満足・不満足や「情動」としての快・不快を伴うもので「複合感覚」ともよばれています．

　皆さんも経験したことがある腹痛等の「痛覚」については場所の確定も含めて感じ取ることができます．内臓で感じられる痛みは「内臓痛」とよばれています．その痛みの受容器は皮膚と同様に自由神経終末が関与しています．しかしながら内臓痛は皮膚の痛みとは違って非常に細かな傷害では起こらず，臓器が広範囲に損傷を受けた場合に感じられるといわれます．

　痛みの原因としては，けいれんや虚血，化学刺激等があり，痛みは求心性神経を通って脊髄から脳へと伝えられます．その時に身体の特定の皮膚に不快や痛みを感じることを「関連痛」と言います．たとえば心臓異常の時に左上腕，肝臓疾患の時に右肩に痛みや不快感を訴える方がいます．これは脊髄の後根から入る内臓からの感覚神経と皮膚からの神経が集まり，脊髄後角のニューロンにシナプスする際に，脊髄の同じレベルからの内臓神経痛を中枢が皮膚からの痛覚刺激として認識するために特定の身体部に不快や痛みを感じることがあるとされています（図7-9 関連痛）．この関連痛は内臓疾患の診断する際に非常に重要な情報とされています．

日常生活と感覚情報の関連

　日頃受け取っている「感覚情報」を常に意識しながら生活を送っていることはないと思います．日頃の生活においては，新しい感覚情報を，これまで取り込まれた必要な行動パターンに照合して上手（適切）に処理しながら，必要な運動パターンを身につけてきたのです．それを意図的にそれぞれの感覚を意識するとぎこちない動きになってしまうのは，ヒトは受け取った感覚情報（入力情報）の中から必要最小限の情報を効率よく処理した中でスムースな行動（出力情報）へ結び付けることでその行動が行えているから，意識したことで余分な情報処理が追加され，普段の行動が行えなくなるということになります．

　また，「寒い」という感覚を受け取ることで，衣服の種類を考えたり，「痛み」については生態系にとっては侵害的情報なのでその情報を避けようと手や足をひっこめたり，さらには「筋が引き裂かれる」ようなことが起こらないために筋の端にある「腱」の存在するゴルジ腱受容器が作用して筋収縮を調節しているなど，私たちのからだに入ってくる情報は，生活を送る上で非常に貴重なものであると言えるでしょう．

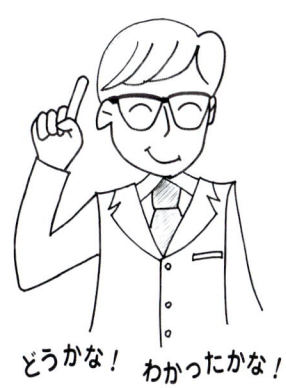

第8章

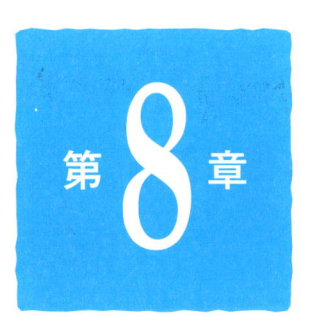

呼吸器系と心臓血管系・リンパ系の構造と働き

1 呼吸器系の構造と働き－上気道
2 呼吸器系の構造と働き－下気道・肺
3 心臓血管系－動脈と静脈
4 心臓血管系－心臓
5 肺循環と体循環－動脈系
6 体循環－静脈系
7 血液の組成と働き
8 リンパ管系の概要
9 リンパ系－リンパ管・リンパ節
10 免疫機構としてのリンパ系

1 呼吸器系の構造と働き － 上気道

呼吸器系 respiratory system はガス交換（O_2 の取り込みと CO_2 の排出）を行い，取り込んだ O_2 は血液循環によって肺から末梢組織に運ばれ，組織で生じた CO_2 は肺に運ばれて体外へ排出される．わたしたちのからだを構成する細胞は生きてゆくための円滑な物質代謝を必要とし，心臓血管系がこのガス交換と運搬の共同作業を支えている．

呼吸器系は，鼻腔，咽頭，喉頭の上部気道，気管と気管支の下部気道，および肺からなる．上気道は，取り込んだ空気を浄化，加温，加湿し，下気道にゴミや病原体が侵入しないよう，また急激な環境変化などから守っている．血液と肺のあいだで行われるガス交換を外呼吸，そして，血液と細胞のあいだのガス交換を内呼吸という．成人は安静時に1分間に15～17回呼吸し，約 8,000mL の空気を出し入れする．

1 鼻腔 nasal cavity

空気は外鼻孔を通って鼻腔（鼻のなか）に入る．外鼻孔から入ってすぐの鼻前庭には鼻毛が生えていて，塵や微生物などが鼻腔内へ進入するのを防いでいる．鼻腔は鼻中隔によって左右に仕切られる．鼻腔の側面には，上・中・下鼻甲介という骨板があり，鼻腔を上鼻道・中鼻道・下鼻道に分けている．これにより鼻腔の表面積が増加される．鼻粘膜に覆われた鼻甲介は血管や鼻腺に富み，外気の加湿・加温に役立っている．下鼻甲介に覆われた下鼻道には，眼から涙を鼻に運ぶ鼻涙管が開口している．このため泣くと鼻からも涙が出てくる．鼻腔の後上部には嗅覚を受け持つ嗅粘膜（嗅上皮）がある．頭蓋や顔面の骨により形成される副鼻腔（骨洞）は，前頭洞・上顎洞・篩骨洞・蝶形骨洞からなり内面は鼻粘膜に覆われている．とくに狭い憩室様の上顎洞に炎症が起きると副鼻腔炎となり，これが慢性化したものを蓄膿症という．

2 咽頭 pharynx（図 8-1）

鼻腔，口腔，喉頭は，頭蓋底から始まる咽頭とよばれる管状の空間を介して互いにつながっている．咽頭は消化器系と呼吸器系の両方に属する．上面の頭蓋底から頚椎の前面に沿って下行した後，第6頚椎（C_6）の高さで食道に通じる．また，咽頭は鼻部，口部，喉頭部の3部に分けられる．咽頭鼻部（鼻咽頭）は鼻腔最後端の後鼻孔に続き，側壁には耳管咽頭口（耳管開口部）がある．これは耳管を介し中耳の鼓室と通じていて，鼓膜の内外の大気圧を調節している．

咽頭口部（口咽頭）は，軟口蓋から舌根部までをいう．

軟口蓋の後縁には口垂蓋がぶら下がり，その付近から外側に向かって2対の咽頭弓が張っている．一般にいう「のど」は，この咽頭口部にあたる．咽頭は，気道として，また食物の通路として共用されるため，頻繁に外部からの異物に触れる危険にさらされてい

1 呼吸器系の構造と働き−上気道　137

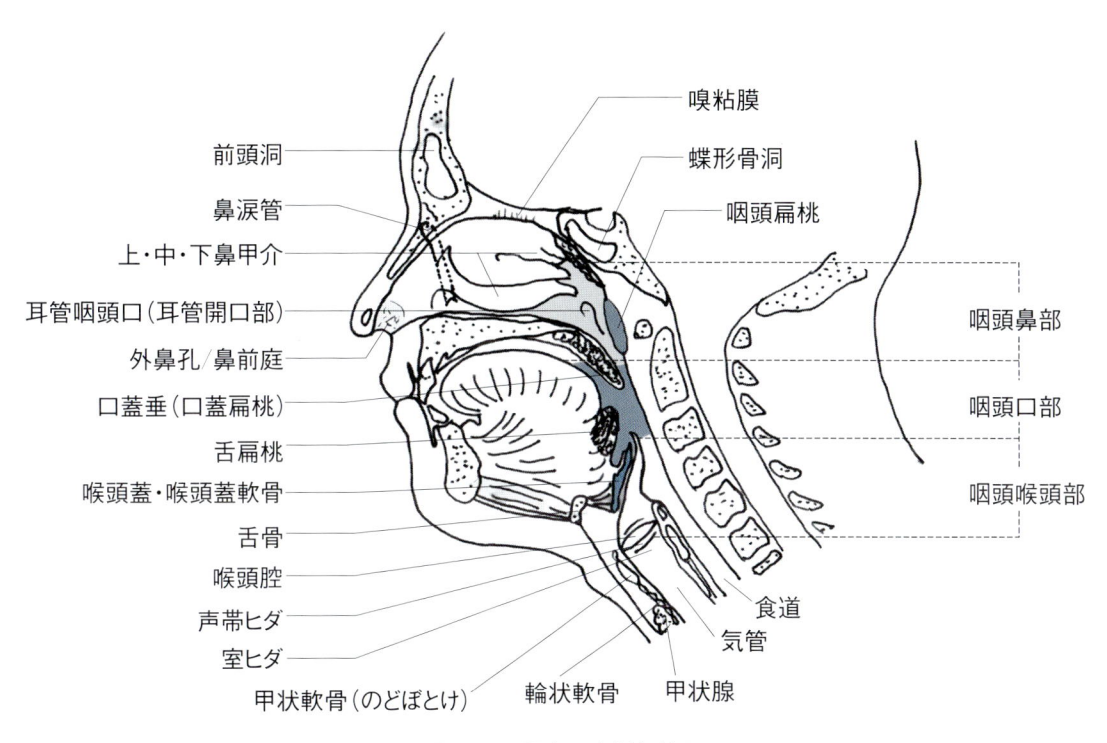

図8-1　頭頸部の右側矢状面

る．このため病原体などの体内侵入を防ぐため</br>の粘膜下リンパ組織が備わっており，これを扁桃 tonsil という．これらの扁桃は咽頭鼻部から口部を輪状に囲んで位置するため，「ワルダイエル Waldeyer 咽頭輪（リンパ上皮性咽頭輪）」とよばれる．咽頭喉頭部（喉頭咽頭）は，舌骨（C_3）と食道入口部（C_6）との間にある狭い領域で，咽頭の最下部にあたる．

3　喉頭　larynx

吸入した空気は，咽頭を通過した後，狭い声門を通る．この声門を取り囲んで保護している部分を喉頭という．喉頭は，咽頭と気管をつなぐ短い円筒状の通路で，舌根部（C_3）の下（喉頭蓋）から始まり，第4-6胸椎の高さで気管に移行する．喉頭の壁は不規則な喉頭軟骨で構成され，これらの軟骨は靱帯や膜で連結され，喉頭筋により動かされている．

(1) 喉頭軟骨

喉頭軟骨には，喉頭部を形づくる喉頭蓋軟骨と甲状軟骨，喉頭と気管の移行部をなす輪状軟骨，声帯と連結してその運動に関与する披裂軟骨などがある．思春期に男性では甲状軟骨（のどぼとけ）が発達して隆起し，内部の声帯が延長し声が低音となる（声がわり）．

(2) 喉頭筋

口腔に入れた食塊が咽頭および食道を通って胃に送られる過程を嚥下という．喉頭筋には，嚥下運動の際に喉頭全体の位置を変化させる外喉頭筋群と，喉頭壁内にて喉頭口の開閉や声帯の緊張の調節する内喉頭筋群とがある．嚥下時には，両者の筋群が協働し，食塊が気道に入らないようにしている．内喉頭筋群のうち輪状甲状筋以外は，迷走神経の枝の下喉頭神経（反回神経）の支配を受ける．縦隔内で大動脈弓の下を回って上行する細くて長い左反回神経は障害を受けやすく，喉頭周辺の腫瘍，胸大動脈瘤・甲状腺機能低下・声帯ポリープなどにより，声門閉鎖と声帯振動に異常が生じ，「嗄声（しわがれ声）」となる．

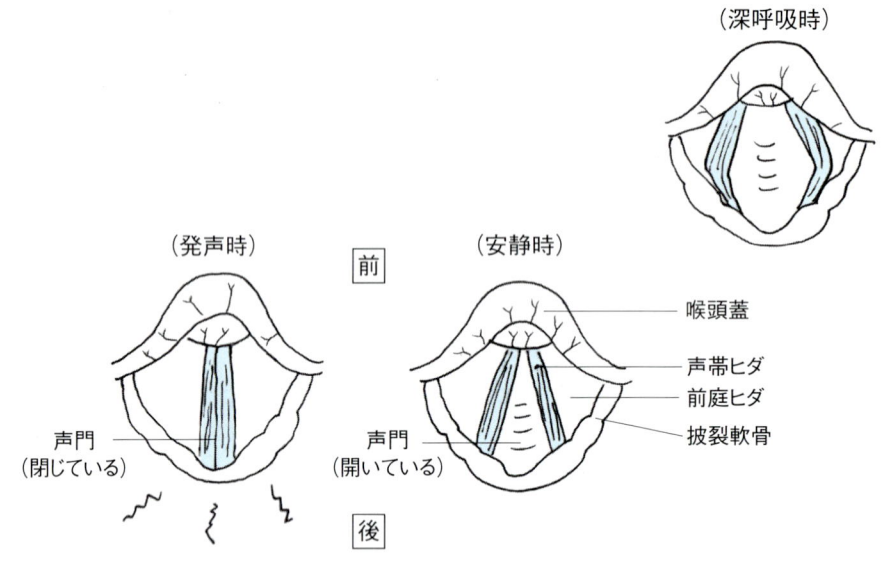

図 8-2　安静時・発声時・深呼吸時の声帯の動き

(3) 喉頭腔

喉頭腔の側壁には声帯ヒダと前庭ヒダ（仮声帯）という粘膜ヒダがあり，内腔を3部に分けている．左右の声帯ヒダのすき間を声門裂といい，声帯ヒダと声門裂を合わせて声門という（図8-2）．

4 発声の仕組みと構音

(1) 発生

声帯ヒダには声帯筋及び声帯靱帯があり，後方の披裂軟骨を動かして，喉頭の筋の緊張によりこの間隙（声門の幅）を調節する．声門を狭くして，そこに急激に呼気を通す（息を吐く）と声帯ヒダが振動し声が出る．これが発声 phonation である．声の高さは，声帯の長さや太さ，声帯筋の緊張具合による振動数により変化する．一方，声の大きさ（声量）は，声門を通り抜ける気流の強さにより変化する．

幼少のころから思春期の変化として起こる，いわゆる「声変わり」（変声）がある．これは，男性ホルモン（アンドロゲン）の影響で男性の甲状軟骨が前後に大きく発育し，喉頭隆起として目立つようになり，声帯靱帯が長く，声帯ヒダが厚くなるので声が低くなる現象である．女性でもが男性ほど顕著でないが，喉頭が成長して声の高さがわずかに変化する．

(2) 構音

声帯が振動し，口腔や鼻腔が共鳴すると声になり，それを言葉として認識できる音に変換することを構音 articulation という．話す時には，喉頭と頰の筋の収縮，舌と下顎の動きによって音声を修飾する．つまり，舌・下顎・口唇・軟口蓋などを動かして口腔と咽頭の形を変えることにより，さまざまな母音と子音をつくりだす．

なお，食塊が声帯ヒダや前庭ヒダに少しでも触れると咳反射が生じる．咳は，もともときどうに侵入した異物を排除するための反射であり，気道粘膜に対する炎症，化学物質，冷気などいろいろな刺激によって引き起こされるものである．

コラム 「睡眠時無呼吸症候群」とポリソムノグラフィー

　一緒に寝ている家族や同僚から「いびきがひどい，いびきをかいていると思ったら，急に呼吸がとだえた」といわれることがあります．夜間の睡眠中に10秒以上持続する呼吸停止または浅い呼吸が1時間あたり5回以上反復する症状を，睡眠時無呼吸症候群（sleep apnia syndrome: SAS）といいます．睡眠中に酸素の取り込みが不十分なために，血液中の酸素が不足（低酸素血症）して心臓や血管に負担がかかり，高血圧や心筋梗塞，脳血管障害による死亡率が上昇する病気です．また，炭酸ガスが上昇（高炭酸ガス血症）して夜間の睡眠が慢性的に妨げられるので，起床時に爽快感が乏しく，昼間に強い眠気や全身倦怠感が起こり，社会生活が妨げられます．日本には，現在300万人以上の患者がいるといわれており，一般的な病気となっています．睡眠時無呼吸症候群であるかどうかを診断するためには，ポリソムノグラフィー polysomnography: PSG, 終夜睡眠検査）を行います．電極を装着して睡眠中の呼吸や睡眠の状態を測定します．仕事帰りに入院して検査を行い，翌朝そのまま出勤することも可能で，夜8時に入院して翌朝7時に退院するシステムのある病院もあります．

　全身に20か所の電極やセンサーを，寝返りやうつ伏せになっても外れないように装着します．頭には脳波や眼電図を装着して，睡眠障害や深い睡眠がとれているか調べます．口と鼻，胸部や腹部には呼吸センサーを装着して，無呼吸の回数や長さを調べます．指先には，パルスオキシメーターを装着して，無呼吸時にどれくらい酸素飽和濃度が低下しているか調べます．これらのセンサーを装着した後，8時間の睡眠を記録します．検査を担当する技師は朝までモニタリングするので，万が一センサーがはずれても取り付け直すことができます．また，検査中はトイレにいくこともできます．

　睡眠時無呼吸症候群の原因としては，まず肥満や顎・口腔の形（扁桃肥大など）による気道の狭窄や部分的な閉塞があります．治療には，ダイエットによる減量やマウスピース，鼻マウスの装着などがあります．多く行われている有効な方法として，一定圧の空気を鼻から送り込んで上気道の閉塞を取り除き，睡眠中の気道を確保する経鼻的持続陽圧呼吸療法があります．生活習慣の改善では，低い枕を使用して横向きで寝たり，アルコールを控えます．睡眠薬については医師に相談してできるようなら中止します．なお，受診する時には，症状を良く知っている家族やパートナーと一緒に行くと良いでしょう．

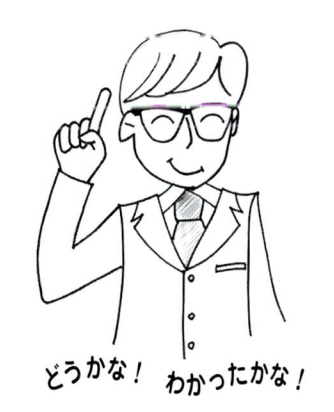

2 呼吸器系の構造と働き
―下気道・肺

A 下気道

1 気管 trachea と気管支 bronchus

　気管は，喉頭に続く管状の器官で，第6頸椎の前方から始まり，第5胸椎の前で左右の気管支に分岐し，肺門にいたる．右気管支は太く短く，ほぼ垂直（25°）に傾斜する．左気管支は細く長く，水平に近い傾斜（45°）をもつ．このため，誤飲された異物は右気管支に入りやすい．気管および気管支は構造が似ていて，約20個の馬蹄形の軟骨（気管軟骨，気管支軟骨）が一定間隔で並んでいる．後壁は軟骨を欠き結合組織と平滑筋からなるため膜性壁とよばれ，後方に接する食道の蠕動を妨げないようなしくみとなっている（図8-3）．気管内面を覆っている粘膜の線毛は周期的に動き，粘膜に付着した粒子や細塵を咽頭の方に移動させる．これが外に吐き出されたものが痰である．

　気管は左右に分かれたのちも，先に進むにつれて分枝する．まずは主気管支（一次気管支）となり，肺門から各肺に入る．右肺では上・中・下の3本，左肺では上下の2本の葉気管支に分かれ，さらに10本の区域気管支（三次気管支）に分かれる．その後も樹木のように分枝し細気管支となり，最後には約6,500本の内径1mm以下の終末細気管支になる．終末細気管支は，小葉内でさらに数本の呼吸細気管支（肺胞管）に分枝し，その末端は顕微鏡的な小部屋となってふくらみ肺胞を形成する．

B 肺 lung

1 肺の構造

　肺は，肋骨と肋軟骨に囲まれた胸腔の約8割を占め，縦隔を挟み左右に分かれる．海綿状の空気に富む臓器であり，右肺は重量容積ともに大きく，左肺の約1.2倍ある．肺の上端は肺尖といい，第一肋骨より2～3cm上まで突出する．肺下面の広い部分である肺底

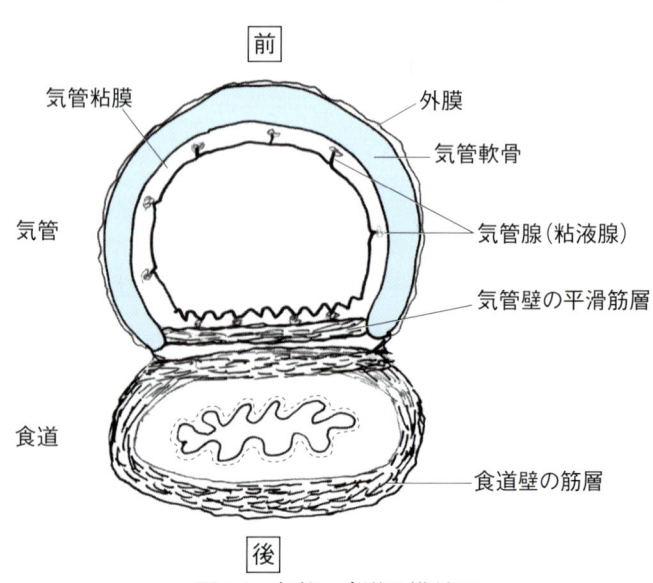

図8-3　気管・食道の横断図

は凹型になっており，横隔膜の凸面の上にはまり込んでいる．各肺の内側（縦隔面）は心臓に接しているため少しくぼみ，その正中に肺門がある．肺門からは肺動脈・肺静脈，気管支・肺の栄養血管である気管支動静脈，神経，リンパ管などが出入し，これらは結合織で束ねられ肺根とよばれる．

2 肺葉と肺区域（図 8-4a, 5）

肺の表面は，裂とよばれる深い切れ込みがあり，これにより右肺は上葉・中葉・下葉の3つに，左肺は上葉・下葉の2つに分けられる．上・中葉の切れ込みを水平裂といい，上・下葉の切れ込みを斜裂という．肺は，さらに小さな単位である肺区域（気管支肺区域）に分けられる．これは区域気管支が支配する領域をいい，右肺では10個，左肺では9個ある．

肺区域は，さらに肺小葉という肉眼でも確認できる直径約1cmの多角形の小区画に分割される．一個の肺小葉に，一本の終末細気管支が入り込み，空気を供給する．肺区域はそれぞれ重なり合うことがなく，分布する血管もそれぞれ独立している．このため肺がんなどで肺組織を切除する場合は，他の肺区域に影響を与えないで切除することができる（区域切除術）．

3 肺胞（図 8-4b, c）

呼吸細気管支の先端には，袋状構造の肺胞（直径 0.2 ～ 0.5mm）のきわめて薄い肺胞上

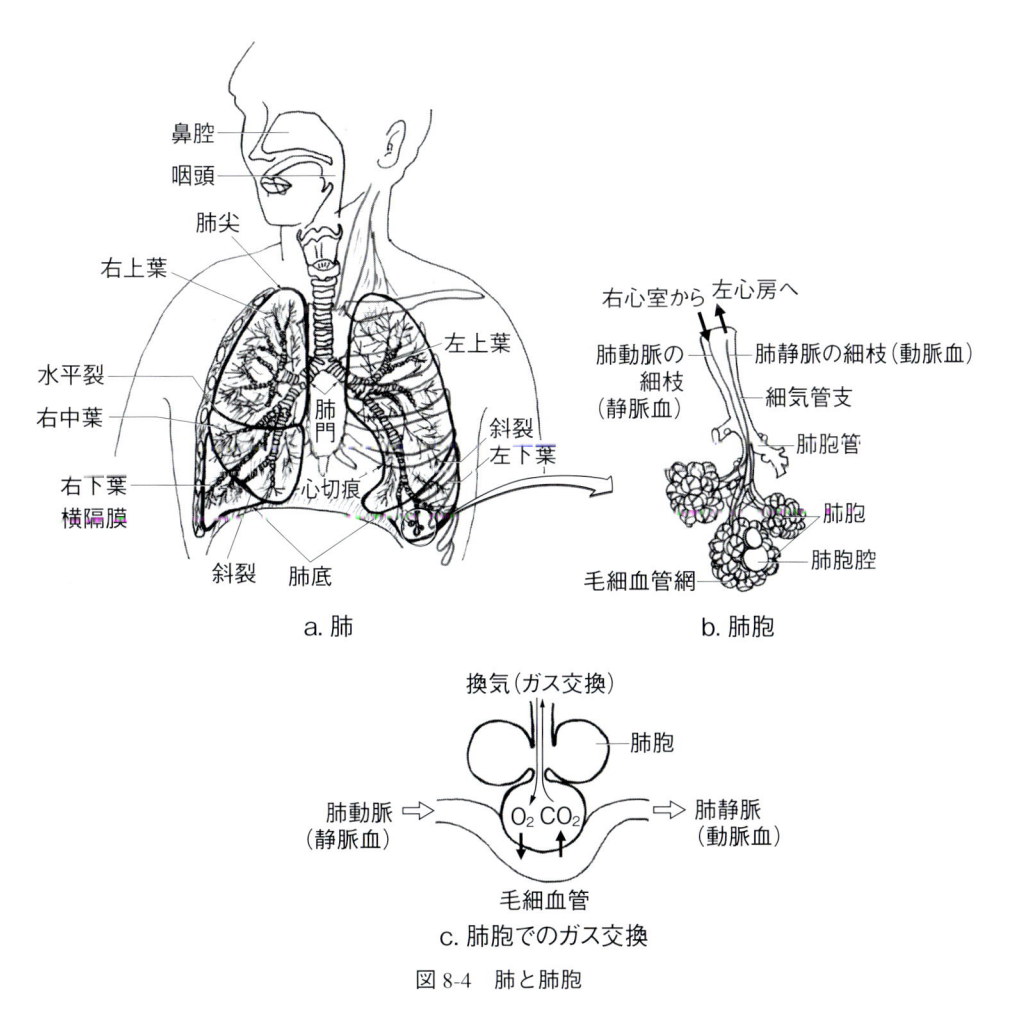

a. 肺

b. 肺胞

c. 肺胞でのガス交換

図 8-4　肺と肺胞

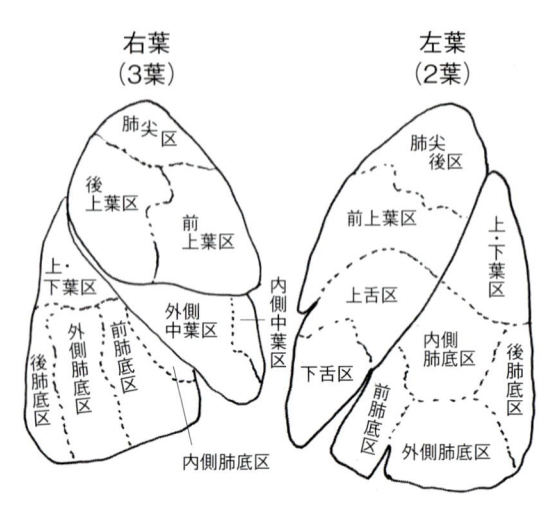

図 8-5　肺区域

皮で覆われている．左右の両肺を合わせるとその数は 3 ～ 5 億個になり，広げて伸ばすと総面積は約 70m² (テニスコートの広さ) にもなる．表面には，無数の毛細血管が網状に張り巡らされている．肺胞におけるガス交換は，肺胞上皮と毛細血管内皮，およびその間にある基底膜の 3 層の膜を隔てて行われる (血液空気関門)．まず吸気中の O_2 が厚さ約 0.5 ～ 1μm の肺胞血管膜 (呼吸膜) を介して，肺胞内面の液に溶け，拡散によって肺胞の上皮細胞に取り込まれる．さらに肺胞に接している毛細血管の内皮細胞を通過して血液中に入る．CO_2 はこれと逆の方向に拡散し，肺胞内に取り込まれる．血液量でいうと，一度に 100 ～ 200mL がガス交換を行えることになる．

4　胸膜 pleura (図 8-6)

　肺は，胸膜という光沢のある二層の薄い膜に包まれ，保護されている．内側の臓側胸膜は肺を包み，肺門で反転し，外側の壁側胸膜となり胸腔の内面を覆う．臓側胸膜と壁側胸膜の間があり，胸膜腔という空間があり，この 2 つの膜から分泌された少量の無色の漿液 (胸水) に満たされ，呼吸運動に伴う自由な動きを可能にしている．胸膜炎では治癒したあとに胸膜の癒着が残り，肺の動きが制限される．胸膜腔は大気に対して −2mmHg ほどの陰圧になっているが，肺や胸壁の損傷で胸膜腔に空気が入り大気圧と等しくなると，肺葉の弾性のために小さく縮んでしまう．この状態を気胸という．また，肺から漏れ出た空気が胸膜腔に溜まることがあり，自然気胸という．20 歳前後の痩せ型の男性に多くみられ，突然に胸痛と呼吸困難におそわれる．

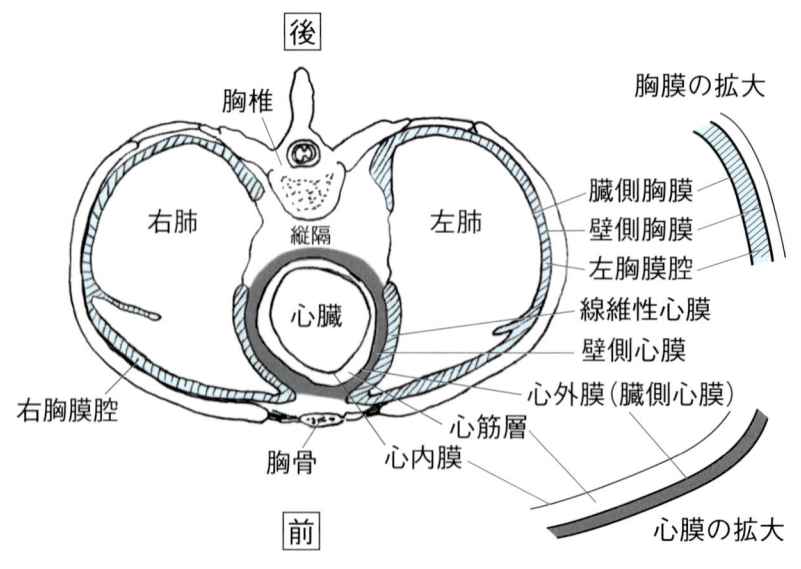

図 8-6　胸膜腔と心膜腔のしくみ

5 呼吸に関与する筋（図8-7）

呼吸に関与するもっとも重要な筋は，横隔膜と外肋間筋，内肋間筋である．呼吸時の胸の拡張は一部随意的，一部は不随意的な筋の働きによる．横隔膜が収縮すると，胸腔の底面が平坦になり，内容積が増加して肺に空気が入る．外肋間筋は肋骨を引き上げる．肋骨が挙上すると胸郭の前後径が増大し，吸気が生じる．深呼吸を行う場合には，補助呼吸筋として，吸気時に胸鎖乳突筋，斜角筋，大胸筋，前鋸筋が呼気時に外腹斜筋，内腹斜筋，腹直筋が収縮する．激しい運動のあとは，僧帽筋や肩甲挙筋なども収縮し，多くの酸素を取り込むように働く．この動きに伴い，閉鎖された胸膜腔内の陰圧が肺をふくらませている．肺の下縁は安静時で約1cm，深呼吸では3〜5cm上下に移動する．

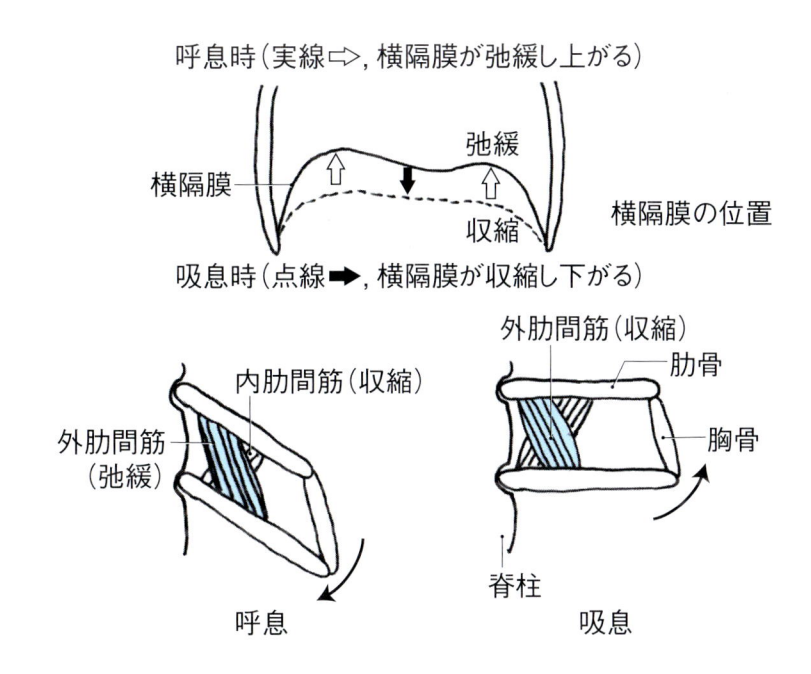

図8-7 肋間筋の働き

3 心臓血管系－動脈と静脈

　心臓血管系は，全身の血液を巡らす血管で構成される閉鎖循環系と，その中心でポンプとして働く心臓 heart からなる．血管には心臓から送り出された血液をからだの組織に向かって運ぶ動脈 artery と，各組織から送り戻される血液を心臓に流す静脈 vein があり，両者は末梢組織において毛細血管 blood capillary という顕微鏡的な太さの血管網でつながる．血管は心臓周辺の大血管を除けば，身体をほぼ左右対称に走行している．

1 血管壁の構造（図8-8）

　血管の壁は，内膜・中膜・外膜の3層からなる．内膜は血管の内腔を覆う単層扁平上皮である内皮細胞から，中膜は輪走する平滑筋や弾性線維から，外膜は血管の外周を取り囲む線維性結合組織からなる．太い血管の外膜にはその壁を栄養する小さい血管（血管の血管）がある．血管壁には自律神経系の血管運動神経が分布し，交感神経が刺激されると血管は収縮し，副交感神経が刺激されると拡張する．心臓壁に分布している冠状動脈はまったく逆で，交感神経刺激で拡張し，副交感神経刺激で縮小する．

(1) 動脈

　動脈は心臓から出ていく血液を流す血管であり，中膜が厚く，緻密な平滑筋線維と弾性線維を多く含むため，断面は円形をしている．静脈よりも厚い壁をもっており，これにより高い動脈圧にも耐えることができる．心臓から出たばかりの太い動脈を大動脈といい，分枝を繰り返して徐々に細くなり，組織中で毛細血管網に注ぐ動脈を細動脈とよぶ．

　心臓からの大量の血液を送り出す肺動脈幹や上行大動脈，およびそれらの主要分枝（肺動脈，総頸動脈，鎖骨下動脈，総腸骨動脈）は，弾力性に富む弾性型動脈を流れ，心室の収縮に伴う急速な圧力の変化に対応している．骨格筋や各種臓器へ血液を送る動脈（外頸動脈，上腕動脈，大腿動脈，腸間膜動脈など）は中等度の大きさの筋型動脈を流れ，血管壁を過度に収縮させて，臓器の血液供給量を状況に応じて調節する．動脈と毛細血管の間の流れを細動脈が調整している．

(2) 静脈

　静脈は，末梢組織や各臓器から血液を集め，低い圧力で血液を心臓に戻す血管である．静脈の壁は中膜の平滑筋層が薄く，動脈に比べ

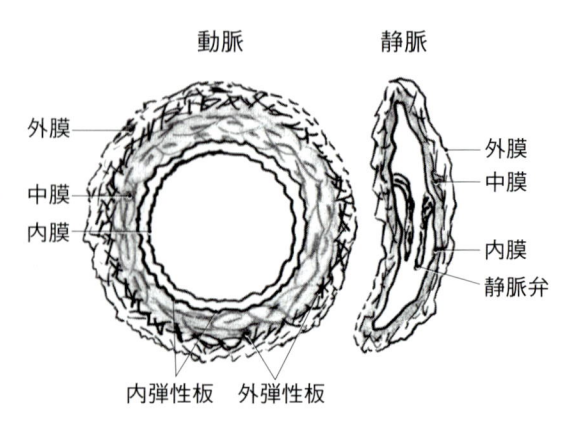

図8-8　血管壁の構造
静脈に血液が充満すればその管腔は拡大する．

て弾性も乏しく，管腔の形も不規則な平坦状をしている．静脈は大きさを基準にして分類される．毛細血管を通過した後の細静脈（平均約 20μm）は毛細血管と似ている．太さ1〜10mm の中型静脈は，中等大の動脈とほぼ同じ太さである．内膜・中膜・外膜ともに他の静脈よりも厚みのある大型静脈は，上・下大静脈，胸腔，腹腔，骨盤腔からの血液を運ぶ．血液全体の 2/3 以上が細静脈と静脈にあり，容量血管として循環血液の貯蔵場所となる．細静脈と中等大の静脈の血圧は，重力によって押し戻されるほど低いため，血液が貯留しやすく，かつ逆流しやすい．このため四肢の静脈の内腔には血液逆流を防止する静脈弁（半月弁）が備わり，血液を一方向へ確実に送る．さらに静脈周囲の骨格筋の運動により，心臓に向かう血流が促進される（骨格筋ポンプ）．上・下大静脈のような太い静脈は弁をもたず，胸腔内圧の変化が心臓へ向かう血液の運動を補助する（胸郭ポンプ）．

(3) 毛細血管

細動脈と細静脈の間を連結する多数に分枝した微細な血管を毛細血管という．毛細血管の壁は，動静脈のように層をなさず，一層の内皮細胞（単層扁平上皮）とそれを囲む基底膜からなる．水分とその他の低分子物質はこの薄い壁（約1μm）を透過することができ，血液と組織間の物質代謝（血液やガスの交換）が行われる．また，血漿（血液の液性成分）の一部は毛細血管壁を漏れ出て組織内を潤す組織間液になる．通常，毛細血管の直径はおおよそ赤血球（7μm）の直径と同じくらいであり，血球や血漿タンパクのような高分子物質はこの壁を通過することができない．毛細血管の内皮細胞の形も分布する組織によっても異なる．腎臓の小腎体では微小物質のろ過を可能にする糸玉状の糸球体毛細血管，肺の肺胞では最大限に血液と空気の接触面積を広げガス交換を担う肺胞毛細血管，肝臓や甲状腺などでは，赤血球が楽に通れるほど内腔が広く血管壁に多数の大小の窓をもつ洞様毛細血管（類洞）などがみられる．毛細血管の管壁自体は，血管内を透過する血液から拡散によって直接酸素と栄養を受け取る．

(4) 吻合と終動脈

一般に血管の走行は動脈と静脈が並行して走行し，体循環では各臓器に一定した血液が送られる．その走行の途中で，血管の枝同士が相互に連絡することを吻合といい，手掌，足底，脳，関節などでみられる．もしもある領域を栄養する一本の血管が閉塞した場合にも，吻合動脈が側副循環路を形成し血行を回復させる．また，物質透過の盛んな脳，肺，腎臓，脾臓などでは，一本の動脈が別の枝と吻合をせずにほぼ単独である組織を栄養する終動脈がみられる．動脈の末梢部においては，吻合がないか，あってもあまりに微細であることが多く，終動脈が閉塞すると栄養されていた領域は限局性の血行障害を起こすと壊死に陥る．この病態を梗塞といい，脳血管の閉塞による脳梗塞，心臓の冠状動脈閉塞での心筋梗塞は有名である．その他の特殊な吻合としては，指尖，鼻，耳，口唇，陰茎海綿体などのからだの末端部などにおいて動脈の血液が毛細血管を経由せずに直接静脈に流れ込む動静脈吻合，ひとつの動脈が分枝して互いに網状に吻合した後，再び一動脈に集合する怪網（腎臓の糸球体など），いったん毛細血管に分枝した血管が静脈になったのち再び分枝して毛細血管になる門脈（消化管で吸収した栄養分を肝臓に運ぶ静脈幹など）などがある．

4 心臓血管系－心臓

1 心臓の構造

　心臓は，後述する体循環と肺循環という異なった循環を仲介するポンプであり，律動的収縮を行って血液を全身に循環させる原動力となる．心臓の内腔は中隔によって，動脈血と静脈血とが混ざらないように左右に分けられる．心臓の右側（右心系）は体循環によりもどってきた静脈血を肺動脈に送り出すポンプとして，左側（左心系）は肺循環からの動脈血を大動脈に送り出すポンプとして機能する．心臓には自律神経が分布しており，交感神経が興奮，刺激されると心拍数が増加，副交感神経が興奮，刺激されると心拍数は減少する．

（1）心臓の位置とかたち

　心臓は，円錐様の丸みを帯びた筋性中腔器官で，手掌大の大きさである．胸腔中央やや左寄り，左右の肺に挟まれた領域（縦隔）の下部で横隔膜上面に接して位置する．大血管が出入りする上部の広い部分を心底（心基部）といい，細くとがった下部を心尖という．右縁は右肺に面し，左縁は左肺に面する．左耳と右耳があり，心房に流入する血液量をすこし増している．心臓の表面には心房と心室の間を境界する一連の浅いくぼみ（冠状溝）があり，心臓の大部分を横環状に取り囲んでいる．左右の心室間の境界を外側から示す浅い溝を前室間溝といい，心臓の後表面まで回り込んで心臓後面で左右の心室間の境界線を示す溝を後室間溝という．ここには心臓を栄養する冠状血管や様々な量の脂肪が入っている．

（2）心臓の壁のつくり

　心臓の壁は，心外膜（外層）・心筋層（中間層）・心内膜（内層）の3つの層からなる．最外層で心表面を包む透明の心外膜（漿膜性心膜の臓側板）は，平らで滑りやすくなっている．中間の心筋層は，心臓の大部分を構成する心筋組織からなる．心室は血液の拍出ポンプの役割を担うため心房の約3倍もの厚みがある．心筋は骨格筋と同様に横紋があるも

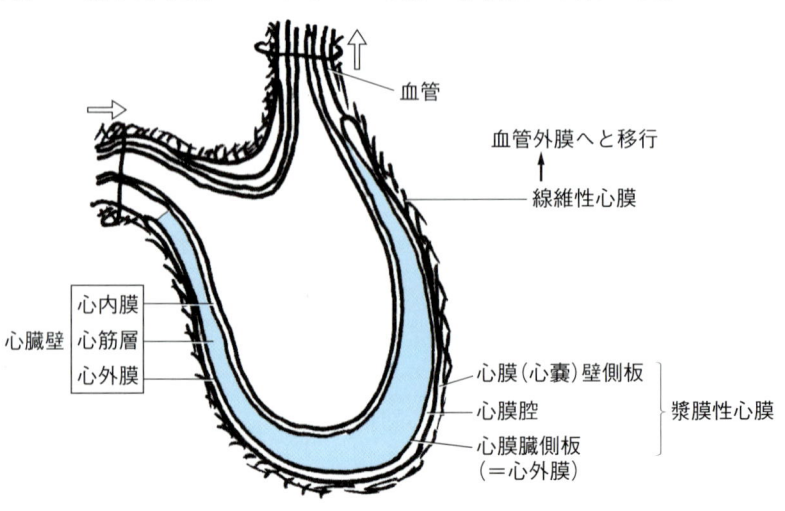

図 8-9　心臓壁と心膜・心嚢

のの，平滑筋と同じ不随意筋である．心筋線維は束となって斜めに旋回しながら心臓を取り巻き，収縮によって血液を搾り出すのに都合のよい構造をしている．心内腔を覆う心内膜（漿膜性心膜）は，血管と同じ薄い繊細な膜でできている．心内膜の一部は血液の逆流を防ぐ心臓の弁を覆う弁膜となる．

（3）心膜（図8-9）

心臓は心臓を包んで保護する心膜に包まれている．心膜は，外側の線維性心膜と内側の漿膜性心膜の2つの膜でできる．線維性心膜は，強靱で弾性に乏しく，過度の伸展を防いで心臓を縦隔内のあるべき位置に固定している．漿膜性心膜は，線維性心膜よりも薄く繊細な膜で，心臓の周りで二重層を形成している．漿膜性心膜と心外膜（心臓壁の外層）との間にできた隙間の心膜腔には心膜細胞から分泌される滑りやすい少量の漿液（心膜液）が入っている．このため心臓は心嚢と摩擦を起こすことなく，力強く素早い収縮をすることができる．心筋梗塞後や手術による外傷性出血などで心膜腔に液体や血液が貯留すると，心膜腔の内圧が急速に上昇し，心収縮が阻害される．急速に貯留するとわずか200mLでも生命に関わるが，緩やかに貯留すると2Lでも適応できる．治療されないと心拍出量は低下し，死に至る（心タンポナーゼ）．

（4）心臓の4つの部屋（2心房・2心室）（図8-10）

心臓の内部は4つの部屋（左右の心房と左右の心室）からなる．心臓のそれぞれの部屋が収縮すると，血液は心房から心室へ，あるいは心臓に続く動脈に押し出される．左右の心房の間には心房中隔とよばれる仕切り（隔壁）があり，卵円窩とよばれる円形の陥凹がみられる．これは胎児期に心臓の心房中隔に開いていた卵円孔の名残で，通常は生後間もなく閉じる．また，左右の心室を分ける隔壁を心室中隔という．心房と心室は房室口で連絡し，逆流を防ぐための房室弁が備わる．

a. 右心房

右心房は心臓の右上部に位置し，上大静脈，下大静脈，冠状静脈洞の3つの静脈からの血液を受け入れる．右心房の血液は，3つの弁尖から成るため三尖弁を通って右心室へ流れる．なお三尖弁は，心房と心室の間に位置す

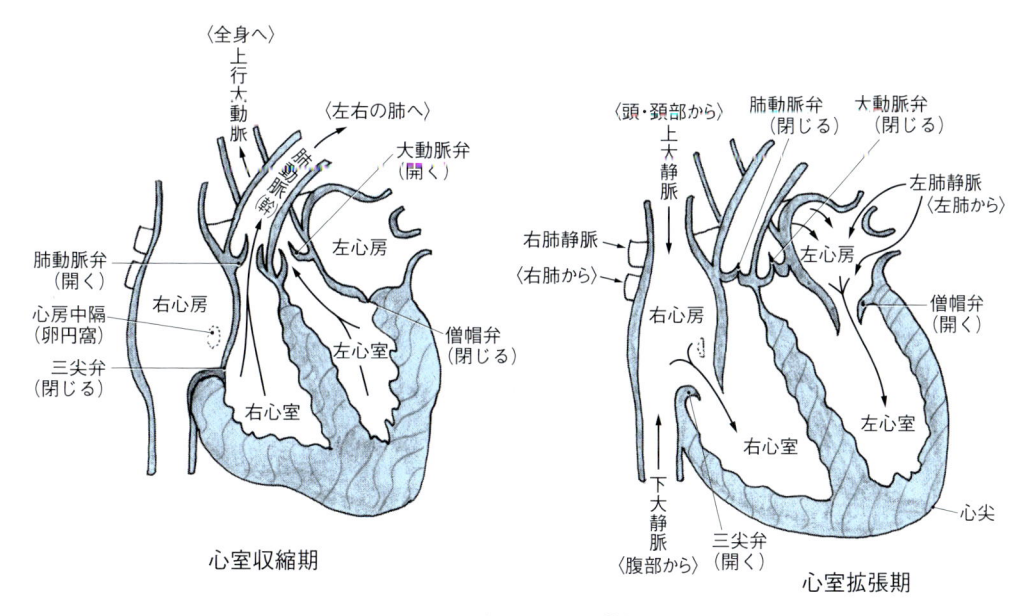

図8-10 心臓のポンプ機能

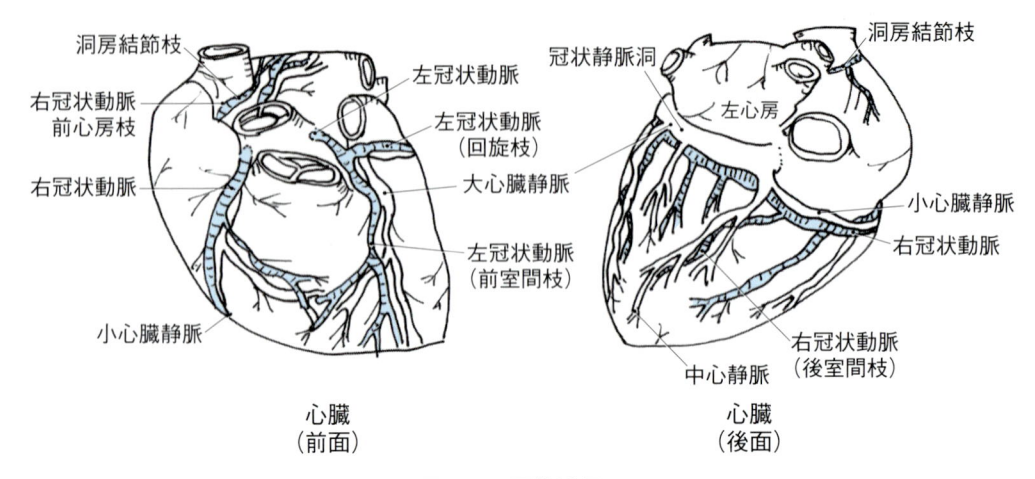

図 8-11　冠状循環

るため房室弁ともよばれる．

b. 右心室

　右心室は心臓の前下部に位置し，右心房との間の右心房口とそのすぐ前方の肺動脈口で肺動脈と連絡する．内面には，心筋が網目状に盛り上がった筋性隆起（肉柱）や，内腔に突き出た乳頭筋がみられる．乳頭筋の先の心筋の小さな突起様にのびた腱索によって弁は引っ張られており，心房内への反転を防いでいる．肉柱のなかには，心臓伝達系の一部を成しているものもある．右心室の血液は，肺動脈口に備わる肺動脈弁を通って肺動脈幹とよばれる太い動脈へと流れ，さらに右と左の肺動脈に分枝し，肺に向う．

c. 左心房

　左心房は，心臓の後上部に位置し，底面のほとんどを形成する．左心房は2対（計4本）の肺静脈を通して，両肺からの血液を受け入れる．左心房の血液は，2枚の弁から成る二尖弁を通って，左心室へと流れる．二尖弁は，2面からなる僧侶の帽子に似ていることから，僧帽弁（房室弁）ともよばれる．

d. 左心室

　左心室は，心臓の後下部に位置し，心尖を形成する．右心室と同様に，肉柱と乳頭筋による凹凸がある．左心室の血液は，大動脈弁を通って，上行大動脈へと流れる．大動脈の血液の一部は上行大動脈から枝分かれした冠状動脈へと流れる（図8-11）．この冠状動脈が心臓の壁を栄養する．残りの血液は大動脈弓を通って下行大動脈（胸大動脈および腹大動脈）へと流れる．このように，左心室では全身に血液を送るポンプを担うため心筋がとくに発達し，右心室に比べ壁の心筋層が厚く発達している．

(5) 心臓の弁（図8-12）

　心臓の弁は，心臓が収縮や弛緩をするときに生じる圧変化によって受動的に開閉する．この弁は，開くことにより血液を通過させ，閉じることにより逆流を防ぎ，血液が一方向へ流れるしくみを可能にしている．正常心では血液は弁の開閉は血圧の差により受動的になされている．つまり，弁の手前の血圧が弁の後ろの血圧よりも高くなれば弁は開き，その逆において弁は閉鎖する．

2　心臓の拍出機能

1　刺激伝導系（図8-13）

　心臓は固有の周期をもって，脳からの神経支配を受けずに，自律的に収縮を繰り返して

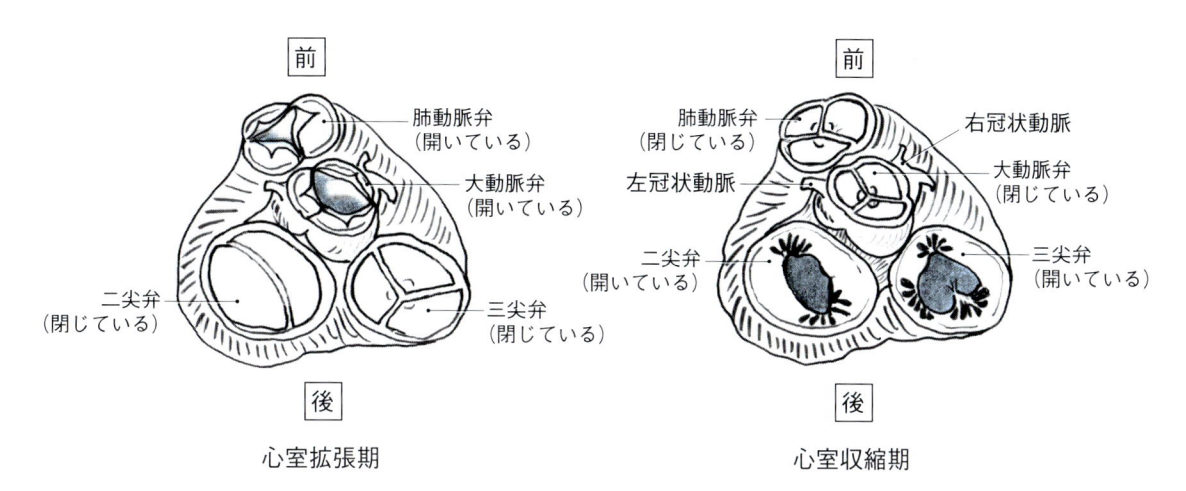

図 8-12 弁の開閉のようす
※心房を除いて上面よりみている図

心室拡張期／心室収縮期

いる．このリズムは，左右心房に広がり心臓を規則正しく興奮させている洞房結節（ペースメーカー）と心室全体に広がる房室結節（田原結節）からなる，通常の心筋とは異なる特殊な心筋（刺激伝導系）の働きによって保たれている．房室結節内の興奮は，房室束（ヒス束），次いで心房と心室を隔てる線維輪，心室中隔から左右を下方に向かって走る左脚と右脚に伝わり，さらに心室筋内に張り巡らされているプルキンエ Purkinje 線維に伝えられる．これらの一連の収縮波によって心房全体，心室全体がそれぞれひとかたまりになって興奮し，心筋を収縮させ，拍動を生み出している．

2. 心臓の活動と心電図

心臓の律動性（収縮・弛緩）が動脈へ伝わって脈拍として感知される．この心臓の収縮リズムは心筋の自発性・律動性によるもので，心拍数は自律神経系と副腎髄質ホルモン（アドレナリン）により調整されている．

心筋細胞は刺激により膜電位が上昇する．この電位の変化を活動電位といい，拍動に伴う活動電位の変化を電気的に記録したものが心電図である．心電図の波形や振幅の観察から心臓の活動異常（心疾患）を知ることができる．たとえば，脈のリズムの乱れ（不整脈）を知り，さらに脈が飛んだり不規則なリズムを刻む（期外収縮）を判読し，心房・心室の肥大・拡張や心筋の障害など心疾患を推察できる．

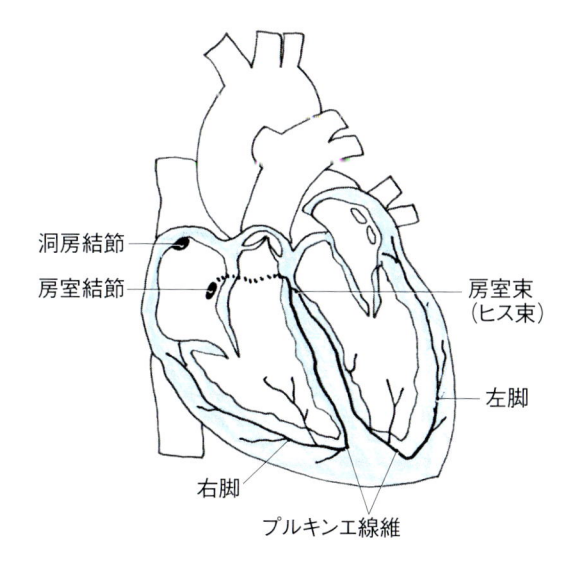

図 8-13 刺激伝導系

5 肺循環と体循環－動脈系

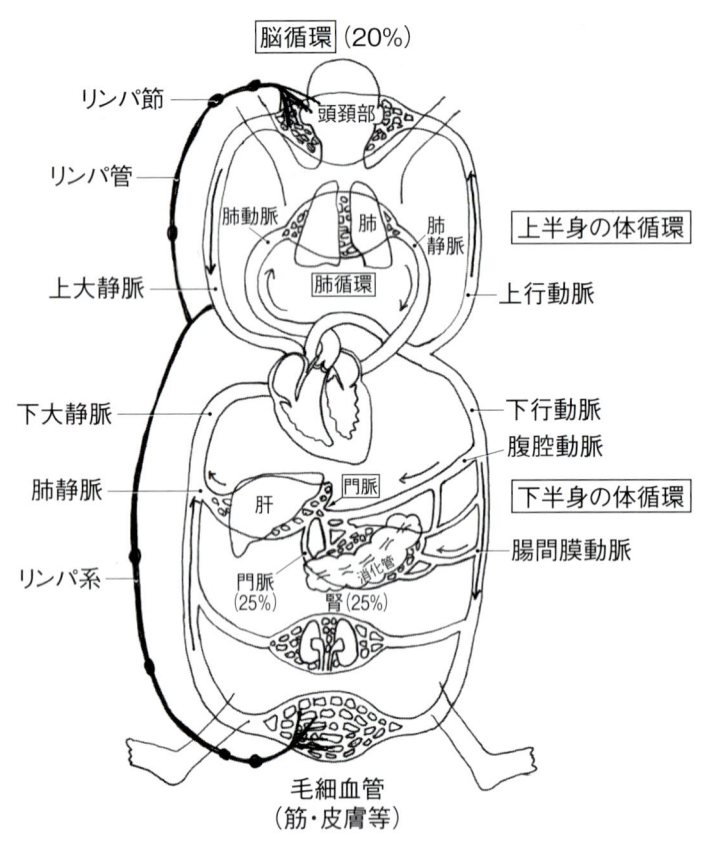

図8-14 肺循環・体循環とリンパ系
※（％）血液量の分布

1 肺循環（小循環）

肺循環は，心臓の右心房に注がれた血液を右心室から肺へ送り，肺から心臓の左心房に戻す循環経路である．肺循環では全身から戻ってきた静脈血をそのまま肺動脈に拍出し，肺の組織（肺胞）の毛細血管でガス交換を行って静脈血を動脈血に変える．こうしてできた動脈血は，肺静脈を経て心臓に戻され，ようやく全身を養う大動脈に送られる．肺循環の肺静脈は肺の栄養血管ではなく，肺機能（ガス交換）のための機能血管である．

※肺動脈には静脈血が流れ，肺静脈には動脈血が流れる．

2 体循環（大循環）（図8-15）

体循環は大動脈弁に始まり，心臓から拍出された動脈血が大動脈を流れて全身の臓器にいきわたると，各臓器では酸素が消費されて静脈血になり，それが静脈を流れて大静脈に集まって心臓（右心房）に返る．このように全身にめぐる循環を体循環という．からだの末梢組織を養う栄養血管として機能する体循環には，総血液量の約84％が流れる．

（1）体循環の動脈系（図8-15）

①上行大動脈

上行大動脈は胸骨柄の後ろに位置する大動脈弁から始まる．全身に血液を送り出す本幹である．

【主な分枝】基部は膨らんで大動脈洞となり，そこから左右の冠状動脈が起こり心臓を栄養する．上行大動脈は肺動脈幹とともに心外膜

5 肺循環と体循環−動脈系　151

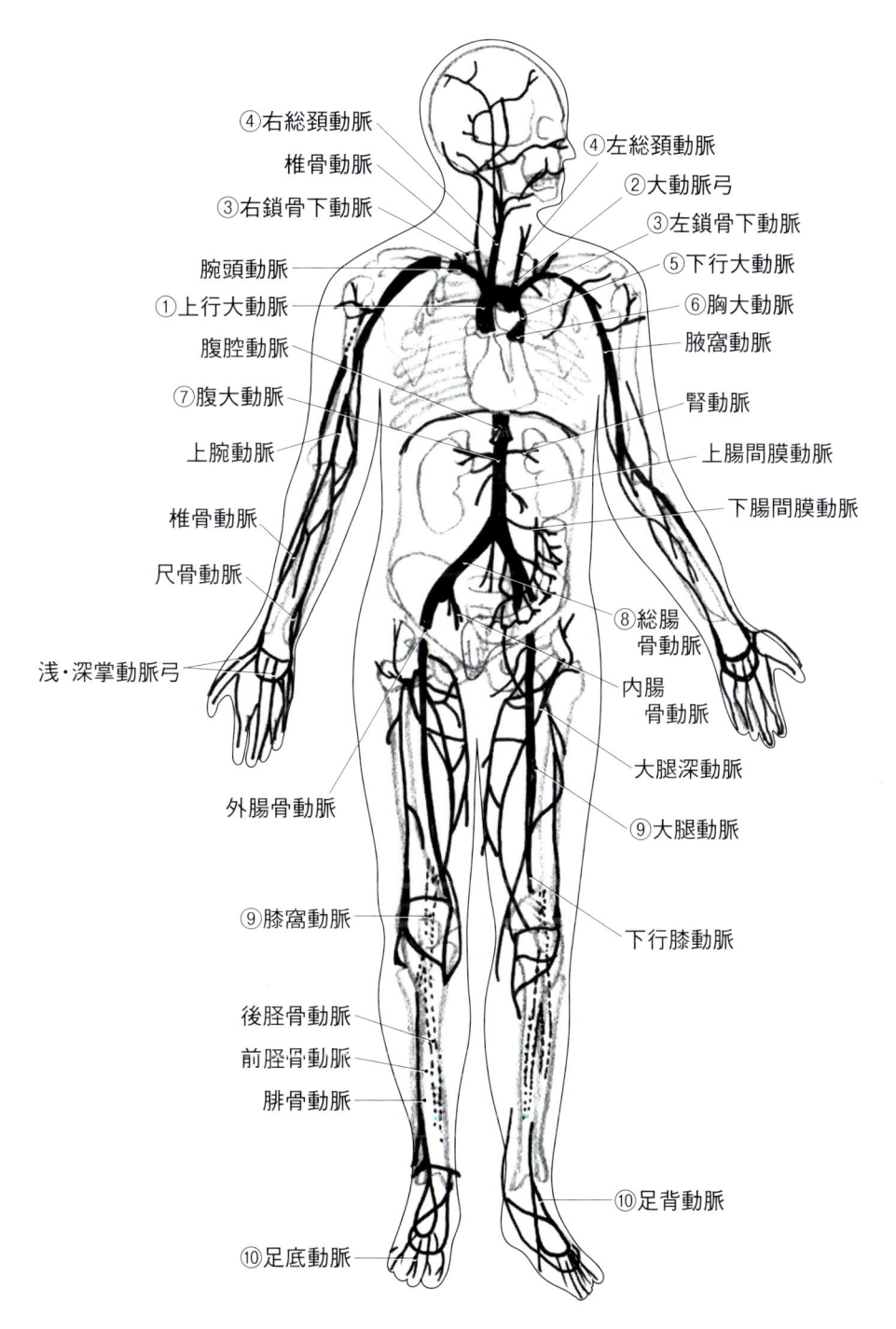

図 8-15　体循環の動脈系

②**大動脈弓**
　心臓の上で弓のように彎曲した大動脈弓は上行大動脈から続き，第 4-5 胸椎の高さから下行大動脈に移行する．次いで横隔膜大動脈裂孔を貫通し，第 4 腰椎の高さで 2 本の総腸骨動脈に分かれ，下肢に血液を送る．
【主な分枝】腕頭動脈（右頭頚部・右上肢・

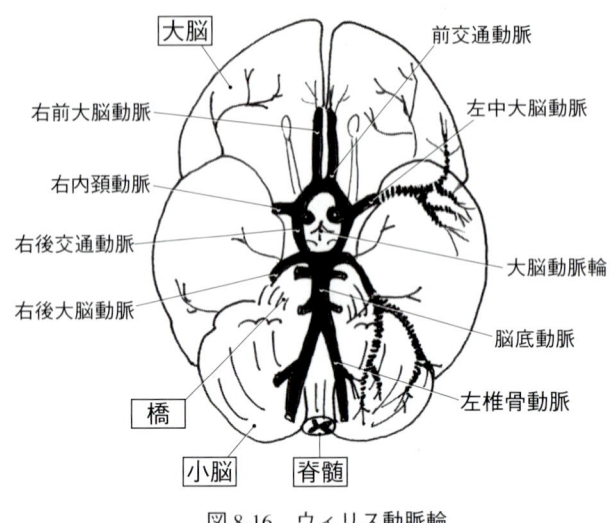

図 8-16 ウィリス動脈輪

肩甲部を栄養)・左総頸動脈(左頭頸部を栄養)・左鎖骨下動脈(左上肢・肩甲部を栄養)の 3 本の動脈が分枝．

腕頭動脈は右胸鎖関節の後ろで右鎖骨下動脈と右総頸動脈に分かれる．左・右総頸動脈は甲状軟骨の高さまで枝を出さずに上行したのち内頸動脈と外頸動脈に分かれる．

③鎖骨下動脈とその枝

鎖骨下動脈は胸腔から出るまでに甲状頸動脈(頸部・甲状腺・肩甲部・背上部を栄養),内胸動脈(心膜および前胸壁を栄養),椎骨動脈(脳と脊髄を栄養)の 3 本の動脈に分枝．

鎖骨下動脈から続く腋窩動脈は，上腕に至ると上腕動脈(上腕を栄養)となり，さらに肘窩で橈骨動脈と尺骨動脈(共に前腕を栄養)に分枝する．これらの動脈は手掌のなかで吻合し，浅掌動脈弓と深掌動脈弓を形成し，指動脈に血液を送る．

④総頸動脈と脳への血液供給

総頸動脈は甲状軟骨(のどぼとけ)の高さで膨らんで頸動脈洞をつくり，その後，外頸動脈(頸部・咽頭・食道・喉頭・下顎・顔面を栄養)と内頸動脈(頸では分枝せずに側頭骨の頸動脈管を通って頭蓋腔に入り，脳を栄養)に分枝する．内頸動脈基部の膨らみを頸動脈洞といい，ここには心臓血管調節に関与する圧受容器がある．内頸動脈は視神経の高さで，眼動脈(眼球・眼窩内・鼻腔を栄養)，前大脳動脈(脳の前頭葉・頭頂葉を栄養)，中大脳動脈(中脳・大脳半球外側面を栄養)の 3 本に分枝する．脳内で血流が数秒間絶えると意識が喪失し，それが 4 分間続くと神経組織は不可逆性の損傷を受ける．脳の血流は，椎骨動脈と内頸動脈の両者によりまかなわれているので，循環障害は稀である．

※ 大脳動脈輪(ウィリス Willis 動脈輪)

頭蓋骨に入った内頸動脈の先は分かれて，中大脳動脈と前大脳動脈になる．脳底動脈の分枝である後大脳動脈は左右の前交通動脈によって連絡している．これらにより視神経や下垂体漏斗部近くの脳底部を取り巻く動脈輪ができる．これを大脳動脈輪(ウィリス動脈輪)といい，脳における前後左右を結ぶ側副路として重要である(図 8-16)．

⑤下行大動脈

下行大動脈は大動脈弓に続き第 4-5 胸椎の高さから胸大動脈となり，第 12 胸椎の高さで横隔膜を貫いたのち腹大動脈に移行する．

⑥胸大動脈

胸大動脈は腹大動脈に移行するまでの間に 9 対の肋間動脈と一対の肋下動脈(胸部の筋，胸部脊髄を栄養)，気管支動脈(肺を栄養)，心膜枝(心膜を栄養)，食道動脈(食道を栄養)，上横隔動脈(横隔膜を栄養)の枝を出す．

⑦腹大動脈

腹大動脈は横隔膜の直下から始まり，第4腰椎の高さで左右の総腸骨動脈と細い正中仙骨動脈となり尾骨先端まで達する．腹大動脈から腹部内部に分布する血管系は，消化器に不対に分布するものと泌尿生殖器に対をなし分布するものとに明確に分かれる．

【主な分枝】

3本の不対性の内臓枝（腹腔動脈・上腸間膜動脈・下腸間膜動脈），3対の内臓枝（中副腎動脈〔副腎を栄養〕・腎動脈〔副腎と腎臓を栄養〕・性腺動脈〔精巣動脈または卵巣動脈〕），および体壁枝として一対の下横隔動脈（横隔膜下面を栄養），4対の腰動脈（脊髄と腹壁を栄養）が出る．

腹腔動脈は3枝の中で最初に出る動脈であり，横隔膜の直下で始まり，左胃動脈・脾動脈・総肝動脈（胃・十二指腸・脾臓・肝臓・胆嚢・膵臓を中心とした上腹部の内臓を栄養）の3つに分枝する．上腸間膜動脈は腹腔動脈の直下から始まり，腸間膜の中を走って，膵臓や小腸全域から大腸前半部（横行結腸）まで広く分布する．下腸間膜動脈は上腸間膜動脈よりもさらに下方から出て，大腸後半部（下行結腸から直腸）に分布する．上下の腸間膜動脈は腸間膜の中でアーチのような吻合を二重三重につくる．これにより腸管運動によって一部の血管が圧迫されても血行障害を起こしにくい．

⑧骨盤と下肢の動脈

第4腰椎近くで腹大動脈より分枝した左右の総腸骨動脈は，骨盤および下肢の動脈系の根幹となる．総腸骨動脈は内腸骨動脈（骨盤内臓・骨盤壁・外性器・大腿部を栄養）と外腸骨動脈（前腹壁の筋，弾性の精巣挙筋，女性の子宮円索，下肢を栄養）の2つに分枝する．内腸骨動脈の枝は，臓側枝として臍・膀胱・子宮・直腸に分布する動脈（臍動脈・上膀胱動脈・下膀胱動脈・子宮動脈・中直腸動脈），壁側枝（腸腰動脈〔腸腰筋など後腹壁を栄養〕・内陰部動脈〔骨盤底・直腸下部（肛門）・外部生殖器（尿生殖の外口）を栄養〕，下肢に向かう閉鎖動脈〔閉鎖孔（閉鎖管）を通って大腿骨頭・内転筋群・大腿骨頭靭帯を栄養〕・上殿動脈・下殿動脈に分枝する．

⑨大腿と下腿の動脈

外腸骨動脈の続きとして鼡径靭帯の中央点で腹壁を貫いて始まる大腿動脈は，大腿部前内側を下行し，途中で大腿深動脈（内側・外側大腿回旋動脈を出して，大腿内側部および外側部の皮膚，深部にある筋を栄養）に分枝し，さらに3～4本の貫通動脈を大腿後面に出す．膝窩動脈は上・中・下膝動脈を膝の外側面と内側面に出し，下行膝動脈，前頸骨半回動脈などとともに動脈網を形成する．また，膝窩動脈は，下腿で前脛骨動脈と後脛骨動脈とに分かれて下行し，足に至り，前者は足背動脈，後者は内側・外側足底動脈となる．

⑩足の動脈

前脛骨動脈は踵骨の高さで足背動脈（踵部と足背部を栄養）となる．後脛骨動脈は踵骨部へ達してから内側・外側足底動脈（足底を栄養）に分かれる．両者の吻合枝は足背動脈と交通し，足背弓状動脈と足底動脈弓をつないでいる．この弓状動脈から小動脈が分枝し，足の遠位部と足指を栄養する．

6 体循環-静脈系

体循環の静脈は冠状静脈洞へ注ぐ心臓の静脈を除いた組織や器官から血液を集め，最終的には大静脈を経て右心房へ注ぐ．一般的に静脈は動脈に伴行するが，いくつかの領域ではまったく異なった走行をする．動脈の本幹である大動脈は1本であるが，静脈の本幹である大静脈は，上半身の静脈を集める上大静脈と下半身の静脈を集める下大静脈の2本である．また，胸壁の肋間静脈を集める奇静脈系は動脈とは伴行せずに独立して上大静脈に注ぐ．皮下を走る皮静脈は動脈に伴行しない．特に手足では静脈網を形成する（手背静脈網など）．脳の静脈は，動脈とは異なり硬膜の中を走る（硬膜静脈洞）．腹部の消化管および脾臓からの静脈は，門脈という経路に集められて肝臓に注ぐ．肝静脈も動脈には伴行せずに下大静脈に注ぐ．内臓周囲の静脈は互いに吻合しあって静脈叢を形成する（直腸静脈叢，膀胱静脈叢，前立腺静脈叢，子宮静脈叢など）．

この章では，動脈に伴行しない静脈のうち上大静脈と下大静脈に注ぐ主要な静脈について述べる（図8-17）．

①上大静脈

上大静脈は，左右の腕頭静脈（頭頚部と上肢の静脈が注ぐ）と奇静脈（胸壁の静脈）が合流したものであり，頭部・頚部・胸部・肩甲部・上肢からの血液を集める本幹である．右の気管支と右肺動静脈の前を下行して右心房に流入する．左右の腕頭静脈は各々がY字型に分かれ，内頚静脈（脳の血液・上甲状腺静脈・舌静脈・顔面静脈から注ぐ）と鎖骨下静脈に分かれる．内頚静脈と鎖骨下静脈の合流部を静脈角とよぶ．右の静脈角には右上半身のリンパを集めた右リンパ本幹が，左の静脈角には左上半身と全下半身のリンパを集めた胸管がそれぞれ注ぐ．腕頭動脈は右側にしかなかったが，腕頭静脈は左右にあることに注意する．

②頭蓋の静脈

頭部から導出される血液の大部分は，左右の内頚静脈・外頚静脈（頚部の皮静脈．鎖骨下静脈へ）・椎骨静脈（頚部脊髄・頭蓋骨後面から注ぐ．椎骨動脈に伴行し，胸部で腕頭静脈に合流）の3つの静脈へ注ぐ．

左右の内頚静脈は左右のS状静脈洞の続きで，中頭蓋窩にある頚静脈孔にはじまり，頚部に出て胸鎖乳突筋のうしろを下行し，鎖骨の高さで鎖骨下静脈と合流して腕頭静脈となる．

③頭・頚部の皮静脈

頭部の皮静脈には，側頭静脈（外頚静脈へ）・顔面静脈（内頚静脈へ）・顎静脈（外頚静脈へ）がある．下顎付近では，内頚静脈と外頚静脈間に吻合がみられる．外頚動脈は頚部の基部で頚静脈拍動を感じる．

④上肢の静脈

上肢の静脈は深静脈と皮静脈に分けられる．深静脈は動脈に伴行する．皮下には皮静脈が発達している．指静脈は浅・深掌静

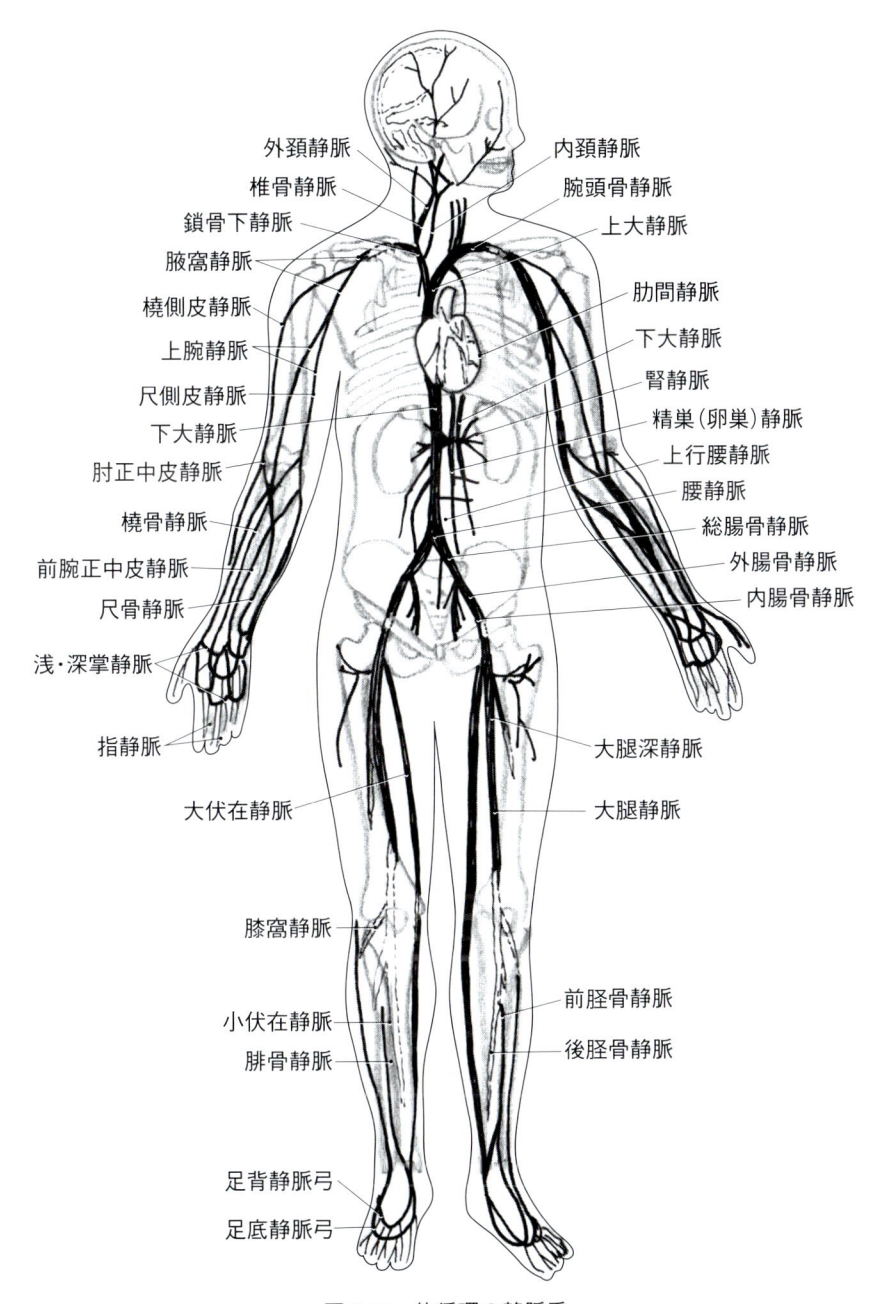

図8-17 体循環の静脈系

脈弓に注ぐ.浅静脈弓は,橈骨皮静脈,前腕正中皮静脈・尺骨皮静脈に注ぎ,前腕を上行する.肘には肘正中皮静脈があり,橈側皮静脈と尺側皮静脈をつないでいる.深掌静脈弓は,橈骨静脈と尺骨静脈へ注ぐ.これらは肘部で合流し,尺側皮静脈と合流した後,腋窩で腋窩静脈に注ぐ.

⑤胸部の静脈(図8-18)

腋窩静脈は鎖骨下静脈となって鎖骨に沿って胸腔に入る.次いで,内頚静脈・外頚静脈と合流して,腕頭静脈となる.腕頭静脈は,第1・2肋骨の高さで左右の腕頭静脈と合流して,上大静脈となる.内胸静脈は腕頭静脈または上大静脈に注ぐ.胸腔内

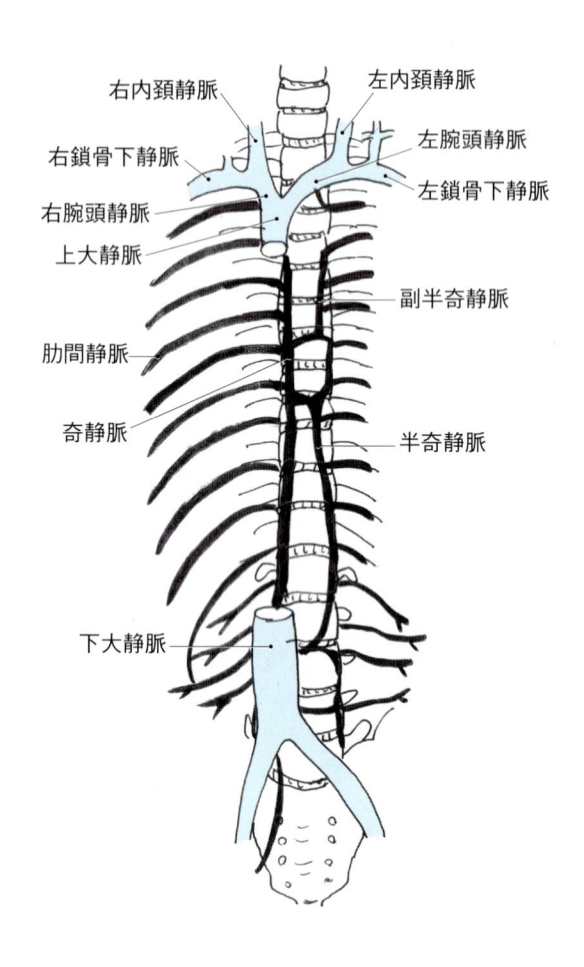

図8-18 胸部の静脈

の臓器からの静脈血は、脊柱の両脇を走る一対の静脈に流入する。右側の静脈を奇静脈、左側のものを半奇静脈・副半奇静脈という。左右の間には横にはしご状の吻合枝がある。奇静脈は上大静脈に、半奇静脈は奇静脈に、副半奇静脈は上方で左腕頭静脈に、下方では奇静脈に流入する。左の肋間静脈は半奇静脈と副半奇静脈に流れ込む。食道静脈のうち多数は奇静脈に入り、その他は左胃静脈に入る。これらは互いに吻合して静脈叢を形成し、体循環と門脈循環を連絡している。

⑥ 下大静脈

下大静脈は、横隔膜から下にある臓器からの血液を集める親指ほどの太さの静脈本幹である。第5腰椎の前で左右の総腸骨静脈（下肢からの血液が注ぐ）が合流して一本になったものである。途中に腰静脈や腎静脈などを受けながら腹大動脈の右側を上行する。合わせて左の性腺静脈（精巣静脈や卵巣静脈）も合流する。右の性腺静脈は右腎静脈よりも下方で下大静脈に直接注ぎ込む。

⑦ 下肢の静脈

下肢には深静脈と皮静脈がある。皮静脈の血液は交通静脈を介して深静脈に流れる。深静脈は動脈に伴行して大腿静脈に集まり、骨盤に入ると外腸骨静脈と名前を変える。まず、足底静脈に集められた足底の血液は、前脛骨静脈・後脛骨静脈・腓骨静脈に入る。足背の血液は足背静脈に入る。足底静脈弓と足背静脈弓の間には連絡があり、血流は皮静脈から深静脈へと流れる。下肢の静脈血を運ぶ皮静脈には、小伏在静脈と大伏在静脈がある。小伏在静脈は足背静脈弓から起こり、下腿後面に沿って上行し、膝窩にて深静脈である膝窩静脈に注ぐ。膝窩静脈は大腿に達すると大腿静脈となり、大腿動脈に伴行して上行する。大伏在静脈は人体でもっとも長い静脈であり、足背の内側から始まり、脛骨の内側を経て、大腿内側を上行し、鼠径靱帯の高さで大腿静脈に合流する。そこから骨盤に入ると外腸骨静脈となる。

⑧ 骨盤からの静脈

大腿静脈に続く外腸骨静脈は、下腿・骨盤・下腹部からの血液を集め、腸骨の内側面で骨盤内臓からの血液を集めた内腸骨静脈と合流し、総腸骨静脈となる。左右の総腸骨静脈は第5腰椎の前で合流し、下大静脈となる。骨盤内の深静脈は基本的に動脈の伴行静脈として内腸骨静脈に注ぐ。しかし骨盤内臓の静脈は、動脈とは伴行せずに

各内臓周囲で複雑な静脈叢（膀胱静脈叢・前立腺静脈叢・子宮静脈叢・直腸静脈叢など）を形成する．

⑨門脈循環

胃，腸，膵臓，脾臓から集められた静脈血は下大静脈に入らずに，直接そのまま門脈に注ぐ．門脈は，おもに脾静脈・上腸間膜静脈・下腸間膜静脈が合してできた特別な静脈であり，いったん肝臓の毛細血管へ導かれたのち下大静脈に入る．また，門脈は肝組織の機能血管として，胃腸から吸収されて血中に入った栄養分や薬物を肝臓に送り解毒および余分なものをグリコーゲンとして貯蔵すること，膵臓から分泌された血糖調節ホルモン（インスリンとグルカゴン）をまず肝臓に運んでグリコーゲン貯蔵量を調節すること，脾臓で古い赤血球が壊され，その処理によって生じた分解産物（ヘモグロビン）を肝臓に運んで胆汁の材料にすることなどの役割をもつ．門脈を流れるほとんどの血液は肝臓を通るが，ごく一部は細い静脈叢を介して，他の静脈系に入る．その例として，食道の下端（噴門），直腸の下部，肝臓の下面から臍の周囲，さらに腹壁の皮静脈につながる経路があげられる．肝硬変などで門脈の通過障害が起こると，門脈圧が亢進し，これらの静脈叢に大量の血液が逆流する．これにより食道静脈瘤や噴門部および直腸下部の大量出血が起きたり，臍周辺の前腹壁の皮静脈が放射状に怒張し「メドゥサの頭」といわれる状態になる．

1 胎児循環（図8-19）

胎児は出生と同時に，母体内の水性環境（羊水）から出生後の空気環境に変わるため，出生前後には異なる循環系をもつ．出生後の循環は肺で酸素を取り入れ，摂取した栄養を肝臓で代謝することで，からだが必要とする物質を生成する．これに対し胎児期には，胎児と母体とを結ぶ臍帯の中を通る血管によって，母体血から酸素と栄養を取り入れ，二酸化炭素と老廃物を母体血に排出する．胎児血と母体血間の物質交換は，母体の子宮のなかに形成される胎盤を通して行われ，胎盤は臍帯によって胎児の臍につながる．胎児血と母体血は一定の胎盤組織によって隔てられるため直接混ざり合わず，すべての物質交換は毛細血管壁を介する拡散によって行われる．この特殊な循環系を胎児循環といい，胎盤は胎児にとって呼吸器系や消化器，泌尿器系などの代わりに働く．

※胎児の循環には，臍静脈，臍動脈，静脈管，卵円孔，動脈管などの生後の循環にはみられない血管がある．

臍静脈：胎盤から胎児の臍に向かう血管．栄養と酸素を含んだ動脈血が流れている．

臍動脈：胎児から胎盤へ向かう血管．炭酸ガスや老廃物を母体血に送り返す．

動脈管（ボタロー管）：肺動脈と大動脈弓を結ぶ血管．胎児は肺呼吸していないので肺動脈の血液の大部分は肺に行かず動脈管を通って大動脈に流れる．

卵円孔：左右の心房の間の壁（心房中隔）にあいている穴．胎児は肺呼吸をしないので肺に血液を送る必要がないため卵円孔を通って右房から左房へ流れる．

2 胎児循環の切り替わり

出生直後に，「オギャー」という産声と同時に肺呼吸が開始する．これにより肺に空気が入って肺組織が大きく広がると，平滑筋が収縮し動脈管は閉鎖する．生後数分には，温度や機械的刺激，酸素分圧の変化などにより，臍動脈も動脈管も同様に閉鎖する．動脈管にバイパスされていた多量の血液は，左右の肺

動脈から拡大した肺組織内に引き込まれて肺循環が確立する．また肺循環から左心房に大量の血液が返るので，これまで低圧だった左心房の圧が一気に上昇する．この結果，右心房と左心房の圧力差を原動力に，開通していた卵円孔からの血流（右心房→左心房）が止まり，卵円孔が閉じる．その後，閉鎖した卵円孔は卵円窩というくぼみとして心房中隔に痕跡を残す．また，出産時に臍帯を縛ることで胎盤循環がなくなり，左右の臍動脈，臍静脈および静脈管への血流がとまる．臍動脈は臍動脈索，臍静脈は肝円索，静脈管は静脈管索というヒモに変化する．

胎児の血液循環系は成人と同様の命名により，心臓から出て臍帯を通って胎盤に向かう血管を臍動脈（2本, 静脈血が流れる）といい，反対に胎盤でガス交換し，心臓に戻る血管を臍静脈（1本, 動脈血が流れる）という．胎児ではまだ肺循環はほとんどなく，右心室から押し出された血液の約4％が肺へ向かうのみである．約96％は肺動脈と大動脈弓をつなぐ動脈管（ボタロー管）を通って大動脈へ入る．上述の胎児の血管系は出生後は次のような形として残る（生後の遺残）．

① 動脈管索　←　動脈管（ボタロー管）
② 卵円窩　←卵円孔
③ 静脈管索　←静脈管（アランチウス管）
④ 肝円索　←　臍静脈
⑤ 臍動脈索　←　臍動脈

注）番号は図8-19参照

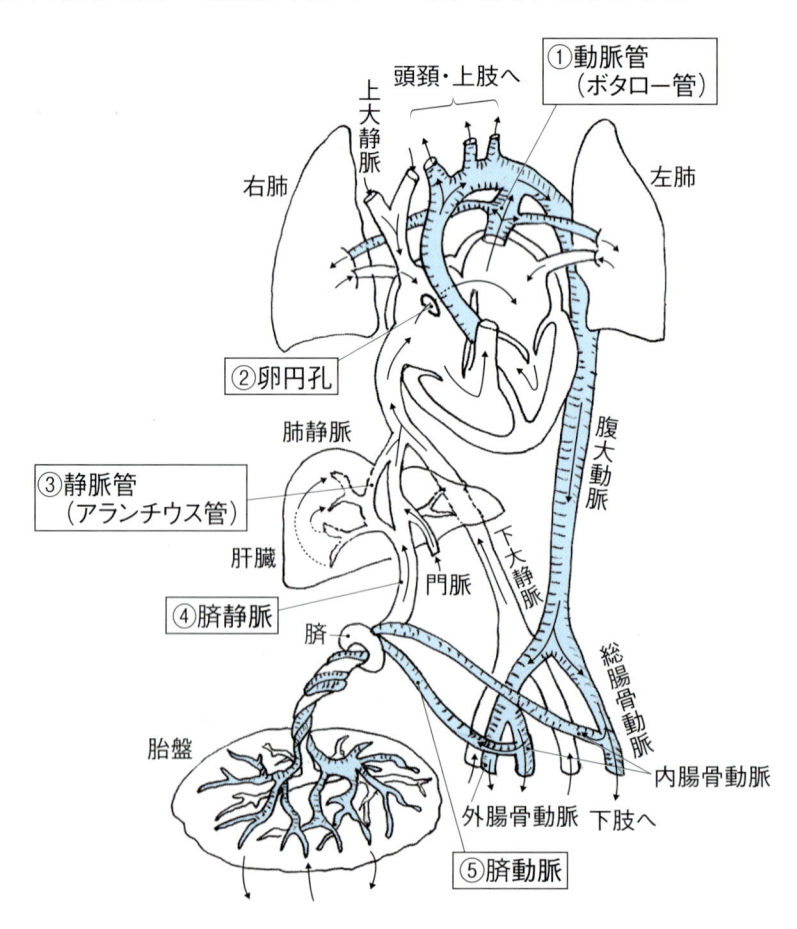

図8-19　胎児循環

コラム　血管の神経支配

　毛細血管を除くすべての血管は，中膜の平滑筋をもつことから，自律神経支配を受けます．管に沿った液体の流れに対する抵抗（血管の末梢抵抗）については，管の直径，長さ，管内を流れる液体の粘性に影響されますが，健康な状態においては安定しています．ほとんどの血管には副交感神経が分布していないので，血管内腔の直径と平滑筋の緊張度は交感神経刺激の程度によって決定されます．神経刺激が少なくなると平滑筋が弛緩し血管壁の内腔が広がり，血流が増加します（血管拡張）．その逆の場合には，平滑筋が収縮し血管壁が肥厚し内腔が狭まり，血流が低下します．しかし，組織への一定の血液量を確保する必要があり，血流に抵抗がかかります（血管末梢抵抗）．

コラム　「血圧」が高い

　そもそも血圧とは何か，血圧はどこに存在するか？
　血圧（mmHg）は，血液が血管の側面を押し広げる力をいいます．血圧はすべての血管に存在しますが，通常，血圧というと動脈圧のことをいい，大動脈の血圧が頂上になり，大静脈の血圧が谷になる丘のようなグラフを描きます．これを血圧勾配といいます．心臓収縮期の血圧を最大血圧（収縮期血圧），拡張期の血圧を最小血圧（拡張期血圧）と定義されます．最大血圧は心拍出量を，最小血圧は末梢血管，特に細動脈の血管抵抗を反映します．最大血圧と最小血圧の差を脈圧といいます．平均血圧は，心臓の1回の収縮と拡張の間の血圧の平均値で，（最小血圧＋脈圧/3）で近似されます．
　指標となる日本高血圧学会の診断基準よる正常血圧は，収縮期血圧130mmHg未満，かつ拡張期血圧85mmHg未満としています．収縮期血圧が140mmHg以上，または拡張期血圧が90mmHg以上を高血圧と診断されます．

7 血液の組成と働き

1 細胞成分（血球）－赤血球・白血球と血小板

血液には細胞成分である赤血球，白血球，血小板があり，血液の容積の40〜45％を占めている．なお，この割合をヘマトクリット hematocrit 値（Ht 値）といい，一般には血液のうち赤血球の占める割合と考えて，後述する赤血球数，ヘモグロビン値（Hb 値）と共に，貧血の指標として重要である．

1）赤血球

赤血球 red blood cell（RBC），erythrocyte は直径7〜8μmで中央の凹んだ円板状無で核の細胞である．無核なのは，骨髄で産生・成熟の過程で鳥類以下の動物と異なり，核を失った状態で血流中に放出されるからである．赤血球の数は，成人の基準値は450〜500万/mm^{3}であり，平均的に男性の方が多い．

赤血球は，細胞内に鉄を含むヘム色素とグロビンタンパクからなるヘモグロビン hemoglobin（Hb）を多量に含み，酸素を運搬している．血液の酸素運搬能は，赤血球のHbの濃度で推測され，通常血液100mL中，成人女子12〜16g/100mL，成人男子14〜18g/100mLである．Hbは，1g当たり1.34mLの酸素と結合することができるので，Hb濃度（血液100mLに含まれるHbの重さ）を血液100mL中15gとして計算すると，20.1mL（1.34×15）の酸素を運ぶことになる．一方，気体の酸素の水への溶解度は極めて低いので，血液100mL中血漿に溶け込む酸素の量は概算するとわずか1.38mLとなる．したがって，酸素はHbと結合して酸化ヘモグロビンとなることにより，約20倍も効率よく酸素を運搬していることになる．ただし，Hbは酸素と結合する力より一酸化炭素と結合する力が約200〜300倍も高いので，一酸化炭素ががっちりとHbと結合するので，酸素を運ぶことができなくなり，組織が酸素不足となり，いわゆる一酸化炭素中毒状態となる．

赤血球は成人ではエリスロポエチンにより，骨髄で赤血球のもとの赤芽球の分裂・増殖により産生される．その際，鉄，ビタミン$_{12}$，葉酸などが必要である．なお，赤血球の産生は，成人では全身の骨の骨髄（赤色骨髄）で行われている．しかし，成長・老化と共に腸骨や胸骨・肋骨・椎骨などに限り，長幹骨（上腕骨・大腿骨など）では造血はない（骨髄は脂肪組織に置き換わっている）．なお，胎児期では骨髄の他，肝臓や脾臓においても行われる．

赤血球の寿命は約120日で，寿命がくると主に脾臓で破壊（溶血 hemolysis）される．溶血してマクロファージに取り込まれたHbのヘムは鉄を失って遊離ビリルビンとなり，骨髄に送られ，鉄はヘムの合成に利用され，肝臓では貯蔵鉄としてあり，遊離ビリルビンと肝臓内で結合し，胆汁として胆のうを経て腸管に排泄される．血液中のビリルビン濃度が高まると皮膚や眼球の強膜（白眼の部分）が黄色になる（黄疸）．

2）白血球

白血球 white blood cell（WBC），leukocyte は，血液 1mm³ 中 4000 〜 9000 個あり，赤血球の数の約 100 分の 1 である．白血球は大きく顆粒球（顆粒の染色性の違いで，好酸球・好中球・好塩基球の 3 つ区分）と，リンパ球や単球の 3 種類に分けられる．白血球はヘモグロビンや他の色素をもたないので，無色である．英語の leukocyte の leuko- は白という意味であるが，実際に白い色をしているわけではないが，血液をヘパリンなどの抗凝固剤をいれて遠心分離器にかけると，比重の重い赤血球層の沈査の上に白い薄層（白血球の層 − バフィーコートとよばれる）が形成される．白血球の寿命は赤血球にくらべると短く，リンパ球では一般に約 3 週間である．ただし，数年という寿命の長いものもある．

白血球の主な役割：①生体防御 − 体内に侵入した細菌やウイルスなどの異物から身体を守る（免疫機能），②老化した細胞・奇形細胞（腫瘍細胞）の破壊．

3）血小板

血小板 platelet, thrombocyte は巨核球の細胞質の一部で，直径 2 〜 5μm であり，核はなく，血液 1mm³ 中に 12 〜 40 万個ある．血小板の大きな役割は血小板血栓形成による止血である．血管が破壊されて血液が出ると，血管壁のコラーゲン線維（膠原線維）が露出され，それに血小板が接触すると血小板血栓が形成される．

2 液体成分（血漿 plasma）

1）血漿タンパク
血漿の約 7% はタンパク質であり，アルブミン・グロブリン・フィブリノゲンの 3 種類に分けられる．その役割は以下のようである．

①膠質浸透圧：アルブミンによる膠質浸透圧を産み，水の濾過量を調節

②物質の運搬：ホルモン，ビタミン，ヘモグロビン，鉄，脂肪酸，アミノ酸などアルブミンやグロブリンに結合して運搬

③血液凝固への関与：フィブリノゲン フィブリン

④抗体としての役割：グロブリンのうちのγグロブリン = 免疫グロブリン immunoglobulin（Ig）

2）フィブリノゲン（線維素原）とフィブリン（線維素）

血液をとってそのまま放置して赤黒く固まったものが，血餅であり，その上のように薄くやや黄色くすんだ上澄みのような液が血清 serum である．つまり，血漿タンパクの一種であるフィブリノゲンがフィブリンという線維状タンパク質に変化し，細胞成分（血球）と絡まり固まったものが血餅である．血漿からフィブリノゲンを除いたものが血清である．

3 血液型と輸血

赤血球の表面をおおう膜には凝集原と呼ばれるタンパク質がついている．凝集原の A と B の 2 種類のうちどれを持つかにより ABO 式血液型が区別される．血清には凝集原と反応する凝集素とよばれるのもが含まれている．凝集素には α と β の 2 種類があり，α は凝集原 A と，β は凝集原 B と反応して，それぞれ血液の凝固を起こす．

凝集原 A と凝集素 β をもつものが A 型，凝集原 B と凝集素 α をもつものが B 型である．凝集原 A と凝集原 B の両方を持ち，凝集素 α と凝集素 β を持たないものが AB 型，その反対にで，凝集原 A と凝集原 B を持たず，凝集素 α − と凝集素 β をもつものが O 型である．輸血では，凝集原と凝集素の組み合わせで，2 つの血液を混ぜても血液が凝固しない血液型の組み合わせが用いられる．

8 リンパ管系の概要

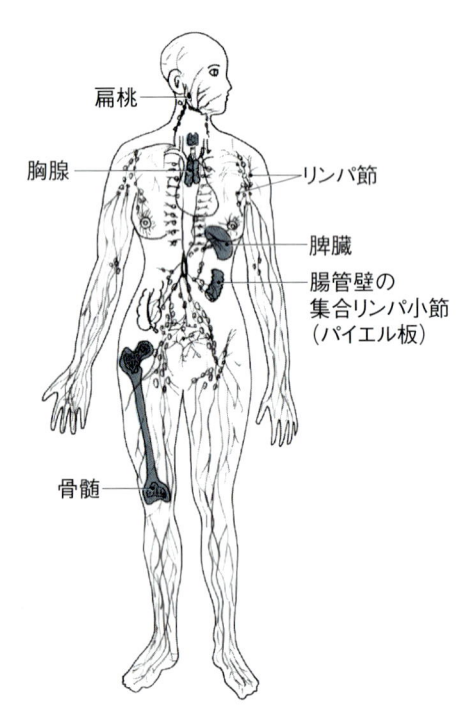

図8-20 リンパ系のしくみ

毛細血管の血管壁から染み出した血漿（血液中の液体成分）に，組織の代謝産物が加わったものを組織間液（間質液）という．すべての体組織や細胞はこれに浸っている．組織間液は一日に約20Lつくられ，このうち16～18Lが細静脈で再吸収される．残りの2～4Lは毛細リンパ管に吸収されてリンパ（液）となる．毛細リンパ管からはじまるリンパ管は，次第に集まって太い集合リンパ管になり，リンパ本幹に集められ，最終的に静脈に入る（図8-20）．リンパ管の途中や合流部にはリンパ節というろ過装置があり，リンパ内に侵入した異物や細菌を血液循環に入り込ませないように働いている．また，リンパ系の働きは体液の循環を担い過剰な組織間液を血液中に戻すことだけでなく，胃腸管から吸収された脂質および脂溶性ビタミン（A・D・E・K）を血液へ運ぶこと，およびこれに関連した脾臓，胸腺およびリンパ節などのリンパ球を含む様々な器官により生体を病原体から守るため重要な役割を果たしている．

1 リンパ管の構造（図8-21）

リンパ管は，毛細リンパ管，前集合リンパ管，リンパ管（集合リンパ管 collecting duct），リンパ本幹に分けられる．また，リンパ管は，皮下にある表在リンパ管とからだ

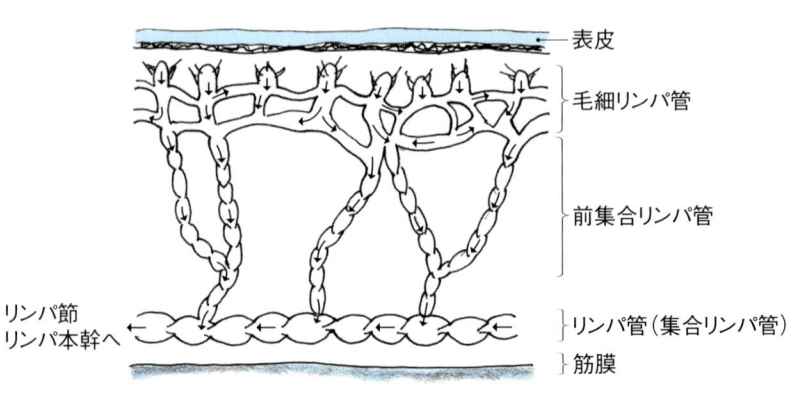

図8-21 リンパ管のしくみ

の深部を走る深部リンパ管に分類される．毛細リンパ管や浅層にあるリンパ管は表在リンパ管に含まれ，皮静脈に伴って走行することが多い．深層にあるリンパ管やリンパ本幹などの深部リンパ管は，深部の血管，特に深静脈に伴って走行することが多い．

(1) 毛細リンパ管（終末リンパ管）

毛細リンパ管は，先端が不規則な盲端状の形態をしていて，網状のネットワークとして全身に分布する．管壁は一層の内皮細胞のみからなり，基底膜を欠くため壁が薄いが，管腔は毛細血管よりもやや太く弁を持たない．管壁には係留細糸（アンカーリングフィラメント）という細い結合線維が付着している．組織間隙に組織間液が過剰に貯留すると，細胞間液の圧がリンパの圧よりも高くなり係留細糸が引っ張られ，内皮細胞の重なりが広がり隙間ができる．その隙間から組織間液の一部が「毛細リンパ管」に取り込まれ，透明で淡黄色のリンパ（液）が生成される．また，互いに重なり合った内皮細胞の両端は弁として働き，組織液が管内に入れても，逆流はできないしくみになっている．毛細リンパ管は，軟骨基質や眼球角膜のような血液循環のみられない部位や骨髄・中枢神経系を除き，体内のほとんどすべての組織や器官に存在する．内皮細胞間の隙間はある程度の大きさがあるため，組織液に溶けている微小な成分ばかりではなく，ウイルス，細胞断片，細菌などの異物を取り込むことができる．毛細リンパ管で生成されたリンパを前集合リンパ管は，リンパ管へと導く．

(2) リンパ管（集合リンパ管）

リンパ管の構造は，静脈によく似て，内膜・中膜・外膜の3層からなる．やや太いリンパ管には平滑筋層があり，この筋層によってリンパ管は律動的に収縮しリンパをさらに太いリンパ本幹の方へ押し出している．また，内腔に備わる逆流を防止するリンパ管弁の数は，静脈よりずっと多く，多数の弁が短い間隔で存在しているため肉眼的に珠数状にみえる．この弁の働きにより，リンパは一方向性に末梢側から中枢側へゆっくり流れる．リンパ管は末梢からのリンパを集めて，頸部や腋窩・鼠径部などの主要なリンパ節まで運搬する．この経過中に分枝・吻合を繰り返して，次第に太くなりリンパ本幹となる．ついには2本の太い幹（胸管と右リンパ本幹）となり，静脈角（鎖骨下静脈と内頸静脈の合流点）に流れ込む．

※リンパ液が流れるしくみ（図8-22）

静脈血の運搬には筋肉によるポンプ機能が大きな役割を果たしている．リンパ管は消化管の蠕動運動のように自動運動能をもっていることが大きな特徴で，1分間におおよそ10回程度と大変ゆるやかに動いている．管腔内の逆流防止弁との相互作用によって，末梢から中枢に向かって逆流することなく次へ次へ

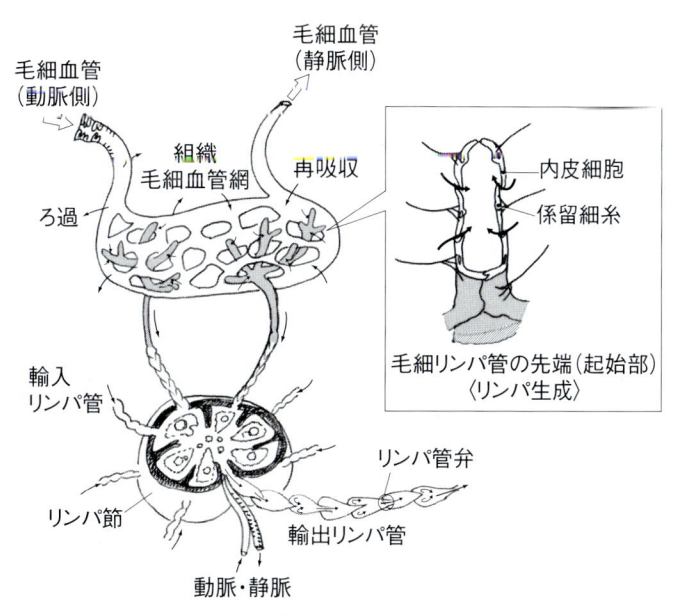

図8-22 リンパ生成およびリンパ管の自動運搬

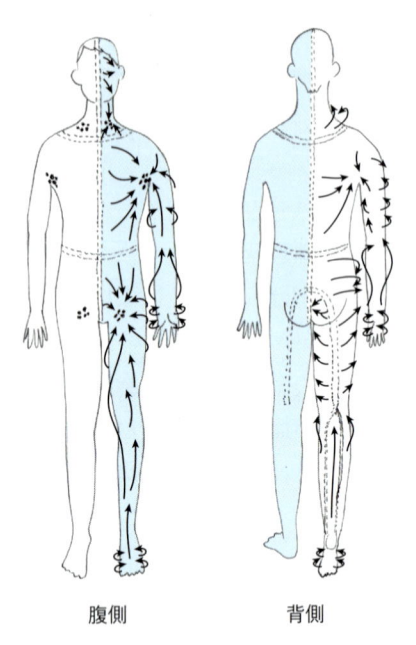

図 8-23　稀少連絡路（リンパ分水嶺）
腹側　　背側

と運ばれる．リンパ管は静脈と同じく，動脈の拍動のリズム，呼吸や消化管運動などほかの臓器の活動，筋肉および関節運動，皮膚のマッサージなどにより，管壁が受ける外側からの圧作用によって流れが促進される．

(3) 稀少連絡路（リンパ分水嶺）（図 8-23）

からだの各部では，一定の領域から流出したリンパ管が必ず経由するリンパ節（所属リンパ節）がある．表在リンパ管は図 8-23 のように，この主要なリンパ節に向けて弁が開くような方向性で，放射状に走行している．これらの流れを分けている線を稀少連絡路（リンパ分水嶺）とよんでいる．臍から下の下半身のリンパ管は鼠径リンパ節に，鎖骨の高さから臍の高さまでの上半身は腋窩リンパ節に，頸部・頭部のリンパ管は頸部リンパ節にというように，上部横断線，下部横断線，正中線を境に上下・左右にリンパの流れが分かれる．この線の領域には弁を有するリンパ管の存在は少なく，毛細リンパ管が発達しているため，リンパが自由な方向性で移動できる．また，ある部分のリンパ管やリンパ節が損傷されても側副リンパ路として機能する可能性がある．

コラム　「浮腫」の話

　私達の血管には，2つの相反する要素が常に綱引きをしています．1つは組織間の水分を血管内に引き込もうとする力「膠質浸透圧」です．もう1つは，血管内から水分を組織間に押し出そうとする力「血管内圧」です．血管には，水分を引き込む力と押し出す力の2つが作用しています．この相反する力のバランスで細胞内外の水分量は一定に保たれています．何らかの原因で体内の代謝に異常が起こって，毛細血管の水の透過性が高まり，毛細血管から組織間隙に浸み出す水分量が，組織間隙から毛細血管内へ吸収される水分量より多くなると，組織間隙に異常に多くの水分が貯留します．このように，ある部位に過剰に水分が溜まった状態を浮腫．毛細血管から組織間隙に浸み出す水分量が，組織間隙から毛細血管内へ吸収される水分量より多くなると，組織間隙の異常に多くの水分が貯留します．このように，ある部位に過剰に水分が溜まった状態を浮腫 edema といいます．

　毛細血管の動脈側では，血管内圧が膠質浸透圧よりも大きくなりますので，血管から組織間に水分が移動します．一方，静脈側では膠質浸透圧が血管内圧より大きいので，水分は組織間から血管に移動します．血管内圧と膠質浸透圧に何らかの異常が起きてバランス

が崩れると，浮腫が生じます．
　浮腫の原因は，次の5つに分類されます．
①血漿膠質浸透圧の低下：膠質浸透圧は，水分を引きこむ力です．膠質浸透圧を維持しているアルブミンが少なくなると，血管から多くの水分が組織間に出ていき，間質液が貯留します．ネフローゼ症候群，肝硬変，低栄養などで起こります．
②静脈側の内圧の上昇：水分を組織間に押し出す力が強くなり，その結果毛細血管から水が間質腔に押し出されて，間質液が貯留します．うっ血性心不全などで起こります．
③リンパ管の閉塞：リンパ管が閉塞すると余分な間質液がリンパ管へ環流できなくなります．乳がんや子宮がんの根治手術でリンパ節を摘出するとリンパ流の阻止が起こり，いわゆるリンパ浮腫，lymphedema が起こります．
④体内のナトリウムの貯留：体内のナトリウムが多くなると，血管内の水分が増えて静脈の内圧が上昇し，浮腫が生じます．糸球体腎炎など腎機能の低下で起こります．
⑤毛細血管の透過性亢進：毛細血管壁が物質を通しやすくなると，正常な状態では通過しないアルブミンが間質腔に漏出し，浮腫を生じます．局所の炎症，火傷，重症感染症などで起こります．

　このような浮腫の観察では，触診によって浮腫の有無や程度を調べます．浮腫がおきているかどうかわかりやすい場所は，下腿前面や眼瞼など皮下組織が少ない部分です．下腿で浮腫を見る場合は，足関節から10cmくらい上の脛骨の内側面を親指の腹で押します．圧痕が深いほど，戻るのに時間がかかるほど，浮腫の程度は重症になります．
　浮腫の治療には利尿薬が用いられることが多いのですが，ループ利尿薬では水分とともにカリウムも排泄されてしまうため，低カリウム血症に注意する必要があります．
　利尿薬には，脱水，電解質異常，口渇，めまい，腎障害，動悸，貧血などの副作用が出ることがあります．また，頻回の尿意や残尿感などによって睡眠障害が起こることもありますので，患者に説明するとともに，「眠れますか」という問いかけも必要です．

9 リンパ系―リンパ管・リンパ節

1 リンパ管とリンパ節の分布

（1）頭頸部（図8-24）
　頭部と頸部のリンパ液は，浅・深部のリンパ節を通り，外頸リンパ節に注ぐ．

後頭リンパ節：後頭部の皮下にあり，後頭，頸部のリンパを受ける．

耳介前リンパ節：耳下腺部の表層にあり前頭部や顔面上部からのリンパを受け，顎下リンパ節や深頸リンパ節へ注ぐ．

耳介後リンパ節：胸鎖乳突筋上部の表面にあり，耳介後面，頭頂部のリンパを受ける．

耳下腺リンパ節：耳下腺の被膜・実質内にあり，頭頂前部，耳介，外耳道，鼓膜および耳下腺からのリンパを受ける．

顎下リンパ節：顎下腺の付近にあり，顔面部および口腔のリンパを受ける．

オトガイリンパ節：オトガイ下にあり，舌尖，下唇，オトガイなどのリンパを受ける．

前頸リンパ節：〔浅〕頸部浅リンパ管，耳介後リンパ節からのリンパを受け，深頸リンパ節に注ぐ．〔深〕舌骨下，喉頭，甲状腺からのリンパを受け，外側頸リンパ節に注ぐ．

浅頸リンパ節：外頸静脈に沿い，頭部側面，後頭リンパ節・耳介後リンパ節からのリンパを受け，深頸リンパ節に注ぐ．

下深頸リンパ節（鎖骨上リンパ節）：鎖骨上窩の深部にて腕神経叢の上で，鎖骨静脈と内頸静脈下部との間にある．数は上深頸リンパ節よりやや少ない．頭頸部からの全てのリン

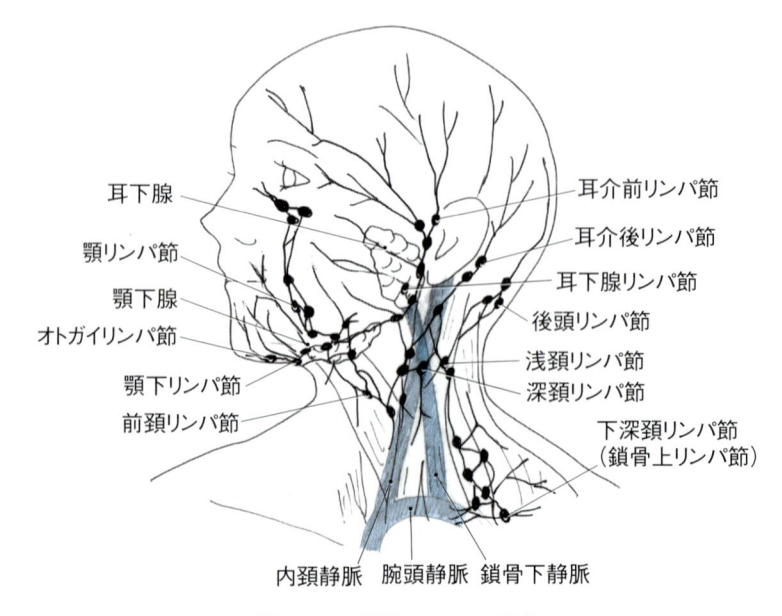

図8-24　頭頸部のリンパ流路

パを受け，頸リンパ本幹に注ぐ．

ウィルヒョウのリンパ節転移：胸鎖乳突筋の外縁部にある下深頸リンパ節群とくに胸管に伴行するリンパ節に胃がん，肺がん，あるいは食道がんなどが転移し，左鎖骨上窩に起こるリンパ節の腫脹をウィルヒョウのリンパ節転移という．

咽頭後リンパ節：咽頭後壁にあり，鼻腔，副鼻腔，口蓋扁桃腺，鼓室，耳管などからのリンパを受け，上・下深頸リンパ節に注ぐ．

(2) 上肢（図 8-25）

　上肢のリンパ節は肘リンパ管と腋窩リンパ節からなる．浅リンパ管の多くは浅静脈に沿い皮下を走り，深リンパ管は深部血管に伴う．

腋窩リンパ節：腋窩の血管，神経束に伴う．上肢，肩甲部，胸壁，乳腺の一部からのリンパを受け，鎖骨下リンパ管に注ぐ．乳がん転移の場合には，鎖骨下や胸骨周辺のリンパ節を含め切除されることがある．

肘リンパ節：上腕骨の内側上顆の上方にあり，尺側皮静脈に伴う．手部および前腕尺側からのリンパを受け，腋窩リンパ節に注ぐ．

(3) 胸部（図 8-26）

　胸骨外側で内胸動静脈に沿い，胸，腹壁と乳房内側部のリンパを受ける．

縦隔リンパ節：〔前〕胸部大血管および心膜の前面にあり，胸腺，心膜，心臓，横隔膜および肝臓からのリンパを受け，気管支縦隔リンパ本幹に注ぐ．

〔後〕胸大動脈および食道に沿い，食道および胸大動脈からのリンパを受け，直接胸管に流入する．

気管，気管支および肺のリンパ節：肺リンパ節は肺実質内にて気管支の分岐部，肺動静脈の分岐部にあり，肺からのリンパを受け，気管支肺リンパ節に注ぐ．気管支肺リンパ節は両側の肺門にあり，上・下気管，気管支リンパ節からリンパを受け，気管傍リンパ節に注ぐ．気管傍リンパ節，前縦隔リンパ節の輸出リンパ管は合流して左右の気管支縦隔リンパ本幹を形成し，右側は右リンパ本幹に，左側は胸管に流入する．

(4) 腹部のリンパ節：前腹壁から上方は腋窩リンパ節に，下方は浅鼠径リンパ節に入る．後腹壁の深部のリンパ管は腰リンパ節に注ぐ．腰リンパ節は腹大動脈および下大静脈の周囲にあり，後腹壁，腹腔内有対臓器，総腸骨リンパ節からのリンパを受け，腰リンパ本幹となり，乳び槽に注ぐ．腹腔無対臓器（胃・肝臓・胆嚢・膵臓・脾臓など）からのリンパは腹腔リンパ節に注ぎ，腸リンパ本幹を助成する．

上腸間膜動脈およびその枝に沿うリンパ節：腸間膜リンパ節，回結腸リンパ節，右結腸リンパ節，中結腸リンパ節の諸群はそれぞれ同名動脈に沿い，その動脈の流域のリンパを集め，上腸間膜リンパ節に注ぎ，腸リンパ本幹を助成する．

下腸間膜に沿うリンパ節：左結腸リンパ節，

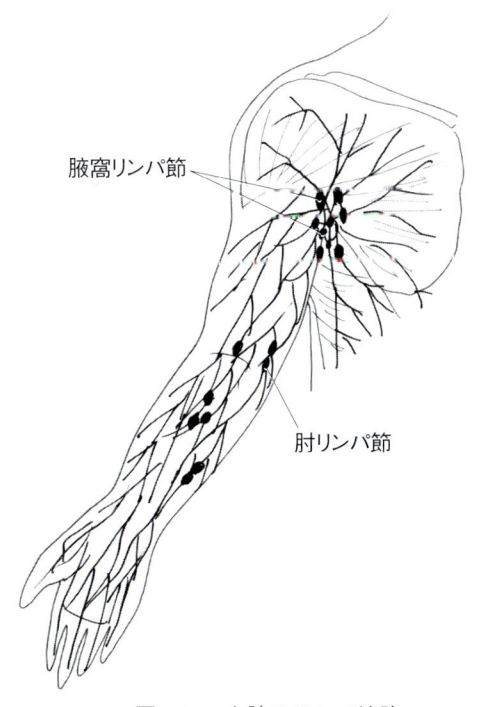

図 8-25　上肢のリンパ流路

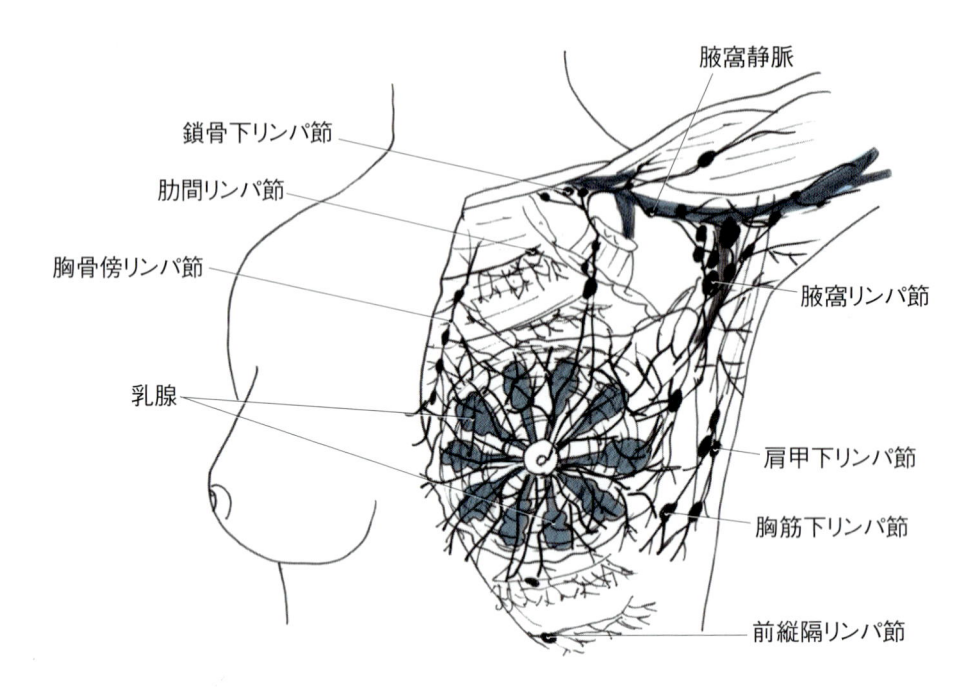

図 8-26 胸部のリンパ流路

S状結腸リンパ節，上直腸リンパ節の諸群はそれぞれ同名動脈に沿い，その動脈の流域からのリンパ管を集め，下腸間膜リンパ節に注ぎ，腸リンパ本幹を助成する．腸リンパ本幹は腹腔リンパ節，上下腸間膜リンパ節の輸出リンパ管は合流して，乳び槽に注ぐ．

(5) 骨盤のリンパ節およびリンパ管：

外腸骨リンパ節：外腸骨動・静脈に沿い，浅・深鼠径リンパ節，前下腹壁からの深リンパ管，膀胱，前立腺あるいは子宮頸，腟などからのリンパを受ける．

内腸骨リンパ節：内腸骨動脈およびその分枝に沿い，骨盤壁，骨盤内臓，会陰，大腿後面および殿部からのリンパを受ける．

仙骨リンパ節：正中仙骨動脈に沿い，骨盤後壁，直腸および前立腺などからのリンパを受ける．

総腸骨リンパ節：総腸骨動脈の周囲にあり，骨盤内の諸リンパ節からのリンパ，および下肢，骨盤壁，骨盤内臓からのリンパを受け，左・右の腰リンパ節に注ぐ．

(6) 下肢（図 8-27）

下肢の浅リンパ管は数が多く，皮下にみら

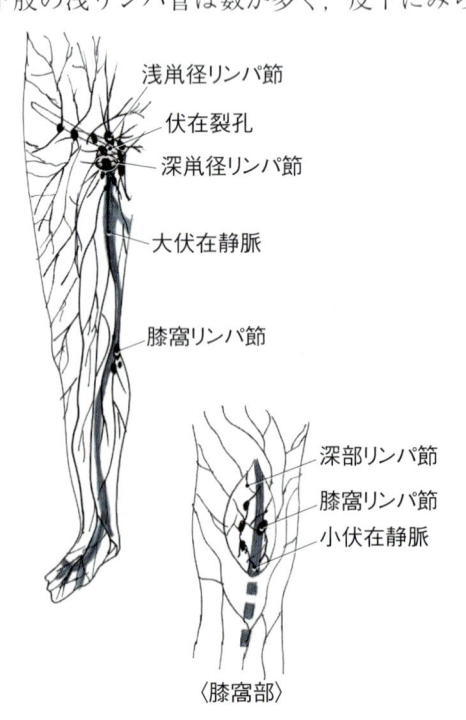

図 8-27 下肢のリンパ流路

れるが，深部のリンパ管は深部の血管に伴走する．両方とも深鼠径リンパ節に入る．

鼠径リンパ節：〔浅〕伏在裂孔の近くにあり，前腹壁下部，殿部，会陰，生殖器および下肢からのリンパを受け，深鼠径リンパ節に注ぐ．〔深〕大腿静脈に沿い，浅鼠径リンパ節の輸出リンパ管および下肢の深部からリンパを受け，外腸骨リンパ節に注ぐ．

膝窩リンパ節：膝窩にて膝窩動脈・静脈のまわりにみられ，足の外側縁および下腿後側にある浅リンパ管，足部，下腿の深部からリンパを受け，深鼠径リンパ節に注ぐ．

2 深部リンパ管（図8-28）

(1) 主要なリンパ本幹

①胸管 thoracic duct

胸管は，人体で最大のリンパ本幹であり，成人では直径約4mm，長さ約40cmある．内腔には数十個の弁がある．下半身の大部分（両下肢，骨盤腔，腹腔）と左上半身（胸郭，頭，頸部左半分，左上肢）からのリンパ管を集める．乳び槽から始まり，腹大動脈と脊柱の間を上行，横隔膜の大動脈裂孔を通過し腹腔に入り，左の静脈角（内頸静脈と鎖骨下静脈の合流部）に注ぐ．

乳び槽：大動脈の後方，横隔膜の大動脈裂孔付近で腰リンパ本幹と腸リンパ本幹が合流してできる袋状の膨らみのことであり，胸管の起始部でもある．小腸粘膜の縦網には，中心リンパ管（中心乳び腔）とよばれる特殊な毛細リンパ管とそれが集まった乳び管というリンパ管がある．腸から吸収された食物脂質（乳び）は血管に入らずに，この乳び槽に流入し，最終的には血液へと運ばれる．とくに食後には，脂肪滴（乳び）が含まれるため胸管を流れるリンパは白濁してみえる．

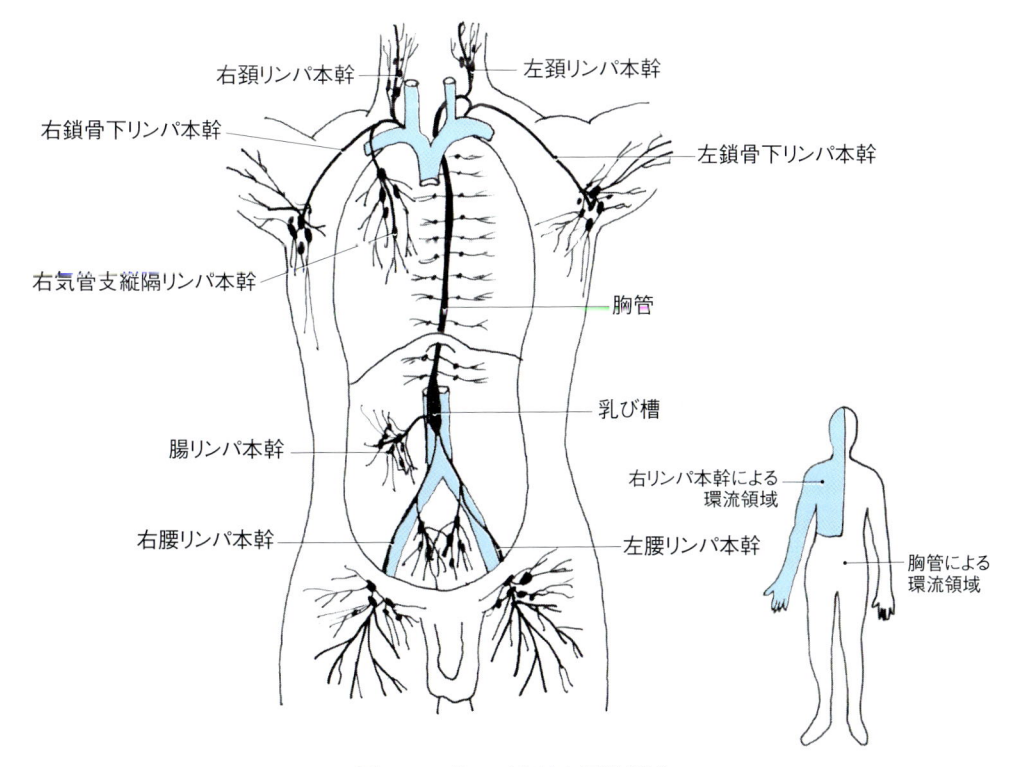

図8-28 リンパ本幹と環流領域

② 右リンパ本幹

右リンパ本幹は，右鎖骨下リンパ本幹，右頸リンパ本幹，右気管枝縦隔リンパ本幹が合流して形成され，長さ約1〜2.5cmの短管となり右静脈角に注ぎ込む．右上半身（右上肢・頭部・頸部・胸壁・気管・肺および心臓・肝臓の大部分）からのリンパを受ける．

③ 静脈角

左右の静脈角に注いだリンパは，再び静脈を流れ血液に還流されて心臓に戻る．左静脈角付近では，胸管，左頸リンパ本管，左鎖骨下リンパ本幹が注ぐ．結果的に，胸管には右上半身を除く全身のリンパが注ぐことになる．

(2) 身体各部のリンパ本幹

リンパ本幹にはいくつかの種類がある．からだの特定部でリンパ節を出たリンパ管は合流し，リンパ本幹を形成する．

① 頸リンパ本幹の流域

頭・頸・顔面部の表在・深部リンパ管を集める．

② 鎖骨下リンパ本幹の流域

鎖骨下静脈の流域，上肢，胸部（背上部を含む）の表在リンパ管を集める．

③ 気管支縦隔リンパ本幹の流域

奇静脈流域，胸壁の深部，胸部内臓（肺・心臓・気管・食道など）からのリンパ管を集める．

④ 腸リンパ本幹の流域

門脈流域，腹部内臓（胃・腸・肝臓・膵臓・脾臓などの無対臓器）からのリンパ管を集める．各臓器付近のリンパ節を経由して腹腔リンパ節に集まり，腸リンパ本幹を経て，乳び槽に注ぐ．胃および肝臓の一部は胸腔内のリンパ節に注ぐ．

⑤ 腰リンパ本幹の流域

腹大動脈の両側にあり，腹腔と骨盤内臓の一部（腎臓・副腎・精巣・卵巣などの有対性の臓器など）および下半身の浅リンパ管，下肢からのリンパ管を集める．

コラム　「リンパ浮腫」の治療とケア

　リンパ管系の先天的形成不全やリンパ節郭清を伴うがん術後などにより，リンパ管に輸送障害が生じ，「リンパ浮腫」を発症する可能性があります．リンパ浮腫は，時間の経過とともに増強する皮下組織におけるリンパうっ滞，皮膚肥厚・線維化のため四肢の周径に左右差が生じ，重圧感，深部痛，だるさ，疲れやすさ等を伴います．さらに患部組織の免疫力が低下し，過度の身体疲労，創傷，真菌感染などにより，悪寒，発赤，発熱を伴う急性炎症（蜂窩織炎など）を合併しやすいのも特徴のひとつです．発症時期には個人差があり，術後直後のみならず，数年後，十数年後に発症する場合もあり，長期にわたり適切な治療を受けず放置すると象皮病にまで進む可能性があります．

　代表的なリンパ浮腫の保存的治療として，古くから欧州で実施されている「複合的理学療法（複合的治療）」では，スキンケア・医療用リンパドレナージ・弾性包帯／弾性ス

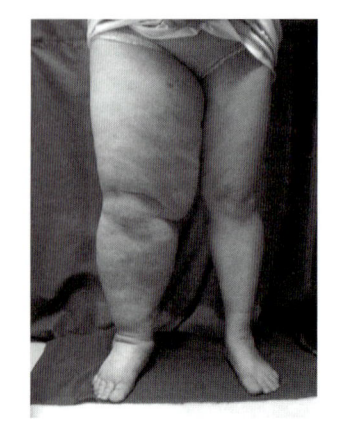

子宮がん術後リンパ浮腫の一例
資料提供：学校法人後藤学園附属マッサージ治療室

リーブ・ストッキングによる圧迫療法・排液果を促す運動療法，患肢挙上やセルフケア方法などを含めた生活指導を中心に，患者さんの個別の状態に応じて実施します．治療開始の際に医師の診察を受け，既往歴，現病歴から適応禁忌を明確にし，現在の浮腫や皮膚状態および解剖学的なリンパ管の走行を考慮し，安全に施術をすすめていきます．早期からの正しい診断，治療やケア，生活指導は，患者さんの日常生活に大きく影響を与えるため，近年，リンパ浮腫の治療やケアを求める患者さんやご家族からの声が高まり，全国の多くの医療機関においてリンパ浮腫治療への取り組みがなされています．

コラム　西洋医学最大の発見？「血液循環」

　解剖学の祖として知られるアンドレアス・ベサリウスが 1543 年に「ファブリカ」を発表して以降，約 5,000 件にも及ぶ沢山の価値ある発見の中で，「目覚ましい医学的発見 10 つ」を問われれば，何と何があるでしょうか．それについて述べた「医学 10 大発見」によると，ベサリウス（近代人体解剖）以下，ハーヴィ（血液循環），レーベンフック（バクテリア），ジェンナー（ワクチン），クロフォード・ロング（外科麻酔），レントゲン（X 線），ロス・ハリソン（組織培養），ニコライ・アニチコフ（コレステロール），フレーミング（抗生物質），モーリス・ウイルキンス（DNA）とあります．ただし，これは選ぶ人により異なります．たとえばおなじ DNA の分子構造の発見でも，ウイルキンスは，ワトソンとクリックとともに 1962 年のノーベル医学生理学賞を受賞しているのです．また，内容も基礎と臨床でさまざまです．

　それはさておいて，たまたまそれぞれが選んだトップに，「医学に実験の原理を初めて導入し，また身体とその各部は運動するものであり，生命それ自体が運動の連続であることを初めて認識した人」として，心臓の機能と人体の血液循環を解明したウイリアム・ハーヴィー William Harvey（1578 〜 1657）が挙げられています．ハーベーはイギリスのドーバー海峡近くの古い港町フォークストンに生まれ，カンタベリーのキングス・グラマースクールでラテン語の読み書き，弁論術など学び，ケンブリジ大学医学部に進学しています．イギリスから出て，イタリアのパドヴァ大学で，ファブリキウスに学びました．帰国後，「心臓から搏出される血液は膨大な量となるが，それだけの沢山の血液が造られるのか？」「心臓から出た血液が大動脈に入り，大静脈を経で心臓に戻るか？」などの疑問を解決するため，ヘビなど動物実験を行い，"血液は循環する"という考えに至りました．さらに，動脈から静脈へ行く血液は一方通行であり，静脈弁があることで静脈血の逆流が防がれていることを示しています．

　彼の血液循環説は，1628 年に「動物の心臓ならびに血液の運動に関する解剖学的研究」（暉峻義ら訳，岩波文庫，1961）で発表されています．その偉大な業績は，母校スクールの校門の壁に"WH"（ウイリアム・ハーヴィー）の刻印として，また，故郷のフォークストンの町の大通りに上半身の銅像として検証されています．写真を見ると，その銅像は左手に心臓を持ち，右手は心臓にあてられています．

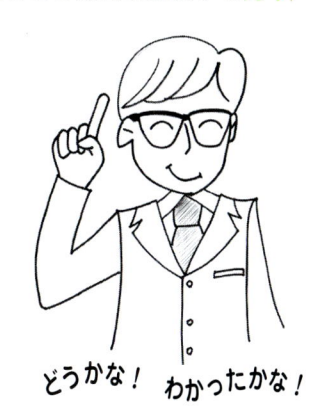

10 免疫機構としてのリンパ系

1 リンパ性器官

(1) リンパ節（図8-29）

リンパ節 lymph nodes はリンパ管の中継のほかに，リンパ球の増生や異物の処理を行い，生体の重要な防御装置として働き，新生・肥大・退縮する．

①リンパ節の構造

リンパ節は，リンパ管の流れの途中や合流部にみられる直径1〜25mm程度の小体で，顕微鏡的に小さいものからマメより大きいものまであり，その大きさに応じた太さの輸入リンパ管と輸出リンパ管が出入りする．膨らみのある凸面部には数本の輸入リンパ管が流入し，反対の凹面部（リンパ節の門）からは1〜2本の輸出リンパ管が出る．被膜は実質（内部）に入りこんで小柱を形成している．リンパ節の内部は細網組織の網目がつくるリンパ洞と多数のリンパ球の集まるリンパ小節からなる．リンパ洞は濾過装置であり，組織の網目で細菌や異物を捕らえる．リンパ小節の中央には胚中心という未熟なリンパ球が集まる部分があり，抗原刺激に応じて異物からからだを守る免疫の担い手であるリンパ性の白血球（Tリンパ球，Bリンパ球）がつくられる．

リンパ節とリンパ小節の違い

リンパ節は小さいながらも独立した実質性器官として表面を線維性の被膜に覆われ，その出入り口であるリンパ門からはリンパ節を栄養する細い動静脈が出入りする．一方，リンパ小節は臓器の内部組織でリンパ球が密に集合して小結節をなしたもので，リンパ節の内部のほか，消化管・呼吸器の粘膜などにも見られる（粘膜関連リンパ組織）．

②リンパ節の分布（9項参照）

頭部や手足では，深層にあるリンパ節より，浅層のリンパ節の方が多いが，体幹部と内臓では深層にあるリンパ節の方がはるかに多い．

(2) 脾臓

脾臓 spleen は，腹腔の左上部で胃底

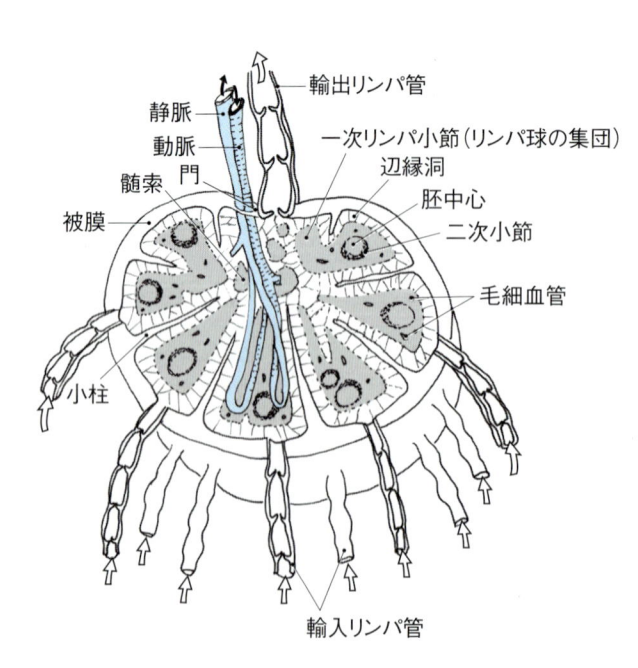

図8-29 リンパ節の外観（模式図）

部と横隔膜の間に位置する卵大の楕円形のリンパ性器官である．脾臓の主な働きは，血中を流れてきた細菌や異物のほか不良血球の食作用，血小板の貯蔵，さらに多量の血液を貯蔵できるため循環血液量の調節を行っている．表面は緻密な結合組織でできた被膜で覆われ，後面は膨らんでいて，中央部のくぼみには脾動静脈，神経，リンパ管が出入りする脾門がある．

　表面の被膜は実質中に入り込み，網状の脾柱をつくっている．脾柱のあいだは柔らかな脾髄とよばれる細網組織（おもにリンパ球とマクロファージなど）で満たされる．脾臓の大部分は，複雑豊富に血管が走行し暗赤色をした赤脾髄であり，その中に小さな斑点状の白脾髄が散在する．白脾髄は，中心動脈の周囲にはリンパ球が集まってできたリンパ小節からなり，内部の胚中心では盛んにBリンパ球の増生を行う．赤血球の処分によって出たヘモグロビン（血色素）は分解されビリルビンとなって，脾静脈を経由して門脈に注ぎ，肝臓に送られて胆汁色素として胆汁の中に排出される．

（3）胸腺

　胸腺 thymus は胸骨のすぐ後ろにあり，くびのつけ根にまで広がる左右不等形の1対のリンパ組織である．乳幼児ではよく発達して心臓の前方を覆うように広がるが，思春期を過ぎると退縮し，次第に大部分が線維性結合組織や脂肪組織に置き換わる．

　胸腺を包んでいる被膜は内側に入り込み，実質を小葉に分けている．分けられた実質の外側を皮質といい，内側を髄質という．皮質には，多数のリンパ球やマクロファージなどの細胞が密集する．胸腺の内部にはリンパ小節は存在せず，リンパ管も直接出入りしていないが，ここでTリンパ球前駆細胞をTリンパ球（細胞性免疫）に成熟させ，血管系を介して全身の各リンパ系器官に分配するなど，全身のリンパ組織のなかで中枢的な臓器だといえる．血液関門（胸腺血液関門）があり，胸腺内で血液中のある特定の物質だけに抗原抗体反応が生じるのを防いでいる．

2 リンパ組織

　リンパ組織とは，リンパ球が豊富に存在し，免疫に関与する組織をいう．呼吸器系，消化器系，泌尿器系，生殖器系の粘膜を構成する疎性結合織には，リンパ球が密に詰まっていて，リンパ小節とよばれる．

　これが特に発達したものが扁桃と集合リンパ小節（パイエル板 Peyer's patches）である．扁桃（咽頭扁桃・耳管扁桃・口蓋扁桃・舌扁桃）は，吸気や食べ物とともに侵入してきた病原体などから身体を守る，粘膜にできたリンパ小節の大きな集団である．周辺より隆起する表面には，陰窩とよばれる深い陥凹部が散在する．この陰窩の粘膜下には多数のリンパ小節が並んでいて，細菌や異物などの抗原刺激によってBリンパ球が増生され，抗体産生が促される（図8-30）．

　消化器には広範囲にわたってリンパ小節が分布しており，とくに小腸の一部である回腸ではリンパ小節が集合し2〜4cmの楕円形の隆起をつくる（パイエル板）．その他にも，リンパ小節が一個だけ単独に存在する孤立リンパ小節も存在する．集合リンパ小節は，回腸と虫垂に特に発達するが，孤立リンパ小節は消化管の全長にわたりどこにでもみられる．

第9章

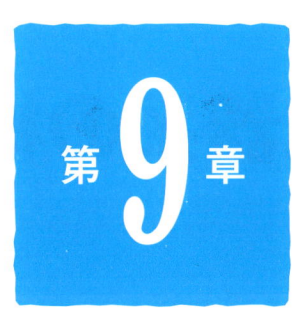

栄養素の消化・吸収と代謝

1
消化器系の概観
2
咀嚼と嚥下
3
胃の動きと消化
4
小腸の動きと管腔内消化
5
大腸の動きと排便
6
肝臓・胆嚢・膵臓の構造と機能
7
腹膜と腹膜腔

1 消化器系の概観

A 消化器系の構造

消化器系 digestive organ は消化管と消化腺よりなる．口腔 oral cavity に始まり肛門 anus にいたる消化管は，個体発生の初期には体長と同じ長さで現われる．それ以降は長さが延び，各部位の分化を遂げ，折れ曲がって腹腔の中におさまる．大消化腺として，大唾液腺（耳下腺・舌下腺・顎下腺），肝臓，胆嚢，膵臓がある．また，消化管の管腔には付属する小唾液腺（頰腺・舌腺・口蓋腺・臼歯腺など）があり，食物の消化・吸収を助けている（図9-1）．

1 消化管

食物をとりいれる口腔から始まり，不要なものを排便する肛門で終わる．固形や液体の食物は咀嚼によって唾液と混ぜられ，嚥下で食道へとすすみ，胃で一時貯えられる．厚い筋層を持つ胃の動きによって胃液と混ざった後，胃からの排出速度は幽門括約筋によって調節を受け，糜汁となって吸収の場である小腸へと送られる．小腸は，十二指腸，空腸，回腸と続き，主に空腸で吸収が起きる．その後，回盲弁での移動速度の調節を受けて，大腸へと内容物がすすむ．大腸は，結腸（上行，横行，下行，S状）と直腸の部位に分けられ，腸内細菌が常時共存している．形成された糞便は最後に肛門から排泄される．消化管の管腔内は体内にあるが外界に面していると考えられる．

2 付属器官

外分泌腺である唾液腺，肝臓，膵臓が分泌する液が消化管腔に流れ込み，消化・吸収を助けている．唾液腺は唾液を口腔に向かって開口し，肝臓は胆汁を，膵臓は膵液を十二指腸管腔へと分泌している．

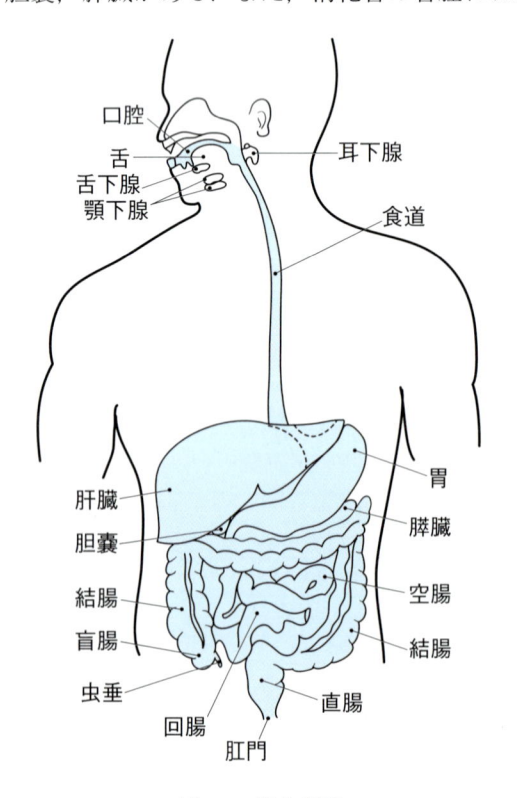

図9-1　消化器系

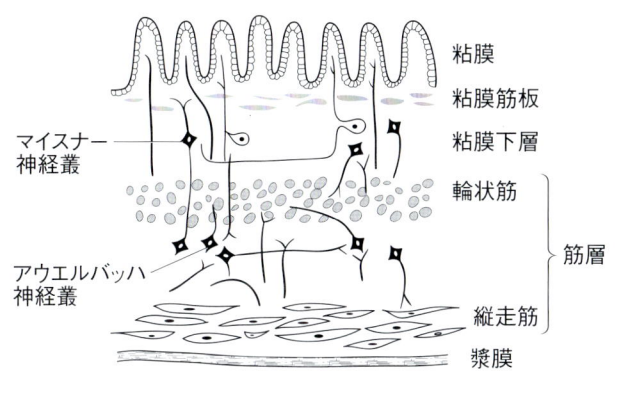

図9-2 消化管の神経支配

B 消化管の基本構造

　消化管は粘液で覆われた粘膜で食物に接する．粘膜は薄い粘膜筋板の上にのり，粘膜を支える粘膜下層があり，さらにその下には平滑筋でできた筋層がある．そして，外側を結合組織でできたうすい漿膜または外膜が包んでいる．粘膜下層には，粘膜下（マイスナー）神経叢があり，主に粘膜からの分泌調節と粘膜下血管の神経調節をしている．神経伝達物質として，アセチルコリン，ノルアドレナリン，ニューロペプチド，エンケファリンなどが分泌されている．筋層は平滑筋でできており，基本的に内層の輪状筋と外層の縦走筋からなる．その間には筋層間（アウエルバッハ）神経叢があり，主に筋層の収縮を調節している（図9-2）．

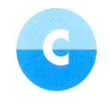

C 消化管の動きと機能

1 消化管の動き

　腹腔 abdominal cavity の中にある消化管はあまり動きのない胸腔と骨盤腔の間に挟まれており，大きく自由に動くことができる．胃や小腸の筋層の動きは，内容物を細かくする機械的消化の一部をになっており，また，胃は少量ずつ内容物を小腸に送ることによって，食物中の栄養素の吸収がもれなくすすむようにする．小腸の動きは粘膜と内容物が接触しやすくなり，吸収効率を高める効果もある．大腸は，小腸で吸収され水分含量が少なくなってきた内容物をゆっくりと移動させて水分をさらに吸収する．内容物は，適切な時期に排便をコントロールできるように粥状から適度な固形の便の形に変えていく．

（1）静止膜電位のゆらぎ

　消化管の平滑筋は他の平滑筋とは異なり，ゆらぎのある静止膜電位をもつ．この電位は，slow wave（緩徐波）または，basic electrical rhythm（BER）とよばれ，筋収縮をおこす作用はないが，最大脱分極にスパイク電位が重なると筋組織の緊張が高まり，収縮する（図9-3）．スパイク電位はアセチルコリンといった神経伝達物質や消化管ホルモンがおこす．このため，slow wave は消化管の分泌や運動のペースメーカーとして働いていると考えられている．wave は1分間に胃で3回，十二指腸で12回，肛門にすすむにつれて下がり結腸では4〜6回となる．

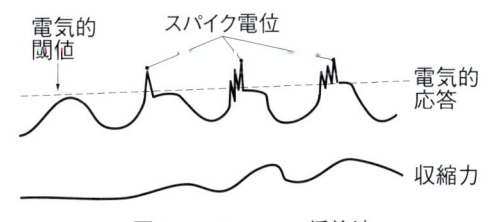

図9-3　slow wave 緩徐波

（2）蠕動運動

　食道から大腸までは蠕動運動 peristaltic movement を基本とし，口腔から肛門の方向に内容物を送る（図9-4）．蠕動運動は内容物の口側の輪状筋が収縮してしまい，その収縮輪が肛門側へと移動することによって，内

図 9-4 蠕動運動

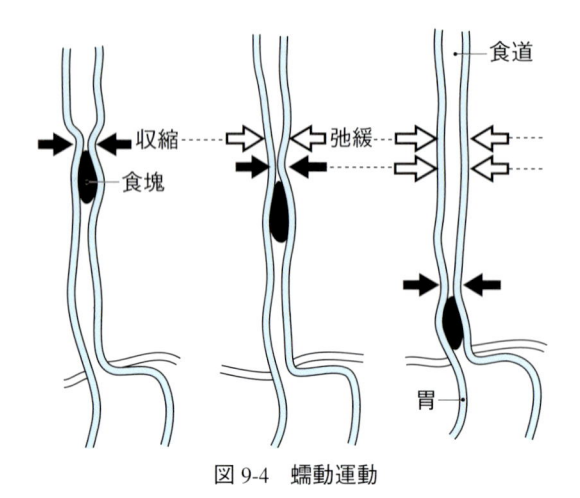

容物の移動を助ける．

(3) 進行性胃腸運動群

消化が終わる食後 90 〜 120 分から始まる動きで，胃から回腸末端までウエーブ状におきる．これを進行性胃腸運動群 migrating myoelectric complex（MMC）とよぶ．MMC は約 90 分の間隔でおこり，肛門側に向かって 5cm/ 分の速度ですすむ．胃や小腸に残っている内容物を掃除する役目があるといわれる．食物が消化管に入ると，この運動はすぐに停止する．

(4) 消化管ホルモンによる調節

消化管は，自らの運動や分泌の機能を調節する消化管ホルモンを分泌する．特に消化管下部への移動速度を調節する必要のある胃や十二指腸付近を中心に内分泌細胞があり，血流を介した局所的なホルモンによる調節を行っている．胃から分泌されるガストリン，十二指腸から空腸にかけて分泌されるコレシストキニン，胃から結腸まで広く分泌される血管作動性腸ペプチド vasoactive intestinal peptide（VIP），モチリンなどがある．ガストリンは胃液分泌の促進，胃から大腸までの粘膜の成長促進や，胃の蠕動運動の促進をする．コレシストキニンは，パンクレオザイミンと同一のものであるが，胆嚢の収縮や膵液の分泌を促進する．また，胃からの排出能を抑制し，小腸と大腸の運動を促進する．VIPは，小腸で電解質や水の分泌を高め，腸管の平滑筋を弛緩させる作用があり，MMC を制御する．

(5) 神経調節

粘膜をとりかこむ平滑筋のうち，輪状筋は，興奮性および抑制性の運動神経の支配を受けている．縦走筋は輪状筋に比べて神経支配が少ない．自律神経の副交感神経は平滑筋層に働いて活動を活発にし，括約筋を弛緩させ，消化吸収能を高める．横行結腸までは迷走神経の支配を受け，下行結腸，S 状結腸，直腸および肛門は骨盤神経経由の副交感神経の支配を受ける．

交感神経より分泌されるノルアドレナリンは，消化管の平滑筋の活動を遅くする．

2 消化と吸収

吸収 absorption は主に小腸上部である空腸でおき回腸まででヒトの消化酵素による吸収はほぼ終結する．大腸では腸内細菌が生産する物質をわずかに吸収している．吸収は腸管腔内から吸収上皮細胞の細胞膜を通過して体内へと取り込まれる過程である．このため，細胞膜を通過できるほど小さな物質に食物を分解する必要がある（図 9-5）．この過程を消化 digestion という．消化には，口腔や消化管の運動を含む機械的消化と，酵素や胃酸

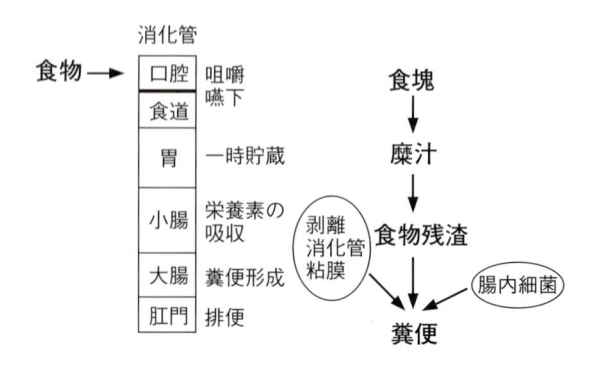

図 9-5 消化管と食物

などによる化学的消化の 2 種類があり，協調しておく．口腔へとりいれた食物は咀嚼により唾液と混和され，食塊となって嚥下により，食道をとおって胃へとすすむ．胃で消化を受けて，糜汁となって小腸へ送られ，さらに消化を受けて吸収される．吸収されなかった食物残渣は，大腸に送られ腸内細菌によって利用された後，残りが剥離した消化管粘膜，腸内細菌の残骸とともに糞便となり，肛門から排泄される．

3 免疫系としての機能

消化管は，発生過程で最初に免疫系が生じる場であり，独自の免疫システムを持っている．免疫系として発達する胸腺，骨髄とほぼ同じ数の免疫担当細胞があることがわかっている．粘膜と粘膜下にさまざまな形をした免疫系の細胞が含まれ，外界からの情報をじかに受け取り，全身をめぐるリンパ球に伝えていると考えられている．さらに，唾液中には分泌型の免疫グロブリン IgA が含まれ，口腔内での微生物の処理に当たっている．また，肝臓は独自の T 細胞である NKT 細胞や，クッパー細胞，NK 細胞があり，門脈を通って送られる腸管より吸収された抗原性物質や，まぎれこんだ細菌の処理にあたっている．

コラム　摂食・嚥下障害と食事

摂食・嚥下障害があると，食べ物をうまく飲み込めないため摂取量が低下し，栄養状態が悪くなってしまいます．その結果体力や免疫力が低下して，病気が悪化したり，肺炎や脱水などの合併症を起こすこともあります．さらに，窒息や誤嚥の危険性が高くなり，食べることが苦痛になってしまいます．これは脳卒中などで起こりますが，高齢者では怪我や病気で短期間寝込んだだけでも起こることがあります．

誤嚥は，食道から胃に入るはずの食物が誤って気管に入ってしまうことです．気管や肺に入った物をうまく出すことができないと，誤嚥性肺炎を起こしてしまいます．

摂食・嚥下機能が低下した方が食べにくい食べ物は，たこやいか，もちなど硬くてのどで詰まりやすいものです．また，スイカやメロンなど噛んでいると水分が出てそのまま気道に入ってしまうもの，千切りキャベツ，トウモロコシなど口やのどの中でまとまりにくいもの，水やお茶など飲むとのどで散らばり気道に入りやすいものがあります．

まずは，専門医に相談して，食べやすくするための工夫をすることが大切になります．例えば，お茶や水を飲むとむせる，咳が出る，のどがゴロゴロしたり痰がからむ時には，お茶やコーヒー，薬を飲む際の水などにとろみをつけます．専門医にすすめられたとろみの濃さを再現できるように使用量を守ります．また，牛乳やオレンジジュースなど食品の種類や温度によってとろみのつき方に違いがあります．

このような食事の工夫と食事前の嚥下体操があります．嚥下体操は，摂食・嚥下に関わる筋肉の活性化やリラックスのために行います．食事前に数分間行うだけで効果がでてきます．口と舌の運動，首のリラクゼーション，深呼吸の 3 種類の体操を行います．まず，唇を突き出すようにして「ウ」，唇を横に引き「イ」と発音します．これを 10 ～ 20 回繰り返します．次に舌を前に突き出し，その後引っ込めます．10 回を 1 セットとして 2 ～ 3 セット行います．舌先を左右の口角に交互につけます．これも 10 回を 1 セットとして 2 ～ 3 セット行います．首のリラクゼーションは，まず首を前に倒し，5 ～ 10 秒間ゆっくりとストレッチを行います．次に後ろ，右，左，右回旋，左回旋をそれぞれ 2 ～ 3 回ずつ行います．そして，頬を膨らませる，へこませる，を 10 回 1 セットとして 2 セット行います．最後に深呼吸をゆっくり大きく 3 回行います．

2 咀嚼と嚥下

　食物を食べるときには，まず食物を認識する．その後，口腔に入れ，分泌された唾液と混ぜながら噛んで食塊を作る．この動きを咀嚼 mastication とよび，歯，顎，舌や頬の動きを顔面筋，舌筋，口蓋筋，咀嚼筋，舌骨上筋，舌骨下筋などの筋肉が協調しておこす．その後，食塊は咽頭へと送られて，のみこまれ食道へと進入する．この動きを嚥下 swallowing という．

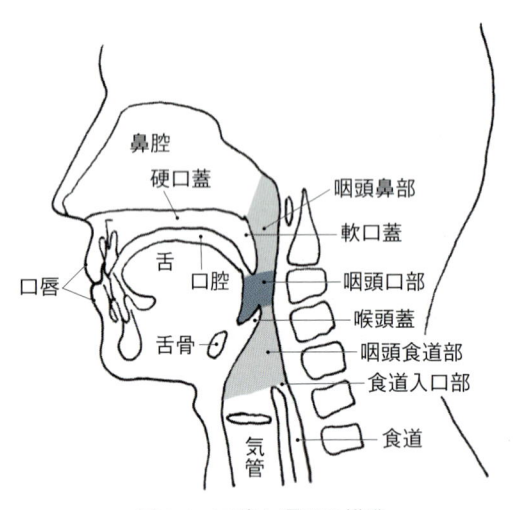

図9-6　口腔と咽頭の構造

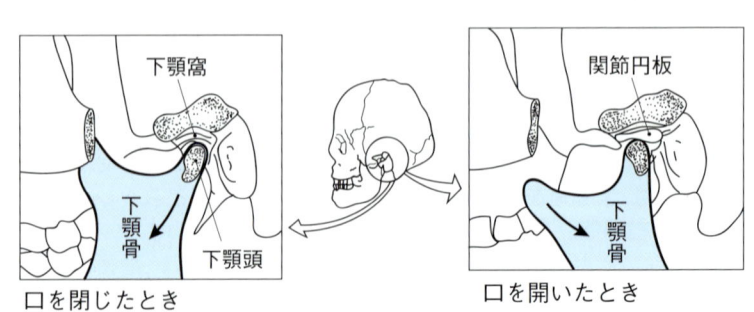

図9-7　顎の動き

A　咀嚼に働く器官とその動き

1　口腔

　筋肉のヒダである口唇に囲まれて口腔があり，口唇と頬，歯と歯肉に挟まれたところを口腔前庭，歯の並びである歯列よりも後ろの部分を固有口腔という．口腔の天井の口蓋は前が骨性の硬口蓋で，後ろは筋肉性の軟口蓋である．

2　顎

　上顎と下顎のうち，下顎骨の関節突起の下顎頭に関節円板をもつため，自由度の高い運動をする．咀嚼は，この関節を中心に下顎を上顎に対して上下・前後・左右に動かすが，咀嚼筋が主に働き，舌，口唇，頬が補助的に働く．下顎頭が下顎窩内を前方に移動しつつ回転すると口は閉じる（図9-7）．

3　咀嚼筋

　咀嚼筋には，側頭筋，咬筋，内側・外側翼突筋があり，下顎神経によって支配を受けており，下顎骨を動かす（図9-8）．下顎を上げて口を閉じる時には，側頭筋，咬筋，内側翼突筋が働く．下顎を下げて口を開く

時には，外側翼突筋が働く．これらの筋の中で咬筋は噛む力に最も関係する筋肉であり，側頭筋は力をあまりいれないで口を閉じる時に働く筋肉である．顎をひくときには，側頭筋，咬筋が働き，顎を突き出す時には，外側翼突筋が主に働き，咬筋，内側翼突筋が補助する．

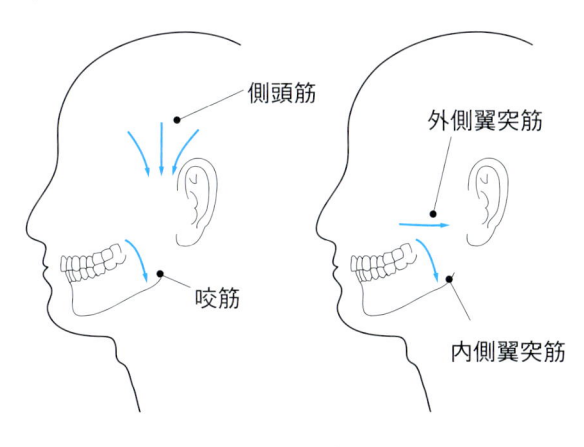

図 9-8 咀嚼筋

4 歯

成人の歯 teeth は切歯，犬歯，臼歯の 3 種類からなり，親知らず（智歯）を加えると 32 本である．離乳期を迎える 1 歳頃から乳歯が生え始め，咀嚼機能の完成する 3 歳で幼児期の歯 20 本が生えそろう．その後徐々に成人の永久歯に生え変わり，親知らずといわれる第 3 大臼歯は 20 歳以降で生える．食物のすりつぶしに使う臼歯は全部で 16 本である．

5 舌

舌 tongue は筋肉でできており，位置と形を大きく変えることができる．咀嚼・嚥下以外に，粘膜表面にある味蕾細胞によって味を感じることもできる．舌の先を舌尖，その後ろを舌体，付け根を舌根という．舌背とは舌の後部上面をさす．

6 唾液腺

唾液腺 salivary gland には小唾液腺が多数存在するが，大唾液腺として，耳下腺，顎下腺と舌下腺がある．耳下腺は耳の前下にある最も大きい腺で頬の内側粘膜に耳下腺管が開口している．顎下腺は舌下に開口し，最も分泌量が多く，舌下腺は口腔底にあり，舌下に開口し，粘液の多い液を少量分泌する．唾液が食物に加わることによって，咀嚼嚥下がすすむ．含まれる粘液は砕かれた食物をまとめて食塊とし，口腔内を滑らかに動き嚥下しやすくする．また，でんぷんを分解する α アミラーゼ（プチアリン）を含むが，胃酸にあうと活性を失う．自律神経系支配を強く受け分泌が調節されている．

B 嚥下に働く器官とその動き

1 咽頭

口腔の奥の鼻腔とつながり，広い空間となっている部分を咽頭 pharynx といい，口部，鼻部，喉頭部にわかれる．口部は口蓋と舌に囲まれた口峡であり，喉頭へと続く．喉頭は，喉頭蓋によって気管と食道を分離している．

2 食道

食道 esophagus は筋層が発達しており，咽頭の下から始まり，気管と心臓の後ろをとおり横隔膜を横切って胃までのびる．上部は横紋筋で下部は平滑筋である．主に迷走神経の支配を受ける．上食道括約部は食道へ空気が進入するのを防ぎ，下食道括約筋は胃からの逆流を防止する．食道は蠕動運動により食物を胃へと送る．狭窄部が 3 カ所あり，起始部，大動脈分岐，横隔膜裂口である．

図9-9 咀嚼の判断

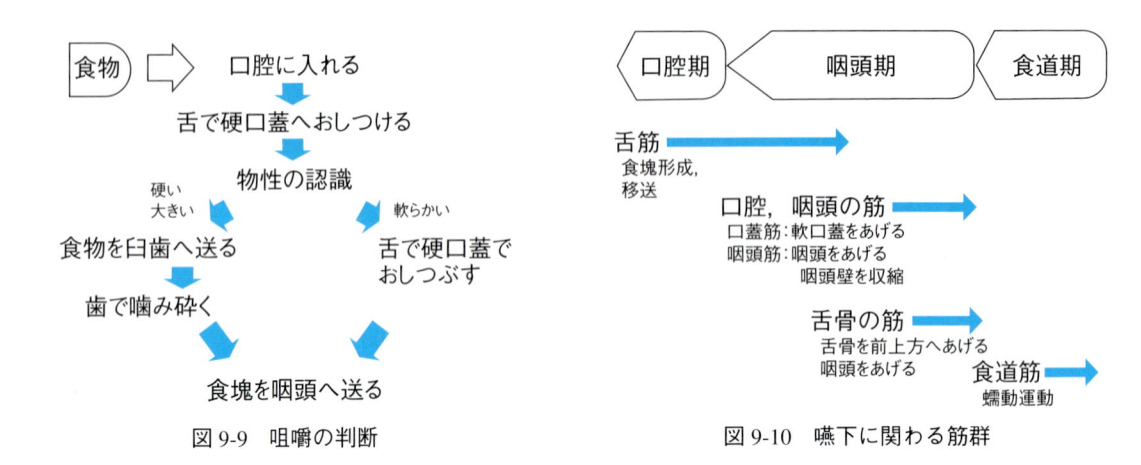

図9-10 嚥下に関わる筋群

3 嚥下に関与する筋群

　口腔内で形成された食塊は舌で送られて咽頭へと進む．舌は舌下神経に支配された筋肉組織である．咽頭に達した食塊は，軟口蓋を引き上げる口蓋筋の作用と，咽頭を引き上げ，また咽頭をとりかこんで収縮させる咽頭筋の作用で奥へと進む．口蓋筋は舌咽神経と一部三叉神経の支配を受け，咽頭筋は舌咽神経と迷走神経の支配を受けている．その後，喉頭をあげる舌骨の作用により，食道へと進み，食塊は，食道の平滑筋の蠕動運動によって胃へとすすむ．

C 咀嚼と嚥下の生理運動

1 咀嚼（図9-9）

　食物を食塊とする過程であり，意識的にコントロールすることもできるがほとんど反射的におきる．口に食物をいれるときには，口唇が開き，下顎が下がって口が開くと同時に，舌尖が歯よりも前に突き出される．そのあと，食物は舌に乗って口腔へと引き込まれながら顎が閉じる．上下の切歯で食物を噛み切り，

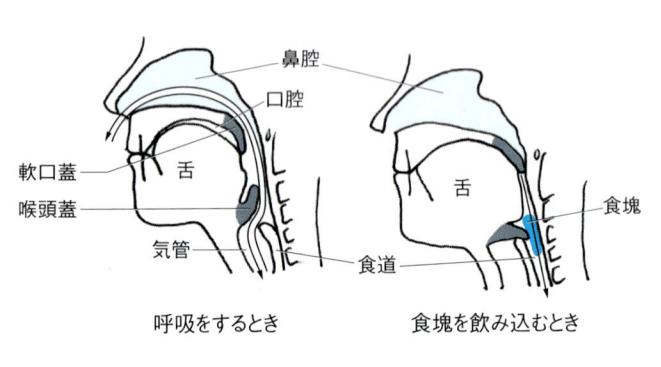

図9-11 嚥下誤飲を防ぐしくみ

歯で噛み砕く．噛み砕きの程度は，舌にのせた食物を硬口蓋に押し付けて，かたさや大きさを判断して決める．舌と口蓋で押しつぶせるものはそのまま咽頭へと送る準備をする．噛み砕く必要がある場合は，舌背にのせて臼歯へと送り，ねばりのある唾液と混ぜながら小さなサイズに砕き食塊とする．このとき下顎は，上下の開閉運動だけではなく，左右の側方運動をして歯ですりつぶす動きをする．噛んでいる歯と同じ側の側頭筋と，反対側の翼突筋，それに咬筋が働く．

2 嚥下（図9-10, 11）

　嚥下は食道へと食塊を送る動きである．普段，呼吸をしているので，口腔前庭と鼻腔は気道につながって肺へ空気を送っている．口腔前庭にある食塊を食道に入れるためには，

鼻腔への経路をふさぎ（軟口蓋），気道への経路を閉じ（喉頭蓋），食道をひらくことが必要である．この一連の動きが順序正しく進行して，嚥下が完了する．

(1) 口腔期

自分の意志でコントロールできるが，他の動作をしながらでもできる．咀嚼によって形作られた食塊を舌筋と共に頬の筋肉を使って，硬口蓋へと押し付けながら移動する．まず，口唇が閉じて，舌の前2/3が硬口蓋へと上がり，舌の後ろが軟口蓋に向けて移動し，食塊を咽頭へと送る．

(2) 咽頭期

咽頭から食道へ送られるが，まず，口蓋筋によって軟口蓋の後方が引き上がり，食塊が鼻腔に入るのを防ぐ．ついで，喉頭が前上方へ引き上がり，喉頭蓋に近づく．喉頭蓋は舌骨が引き上げられた結果，喉頭口に蓋をする．喉頭が前方へ移動することによって，普段つぶれている食道入口部が開く．喉頭蓋の閉鎖に加えて，声門が閉じ，呼吸も一時的に停止して，嚥下性無呼吸がおき，食塊が気道に入るのを防ぐ．

(3) 食道期

上部食道括約筋は食べていないときには，緊張して収縮しており，胃の中身が食道に逆流しないようになっている．続いて，胃の噴門に向かって蠕動運動がおこり，食塊は胃へと運ばれる．蠕動運動の速度は3～5cm/秒であり，食塊が食道に入るとおこる波を一次収縮とよび，嚥下中枢によってひきおこされる．食塊によって食道がひろげられることが刺激となっておきるのが二次収縮であり，一次で不充分なときにおきる．ほぼ5～10秒で食塊は胃へと運ばれる．

コラム　顎の動きと離乳

生後6ヵ月頃まで赤ちゃんは乳のみで成長します．身体が大きくなるにつれて，乳のみでは栄養量が不足してくるので，形のある食物を咀嚼して食べられるようになります．これを離乳といいますが，乳を吸うときには顎は上下にしか動きませんが，咀嚼を始めると，上下のみでなく，前後左右に動かし，可動性の大きい顎関節の能力を最大限に発揮させて食物を噛み砕きすりつぶします．咀嚼が完成するのは3歳ごろといわれているので，発達段階に合わせて食物の固さや大きさを調節します．

コラム　薄切り肉は嚥下対応食？

嚥下困難者は，咀嚼力も落ちているので噛む力が少ないものがよいといわれています．薄切り肉やレタスの葉は健常者にとっては食べやすいので，負担なくのみこめそうに思ってしまいますが，唾液でまとまりにくいためのみこみにくいです．肉魚や野菜は柔らかく煮て，患者の状況に合わせて，すりつぶしたり，ゼリーや寒天などで固めたり，柔らかいものをそのまま提供します．この場合，もとの食材はいったいなんだろう？ということを伝えてあげると，食事もすすめやすくなります．

3 胃の動きと消化

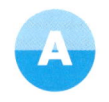

A 胃の構造

1 胃の位置と構造（図9-12）

胃 stomach の位置は，個人差が大きく，肥満や筋肉の発達度によって高さが違う．消化管の中でもっとも拡張した袋状の部分であり，一般的には体のやや左側の上腹部にあり，食道とのつなぎ目は第11胸椎の高さにある．成人では容量が1,200〜1,500mLくらいで，大きさも個人差が大きい．食道との境は噴門で下食道括約筋が胃の内容物の逆流を防いでいる．噴門よりも上にある部分を胃底，その下を胃体とよび，さらに幽門前庭へと続く．幽門部には幽門括約筋があり，十二指腸への糜汁の流入を調節している．

2 胃粘膜と胃腺

胃体部の粘膜には分泌腺である胃腺が多くある．粘液が厚く粘膜を覆っており，胃腺には，塩酸を分泌する壁細胞，タンパク質分解酵素の前駆体であるペプシノーゲンを分泌する主細胞，粘液を分泌するする副細胞があり，胃の中に分泌されたものは，消化吸収の役割をもつ．

B 胃の動き（図9-13）

胃は筋層が発達した臓器であり，外側の縦走筋と輪状筋の間に斜走筋がある．斜走筋は噴門部の近くに厚く，下部にいくほど薄くなり幽門部にはない．食事をして食塊が胃に入ると，大弯に沿って積み重なっていくことが多い．胃底部の筋層は薄いが，幽門部では特に輪状筋が厚く幽門括約筋として働く．このため，胃底部と胃体部の収縮は弱く，食塊はあまり混ぜられずに大弯に沿って積み重なる．ある程度内容物がたまると，胃体よりも下部の幽門前庭部で活発に収縮がおこり，食塊は胃液と混ざって細かく糜汁となり，十二指腸へと少量ずつ送られる．胃からの排出能は複雑に調節を受けており，小腸の吸収のスピードに合わせて，十二指腸に糜汁が急激に送られないように調節されている．

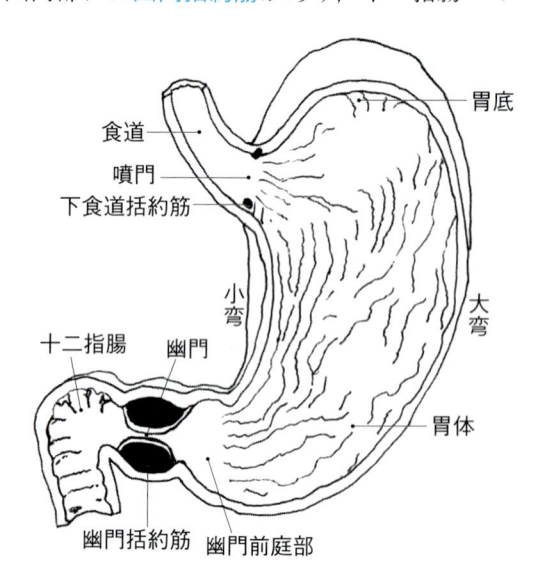

図9-12　胃の各部

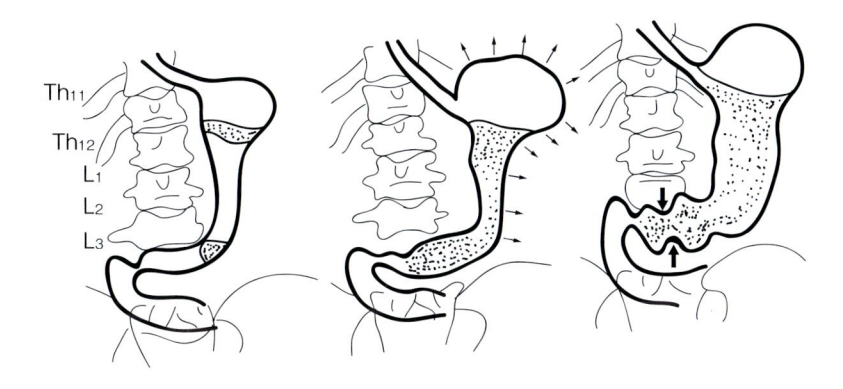

図9-13　胃の受け入れ弛緩と蠕動運動

1　受け入れ弛緩

咽頭の動きと食道の蠕動が胃に伝わると，下部食道括約筋が弛緩する．ついで反射的に胃の底部と体部が弛緩して胃の内圧を上げずに胃の容積を1,500mLまで増やすことができる．この弛緩は迷走神経によって調節されており，伝達物質としてVIPが放出される．こうして無理なく摂取した食物を一時的に保管することができる．

2　収縮

受け入れ弛緩で胃体部にたまった食塊は，slow waveによってリズムが形成される蠕動運動によって幽門前庭部に送られる．ここで収縮がおき食塊は小さく砕かれ，胃液と混ぜ合わされて消化される．収縮は食後1分間に3回程度，1回あたり10秒程度起きる．

3　排出能

胃の内容物を適切な速度で十二指腸へ排出するように幽門部が調整する．1分間に約1mL程度である．消化管ホルモンのコレシストキニン，ガストリンは幽門括約筋を収縮させ胃から十二指腸への糜汁の移行を遅くする．迷走神経は幽門括約筋を弛緩させる．また，十二指腸に流れこんだ糜汁の内容物が速度を調節し，脂質や酸は速度を遅くする．

4　空腹時の動き

食塊が入っていない空腹のときには，噴門，胃底部には空気がはいっているが，幽門前庭はしぼんでおり，容積は約50mLである．約90分おきに起こるMMCによって食物の残りかすが強力に腸へと送られる．空腹時には，MMC以外に頻度は少ないが前庭部で強い収縮がおき，幽門部が弛緩して，食塊の残りを十二指腸へと押し出す．

C　胃の化学的消化

胃液に含まれる塩酸は食物の構造を壊して，より小さな分子にするのを助ける．また，食物中に含まれる微生物を殺菌する作用もある．胃腺の顆粒細胞から分泌されたペプシノーゲンは不活性型であるが，塩酸によってペプシノーゲン分子が切れて活性型のペプシンになる．ペプシンは食塊中のタンパク質を分解するが，タンパク質でできている胃の粘膜は粘液層で守られているため，胃の細胞は傷害を受けない．ペプシンは至適pHが2付近にあるため，胃の中では働くが，十二指腸にはいると活性がなくなる．

4 小腸の動きと管腔内消化

　小腸 small intestine は胃から送られた糜汁を吸収する場である．胃に引き続き蠕動運動によって下部へと送るが，その間に小腸独自の運動を加え，機械的消化をすすめる．また，膵液や胆汁と混ざることによって小腸の管腔内で消化がすすむが，まだ細胞膜を通過できるサイズとはならない．

A 小腸の構造

　消化管の長さの3/4をしめ，内容物が通過するのに2～4時間かかる．長さは4～5m，直径は6～8cmである．十二指腸，空腸，回腸からなり，十二指腸部分には，肝臓と膵臓からの管が開口している．この管のまわりをオッディ括約筋がとりかこみ，液の流入を調節している．十二指腸には腸間膜がないが，空腸，回腸にはある．

1 小腸の表面構造（図9-14）

　小腸には，輪状ひだがあり，ひだの部分をみると，小さな突起があり，これを絨毛という．絨毛は表面を吸収上皮細胞によって覆われており，細胞の表面には微絨毛があり，これらの構造によって吸収に使われる表面積が大きくなり，平滑な場合と比べると約600倍になるといわれる．

2 絨毛の構造

　絨毛 villi は約1mmの高さがあり，中心にはリンパ管が通っており，周りを動脈，静脈が囲んでいる．下部の陰窩では幹細胞が分裂をくりかえし，絨毛の先端に向かって新しい細胞が移動していく．ヒトの場合，分裂して2～3日で先端に達して，役目を終えて剥がれ落ちる．吸収上皮細胞以外に，粘液細胞，免疫細胞もある．

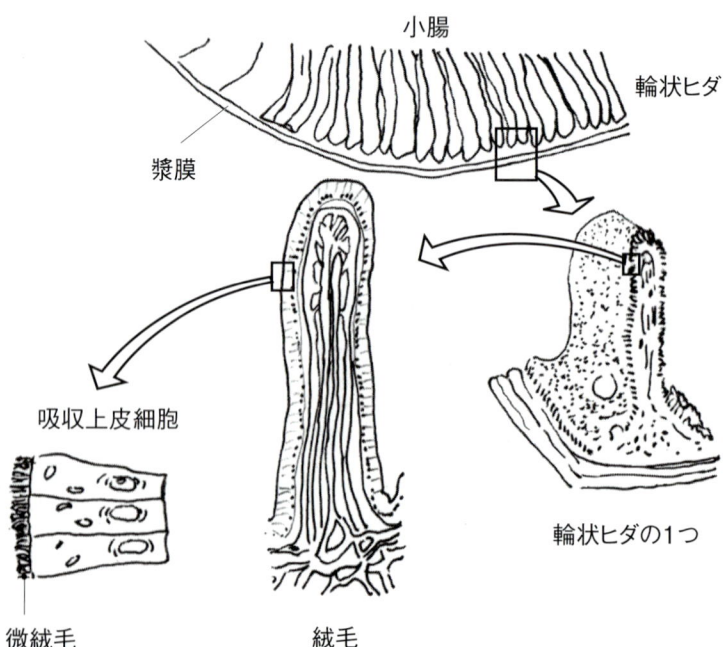

図9-14　小腸の構造

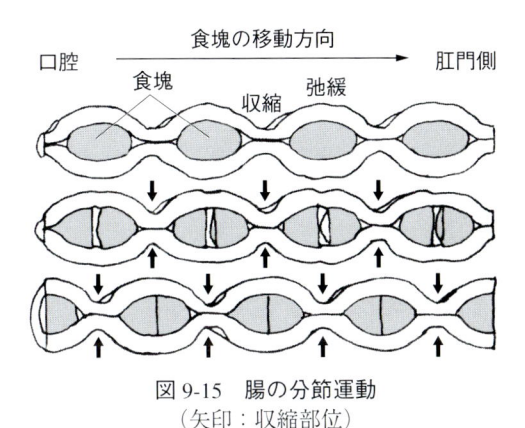

図9-15　腸の分節運動
（矢印：収縮部位）

3　小腸吸収上皮細胞

管腔に面して微絨毛 microvilli があり，吸収面積を増やしている．微絨毛膜には膜消化をする分解酵素と吸収のための輸送体があり，効率よく吸収することができる．微絨毛膜の反対側は基底膜にのっている．

B　小腸の動き（図9-15）

もっともよくみられるのは分節運動である．規則正しい間隔をあけて輪状筋の収縮がおこる．この収縮によって小腸は区切られ，小さい分節となり，内容物が収縮輪の外側へと押し出される．十二指腸では1分あたり12回，回腸では8〜9回程度おこる律動的な運動で，同じ部位が収縮と弛緩を繰り返す．この動きによって糜汁と消化液とが効率よく混ざり，新しい糜汁を粘膜表面に次々にと接触させることができる．また，下部ほど収縮の回数が減るので，内容物を下部へと送る力ともなる．また，縦走筋が伸び縮みする振り子運動もある．小腸も蠕動運動をするが，2〜3cmで蠕動波が消えるため，内容物を送るのにはあまり貢献していない．

空腹時には胃と同様に90分ごとに強力なMMCによる収縮がおきて，内容物は下部へと押し出される．

C　腸液と膵液，胆汁の作用

腸液は粘液であるムチンと少しの塩類，重炭酸イオンを含んでいるが，消化酵素は含んでいない．小腸管腔での化学的消化は流れ込む膵液と胆汁が担う．栄養素を分解する酵素は膵臓から分泌される膵液の中に含まれている．十二指腸に開口する膵管を通って放出され，小腸の管腔で働く．胆汁は肝臓で産生された後，胆嚢で濃縮されて食事のときに放出される．胆汁は胆汁酸とビリルビンが含まれ，小腸管腔で脂肪の吸収を助ける．

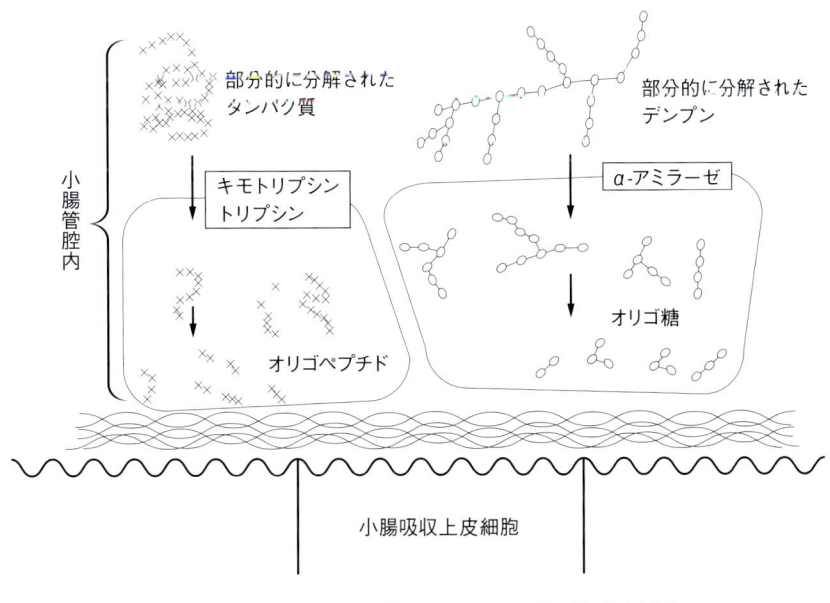

図9-16　デンプンとタンパク質の管腔内消化

1 糖質，タンパク質の消化（図9-16）

膵液由来のαアミラーゼによって小腸間腔内でデンプンが分解され，デキストリンやオリゴ糖となる．タンパク質も膵液由来のキモトリプシン，トリプシンによって分解され，ポリペプチド，オリゴペプチドとなるが，まだ吸収されるサイズとはならない．

2 脂質の吸収（図9-17）

食事由来の脂質の主なものは中性脂肪である．中性脂肪は膵液由来のリパーゼによって主に脂肪酸とモノグリセリドに分解されるが，脂肪酸とグリセロールまで分解されてしまうものもある．このとき，水溶性のリパーゼと脂溶性の中性脂肪がなじむように胆汁酸が乳化作用を発揮して酵素が作用しやすいようにする．中性脂肪の分解産物と食物由来のコレステロール，リン脂質はミセルとなり，小腸の吸収上皮細胞から吸収される．

Memo
★ミセル　脂溶性の物質が水に溶けやすいように，水になじみやすい構造を外側に，水に溶けにくい脂溶性部分を内側にして配列した構造．

3 微量栄養素の吸収

① ビタミン：水溶性ビタミンのビタミンB_1，B_2，B_6などは，空腸上部から吸収される．ビタミンB_{12}の吸収には胃の内因子が必要である．脂溶性のビタミンA, D, E, Kは中性脂肪と共に，ミセルを形成し，小腸より吸収される．

② ミネラル：小腸から吸収されるが，鉄は胃酸やビタミンCによって吸収されやすい形になる．カルシウムは，リンと1：1の比率で吸収され，ビタミンDが吸収量を増やす．

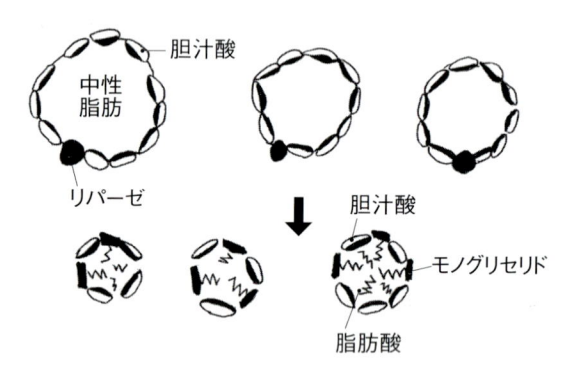

図9-17　脂肪の管腔内分解

コラム　「タンパク質」の吸収

タンパク質は体を作るのに重要です．筋肉や内臓，血漿タンパク質，そして，細胞内で働く酵素にいたるまで，古くなると作り変えられており，常に補充する必要があります．このため，タンパク質に関しては，食べたものをあまさず吸収するように，アミノ酸まで分解されて吸収されるのみならず，アミノ酸が2つ，または3つ結合したペプチドの形で吸収することができます．そして，アミノ酸に関してはNa^+と，ペプチドに関してはH^+と共に輸送して，2つのイオンを使って効率よく小腸吸収上皮細胞にとりこむシステムがあります．

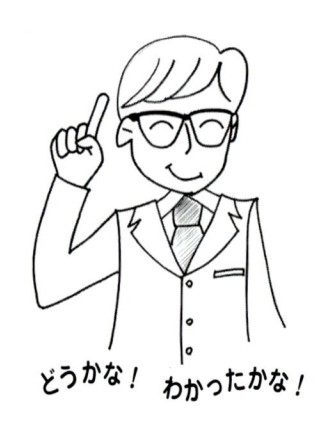

どうかな！　わかったかな！

コラム　レジスタントスターチとは？

　ごはん，パン，麺類，イモ類に多く含まれるデンプンはαアミラーゼによって分解されて吸収されます．しかし，デンプンの中には消化吸収を受けにくいものがあります．難消化性デキストリンやポリデキストロースはデンプン（スターチ）の仲間ですが，立体構造が変化しているため，ヒトの消化酵素の作用を受けにくい（レジスタントスターチ）．このため，食物繊維として働き，食後血糖値，血清コレステロールを抑える，便秘を改善するといった作用をします．

コラム　胃の中で生活する「ピロリ菌」

　1979年，オーストラリアのRoyal Perth Hospitalの病理医ウオーレンWarrenは，胃粘膜上皮のラセン菌が存在する所には，決まって胃炎が認められることに気づきました．そして，当時消化器内科の研修医だったマーシャルMarshalとの共同研究により，1982年に胃の中に生息するラセン菌の分離培養に成功し，1983年，Lancet誌の速報にラセン菌に関する報告を初めて掲載しました．これが，ヘリコバクター・ピロリ（Helicobacter pylori，以下ピロリ菌）時代の幕あけです．現在では，世界の人口の60％が感染者である世界最大規模の感染症で，胃・十二指腸疾患の病原菌として知られています．その業績により，2005年WarrenとMarshallにノーベル医学・生理学賞が授与され，偉大な発見であったことが改めて認識されました．

　ピロリ菌は本当に強酸性の胃の中で生存できるのでしょうか？ピロリ菌は，グラム陰性のラセン菌で複数の鞭毛をもち，コイル状に素速く回転運動をします．胃粘膜上皮には薄い粘液の層があり，胃粘膜自身が分泌する酸や消化液から粘膜を守っています．その胃粘液層内に生息するピロリ菌は，一部は粘膜上皮にしっかりと定着しているため，ピロリ菌の除菌には3種類もの薬剤を併用しなければなりません．

　ピロリ菌の生化学的な特徴は，ウレアーゼ活性酵素を分泌することです．ピロリ菌が分泌するウレアーゼは，胃粘液中の尿素を効率よくアンモニアと二酸化炭素に分解します．そうすることによって，ピロリ菌は自分の外側に弱アルカリ性のアンモニアのバリアを作り，胃酸から自分自身を守っています．この時に産生されるアンモニアが胃粘膜を傷害してしまいます．このような，形態的，生化学的特徴をもっているため，ピロリ菌は，強酸性の胃の中でも生存ができるのです．

　では，どこから感染するのでしょうか？ピロリ菌は，ヒトからヒトへ感染します．現在，糞便から経口感染，経口から経口感染などの感染経路が提唱されており，水，食物，手指などのピロリ菌汚染が関与していると考えられています．ピロリ菌の感染は主に小児期に成立するため，小児期の感染予防が重要となります．排便後の手洗いを励行したり，咀嚼した食べ物を乳幼児に与えるのは避けたほうがよいでしょう．

5 大腸の動きと排便

A 大腸の構造

大腸 large intestine は小腸よりも太く，長さは約1.5mである．回盲弁によって小腸からの食物残渣の流入を調節しており，盲腸，上行結腸，横行結腸，下行結腸，S状結腸，直腸，肛門管へとすすむ．横行結腸の左右の端は腸間膜によって後腹壁にゆとりをもってとめられている（図9-18）．このため，小腸からの食物残渣を送るのにかなり自由に腹腔の中をうねって動くことができる．盲腸，上行結腸，横行結腸は迷走神経の支配を受けている．下行結腸，S状結腸，直腸，肛門は，仙髄からでる骨盤神経を経由する副交感神経の支配を受けている．

1 大腸の組織構造

大腸には輪状ひだや絨毛構造がない．粘液細胞が多く存在する．直腸と肛門管以外では，腸管の外側の縦走筋層がヒモ状になり，3本のヒモがたばねられて結腸紐となる．結腸紐は結腸よりも短いため，外側に結腸膨起ができる．直腸と肛門管では縦走筋が厚く外側にあり，腸管をとりまいている．肛門では，輪状筋が厚くなって，内肛門括約筋となる．

2 回盲弁

回腸と盲腸が接するところでは輪状筋が厚くなって括約部となっており，通常は緊張して閉じている．この末端が盲腸へ突き刺さり回盲弁（バウヒンBauhin弁）となっており，回腸への逆流がおきるのを防いでいる．

B 大腸の動き

主に分節運動と蠕動運動である．交感神経が興奮すると結腸の運動は抑制される．迷走神経は近位結腸に分節運動をおこし，骨盤神経が興奮すると遠位結腸の排出運動や分節運動をおこす．結腸は毎日1,000〜1,500mLの内容物を回腸から受け入れる．内容物の

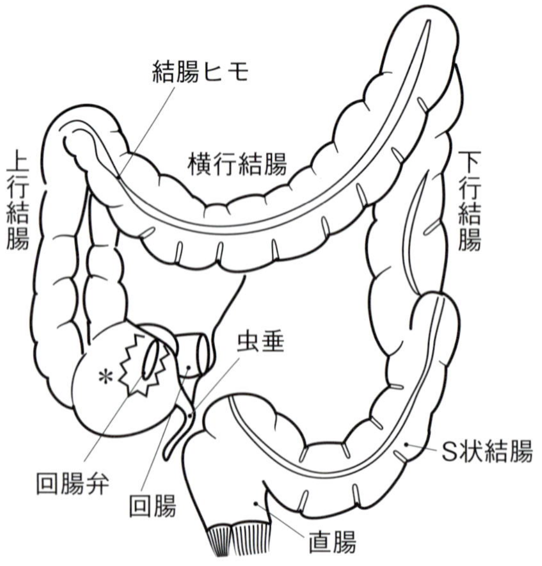

図9-18 大腸の区分
※盲腸部の断面内腔を示す

結腸での移動は遅く，1時間でほぼ5〜10cmである．大蠕動とよばれる収縮波が1日に1〜3回横行結腸からS状結腸にかけておこる．この運動によって結腸の内容物を肛門方向へと押し進める．

1 回盲部からの流入

胃に内容物が入ると，胃での分泌と運動が高まることにより，回腸の蠕動運動が高まる胃回腸反射がおきる．その結果，回盲括約部が弛緩し，少量の内容物が盲腸へと流入する．

2 膨起往復運動

結腸紐によってできる結腸膨起は横行結腸に特にはっきりとしているが，輪状筋の収縮が局所的におこり膨起が往復運動をする．内容物の撹拌，混合をして，塩類や水分の吸収を高める．

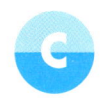

C 大腸の機能

1 分泌

大腸では主に粘液とカリウムイオンと重炭酸イオンが管腔内へ分泌されるが，交感神経の刺激によって抑制される．

2 吸収

小腸から送られる食物残渣中には，ヒトの酵素では分解できるものはほとんど残っていない．しかし，大腸に豊富に存在する腸内細菌が食物残渣をエサにして生産する物質を吸収することができる．酢酸，酪酸，プロピオン酸といった食物線維由来のものや水分を吸収する．

3 糞便形成

剥がれた小腸の上皮細胞，食物残渣，腸内細菌の死骸などが糞便となる．回盲弁を通過した頃はドロドロであったが，結腸内をすすむにつれて，水分が吸収されて固形化していく．結腸に入る塩類と水はほとんど吸収される．

D 排便（図9-19）

糞便は下行結腸からS状結腸にためられ，胃に食物が入ると，胃大腸反射がおきて直腸内に糞便が送られる．糞便が入って直腸壁が伸展すると骨盤神経を通して脊髄，大脳へと興奮が伝わり便意が生じる．便意がおきると直腸の蠕動と内肛門括約筋の弛緩，さらに，大脳皮質による意識的な外肛門括約筋の弛緩が陰部神経を通して起こり，排便する．通常，肛門管は，内外の括約筋によって閉鎖している．外肛門括約筋は横紋筋でできており，肛門管の末端にある．

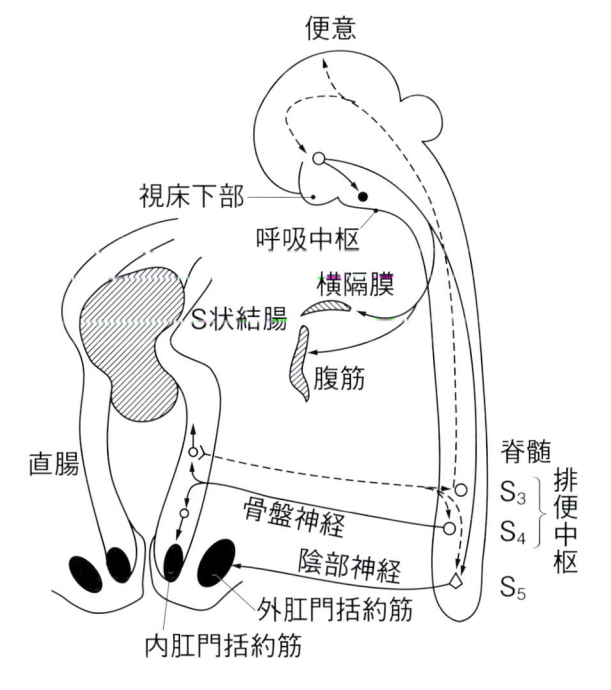

図9-19 排便

6 肝臓・胆嚢・膵臓の構造と機能

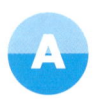

A 肝臓の構造と機能（図9-20）

1 肝臓の構造と血管系

肝臓 liver は第7～11肋骨の高さで，横隔膜のすぐ下にあり，右上腹部にある．全身でもっとも大きな臓器であり，体重の約1/50くらいである．4葉に分かれ，小さい左葉と大きい右葉の間を，腹膜の一種である肝鎌状間膜が分けている．各葉の大きさは様々であるが，機能的には等しい．肝臓を下から見ると，左葉と右葉に挟まれて，方形葉と尾状葉がある．中央に，門脈，肝動脈，肝胆管，それに，神経，リンパ管の出入りする肝門がある．

2 肝小葉（図9-21）

肝臓の組織は肝小葉という細胞の集まりでできている．小葉の中心には中心静脈があり，まわりに門脈や動脈がある．動脈からは肺から流れてきた酸素を多く含んだ血液が，また，門脈からは小腸で吸収された栄養素を豊富に含んだ血液が，小葉の細胞の間（洞様毛細血管，シヌソイド）を流れて，いったん肝細胞へと取り込まれる．栄養素はそのまま，または代謝を受けて，小葉の中心静脈に入り，体内循環へと放出される．グルコース，アミノ酸，脂質はシヌソイドから入って利用され，アルブミン，リポタンパク質，糖新生で作られたグルコースは細胞からシヌソイドへと放出される．肝細胞で産生された胆汁が肝小葉の外側にある胆管へと流れ込む．

3 肝臓の機能

(1) 胆汁の生成

赤血球を破壊して生じたヘムから鉄イオン

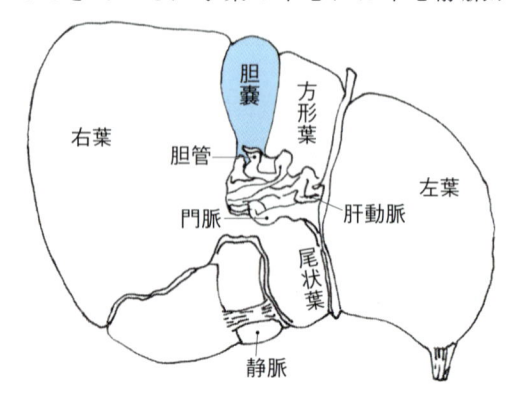

図9-20　肝臓の構造

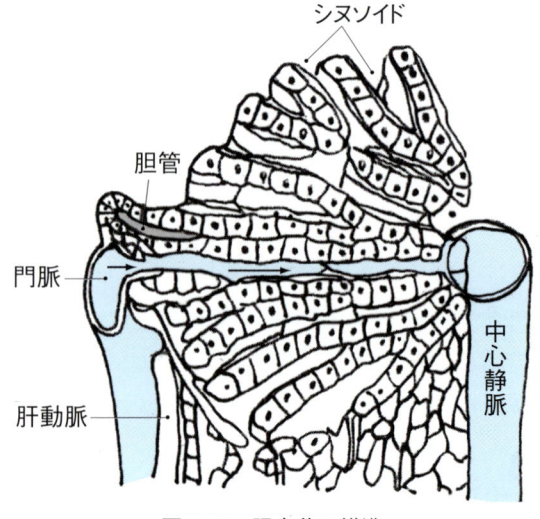

図9-21　肝小葉の構造

が除かれて，ビリルビンとなり，胆汁酸が産生されて，胆汁成分となる．迷走神経と消化管ホルモンのセクレチンが生成を促進する．

(2) ホルモンの不活性化

ステロイドホルモンの処理をする．

(3) 異物の解毒

外来性の異物である薬物を無毒化し，体外へ排泄しやすくするために，水溶性を高め，尿中への排泄を促進する．

(4) 栄養素の貯蔵

グリコーゲン，脂溶性ビタミンと水溶性ビタミン B_{12} や，鉄や銅などのミネラルをためる．鉄はフェリチンやヘモジデリンに結合して貯蔵される．

(5) 栄養素の代謝

吸収した脂肪以外のものは肝臓にいったん入り，代謝を受けて体内へと流れていく．

(6) 血漿タンパク質の合成

アルブミン，リポタンパク質，血液凝固系のタンパク質を合成して，血液へと放出する．

B 胆嚢の構造と機能

胆嚢 gallbladder は肝臓で作られた胆汁を一時貯蔵し，濃縮して，食事に合わせて放出する．

1 胆嚢の構造

胆嚢はなす状の袋で肝臓の下面にある．

胆汁は肝臓で休みなく生成されており，胆嚢で濃縮される．食事の度に濃縮された胆汁を放出して脂肪の消化吸収を促進する．

2 胆嚢の収縮と胆汁分泌

食塊が消化管に入ると，数分でオッディ括約筋が緩み胆汁が放出される．胃に入った食塊がガストリンの分泌を促すと，胆嚢の収縮がすすむ．さらに糜汁が十二指腸へとすすみ，十二指腸粘膜から消化管ホルモンのコレシストキニンが分泌されると胆嚢が強く収縮する．同時にオッディ括約筋の弛緩がおこり，胆汁が腸管へと流れ込む．食後2〜3時間はこの放出が続く．

3 胆嚢での胆汁の濃縮

胆嚢は肝細胞が産生した胆汁を貯え，水分や電解質を吸収して胆汁を濃縮し，壁から粘液を分泌して胆汁に混ぜる．胆汁の固形分は約5倍となり，胆汁酸は5〜10倍に濃縮され，重炭酸イオン，塩素イオンは吸収されて濃度が薄くなる．

G 膵臓の構造と機能（図9-22）

膵臓 pancreas は左上腹部にあり，第9から11肋骨のところにある．膵頭は第1，第2腰椎の高さにあり，膵体と尾部は左側にあり，腹部のほぼ中央にある．胃と網嚢の後ろに横

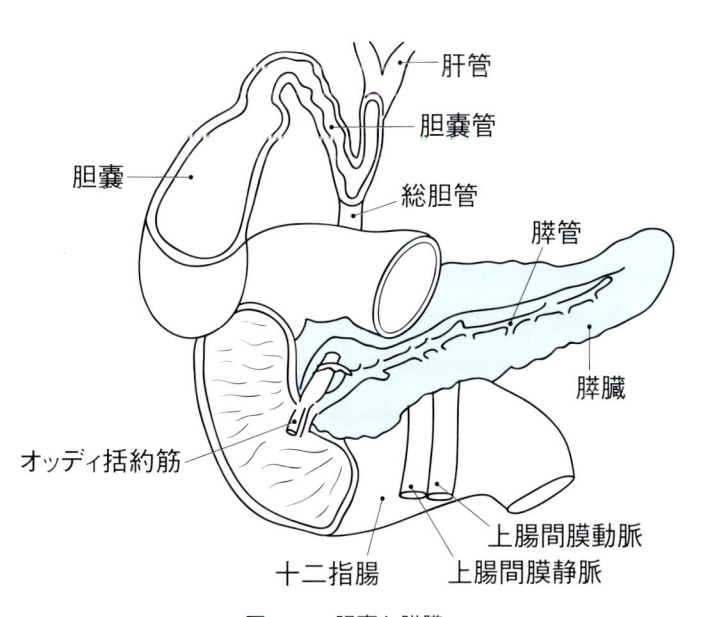

図9-22 胆嚢と膵臓

長にある．十二指腸に挟まれた形で軟らかい．
外分泌機能と内分泌機能を併せ持ち，消化管
経由の栄養素の体へのとりこみを調節している．

1 膵臓の構造

膵臓は成人で長さが15cmくらいの臓器で腹膜後壁にあり，胃の後面に接し，第1，第2腰椎の前に位置する．膵頭・膵体・膵尾から成り，中に膵管が通り，分泌された酵素や重炭酸イオンが十二指腸へ排出される．

2 膵液の分泌

膵臓の大部分は外分泌部であり，そこでつくられる膵液中には脂質，タンパク質，糖質を分解する酵素が含まれる．また，胃液を中和する重炭酸イオンと塩素イオンが含まれた弱アルカリ性である．

なお，膵液の分泌は，迷走神経刺激によるアセチルコリンと十二指腸粘膜から分泌される消化管ホルモン（コレストキニン，セクレチン）により促進される．

コラム　中鎖脂肪酸含有脂肪（MCT）とは？

脂肪酸は長い炭化水素の鎖にカルボキシル基が結合したもので，炭化水素の炭素数が10個程度のものを中鎖脂肪酸といいます．中鎖脂肪酸を含むのがMCTで，燃焼しやすく，すぐにエネルギー源になる油としてスポーツ飲料にもとりいれられています．また，この油は吸収されるときに水になじみやすいため，胆汁酸を必要としません．このため，胆汁分泌が低下した疾患の治療食にも用いられます．

コラム　腸内細菌

ヒトの大腸には，100兆個の腸内細菌がおり，遺伝子レベルでは約1000種類の細菌が住みついていることがわかっています．宿主であるヒトが消化吸収しなかったものを利用して生息しています．糞便の中には，腸内細菌も出てくるので，糞便形成にも一役かっています．また，抗生物質を長期間大量に摂取するとビタミンB_{12}や葉酸が欠乏して，悪性貧血をおこすことがあります．これは抗生物質によって腸内細菌が少なくなり，ヒトにビタミンを供給できないことも原因としてあげられます．また，腸内細菌が食物線維を利用したものをエネルギー源としてヒトは吸収して利用しています．

コラム　化学療法〜皮下埋め込み式中心静脈カテーテル留置

　がんの化学療法は，特定の細胞を障害する作用を持つ薬剤によって，がん細胞を死滅させる治療法です．通常は，全身的な効果を得るために，経口や点滴で行われます．最近は，皮下埋め込み式中心静脈カテーテル（ポート）を留置して化学療法を行う患者さんが増えています．

　ポートとは，鎖骨の下（鎖骨下静脈）や太もも（大腿静脈）の太い血管にカテーテルを留置し，皮膚を経由して体外から針を刺入する治療の一つです．皮膚の下には，カテーテルと接続されたポートというボタン型の装置を埋め込みます．抗がん剤治療の際には，皮膚からこのポートに針を刺して体内へ抗がん剤を送り込みます．この方法は，点滴のたびに腕に点滴の針を刺す必要もなくなり，自宅で過ごす時間も増え，患者さんのQOLが向上します．

　ポートに針を刺す際には，ポートに対して直角に刺し，針先がポートの底部に達してしることを確認します．ポートに刺す針はヒューバー針といい，患者さんの体型とポート挿入の深さによって選びます．胸部の場合は18mm，腹部の場合は25mmの針の長さを基準としています．

　抗がん剤治療を長く行っている患者さんは，痩せたり，体形が変化したりします．そのため，患者さんの体形の変化や刺入時の針の入り具合，点滴の滴下状態を医師と確認します．ヒューバー針の固定は，皮下漏出，針が抜ける，滴下状態不良などを予防するために重要です．ヒューバー針の羽は皮膚と平らになるように，テープを交差させて固定します．羽が皮膚から浮いた状態にあると，患者さんが体を動かすことにより，皮膚から抜けてしまいます．その上からテガダームなどのドレッシング剤を密着させて貼ります．

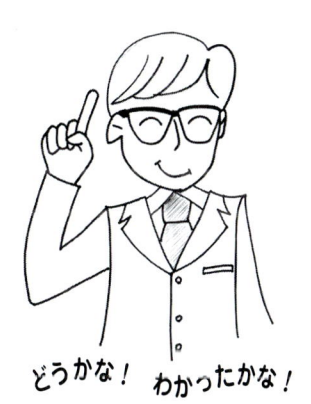

どうかな！　わかったかな！

7 腹膜と腹膜腔

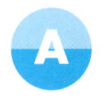

A 腹膜（図9-23, 24）

消化器官の大部分は，骨盤腔と胸腔に挟まれた腹腔の中にあり，ほとんどが腹膜 peritoneum で覆われている．腹膜は全体が光沢のある透明な膜であり，2種類のシートがつながっている．臓側腹膜は胃や小腸の間に入りこんで表面を覆い，壁側腹膜は腹骨盤腔の壁の内表面にはりめぐらされている．両方の腹膜は単層扁平上皮からなる．壁側腹膜ははりめぐらされている場所の腹壁と同じ血管，リンパ管，神経の支配を受け，皮膚と同じような感覚がある．臓側腹膜は内臓神経と同じ支配を受けるので感覚がない．

腹膜内器官：胃，脾臓は完全に臓側腹膜で覆われている．肝臓は上面の一部が横隔膜と接している以外は腹膜で包まれている．

腹膜外器官：腹膜で一部が覆われているだけで腹膜腔の外にある．腎臓のような器官は後腹壁と腹膜の間にあり，前面が直接壁側腹膜が覆う．同じように，膀胱は上部のみがお壁側腹膜で覆われている．

B 腹膜腔（図9-23, 24）

腹膜腔は腹腔にあり，骨盤腔と続いている．腹膜腔は壁側腹膜と臓側腹膜に囲まれた空間で，中に臓器はなく，約50mLの腹膜液が入っている．この液により，内臓が動いても摩擦を生じることがなく，表面のすべりがよいので，消化管の動きが滑らかになる．また，白血球や抗体を含んでおり，免疫系としても働く．横隔膜のところでリンパ管と液の交換をしている．腹膜腔は男性では完全に閉じてい

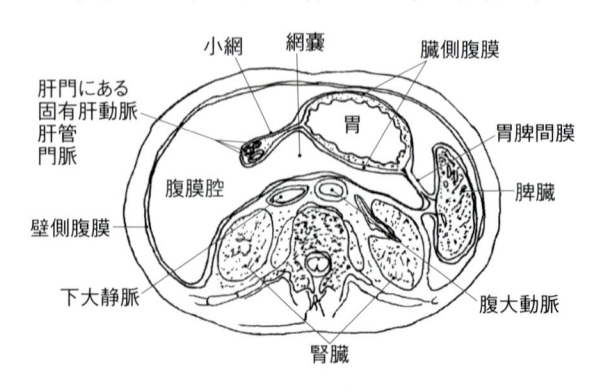

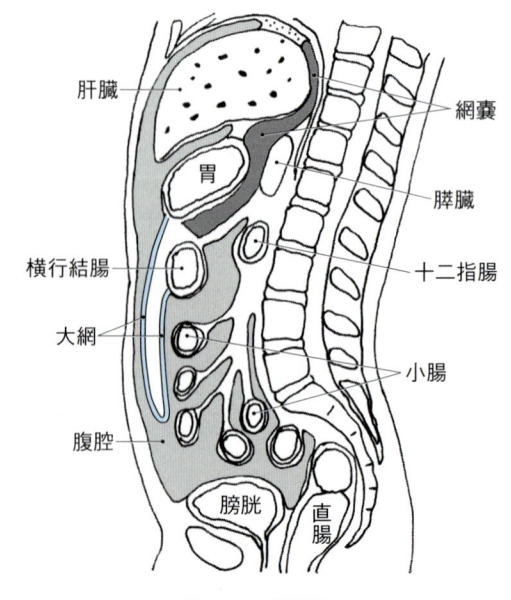

図9-23　腹膜腔の横断面

図9-24　縦断面

るが，女性では，卵管と子宮が腔を通じて外界と交流があり，不完全な閉鎖となっている．
大網：胃の大弯と十二指腸の近位部から垂れ下がり大腸や小腸をおおい，後ろに折れ曲がり，横行結腸の前面と間膜についている．毛細血管や血管が多く，その周囲に脂肪を貯え，乳斑というリンパ球が集まった場所がある．臓側腹膜が壁側腹膜に癒着しないようにしており，かなり移動することができるので，消化管の蠕動運動の影響によっても動く．また，炎症を起こした器官の近くに癒着し，それを隔離し，他の内臓への炎症の広がりを抑える．
小網：胃の小弯と十二指腸の近位部と肝臓の間の膜である．さらに小網の自由縁で，十二指腸の近位部と肝臓の間を走る門脈3つ組（門脈・胆管・肝動脈）を胃に固定する．

コラム　頭で食べる「内臓脂肪ダイエット」

　内臓脂肪ダイエットでは，一週間単位でバラエティに富んだ食事をするように意識をすることが大切です．勧められるのは野菜をたっぷり使った副菜と，全粒粉，玄米，胚芽米などを使ったパンやごはんなどの主食です．かためのものを何度も噛むと，食事のペースもゆっくりとなり，食後の血糖上昇もゆるやかになりインスリンの分泌量も抑えられますし，満腹を実感するまでにとる食事の量も少なくなります．主菜は，揚げ物，炒め物だけでなく，蒸し物，焼き物を多くとりいれます．また，肉類にかたよらず，肉類の次は魚類にするというふうにします．魚類に含まれるn3系脂肪酸は血中の中性脂肪を下げる効果がありますが，脂肪の多い魚をたくさん食べるとエネルギーの過剰にもつながりますので適量を守ります．

　しかし，食品の選択だけではありません．食べ物を受け入れる身体は生体リズムを持っていますので，エネルギーを貯蔵する方向に傾く夕方から夜は軽く食べ，特に寝る前に食べないことが大事です．さらに，食事を抜かない事も大切です．朝ご飯は食べているでしょうか？食事を抜くと，食べ物をとらない時間が長く続き，身体はエネルギー節約モードになります．こうなると，同じエネルギー量をとっていても，より少ないエネルギー量しか必要なくなるので，内臓脂肪がつきやすくなります．

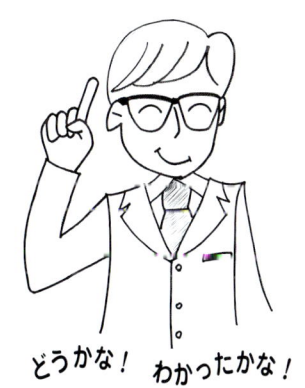

第10章

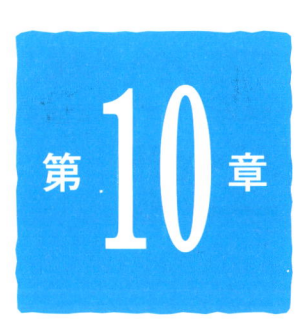

泌尿・生殖器 その働き

1
泌尿器の構造と尿の生成

2
尿の性状と排尿路・排尿しくみ

3
体液の調整―酸・塩基平衡

4
男性生殖器と精子の生成

5
女性生殖器と卵子の生成・排卵

6
妊娠の成立と胎盤の形成

7
胎児の発育と出産，成長と老化

1 泌尿器の構造と尿の生成

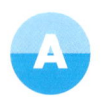

A 腎臓の構造と血管系の特徴

泌尿器系 urinary system は，血液を濾過して尿を生成し，それを体外に排出する器官である．腎臓 kidney，尿管 ureter，膀胱 urinary bladder，尿道 urethra より構成されている．

1 腎臓の構造

腎臓は，重さ 130g，長さ 10cm ほどの左右 1 対の臓器で，第 12 胸椎から第 3 腰椎の高さの後腹壁に付着している．内側中央のくぼんだ部分は腎門といい（図 10-1），腎動脈，腎静脈，尿管，神経が出入りする．仰臥位にして肋骨弓下の部分を触診すると，腎臓を触知できる．また，腎臓や尿管の炎症がある場合に，腰の高さより少し上の背中側を叩くと痛みを感じる．これを叩打痛という．

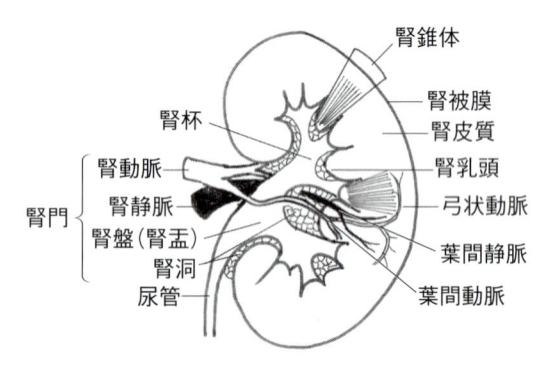

腎臓を縦に切ると，外側に皮質，内側に髄質，髄質のさらに内側には生成された尿を尿管へと導く漏斗状の腎盤（腎盂）がある．

図 10-1　腎臓の構築

2 ネフロン nephron

尿をつくる最小機能単位はネフロン（腎単位）とよばれる．ネフロンは，一個の腎小体とそれにつながる一本の尿細管で構成され，片方の腎臓に約 100 万個含まれる．腎小体は，糸球体とそれを包むボウマン嚢（糸球体嚢）

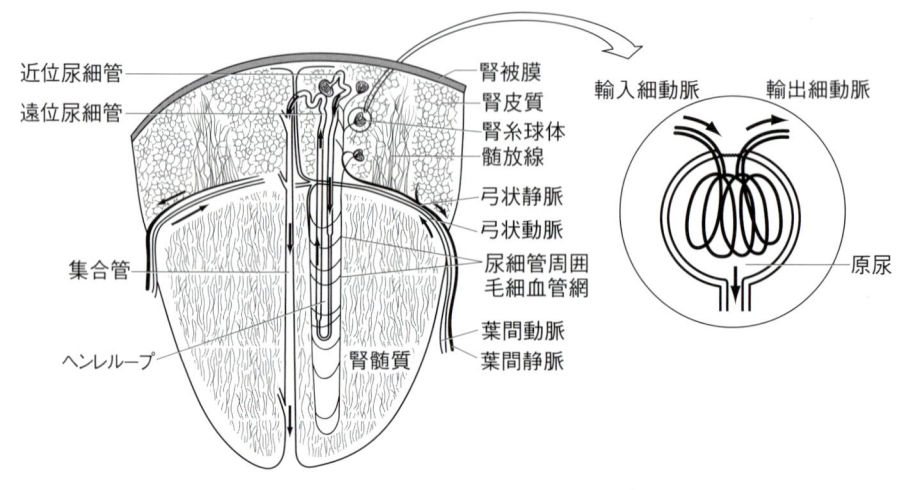

図 10-2　腎皮質・髄質の構築と腎糸球体（円内）

から成り，尿細管は，近位尿細管，ヘンレループ，遠位尿細管，集合管に分けられる（図10-2）．

糸球体は，輸入細動脈から枝分かれした毛細血管が糸玉のように集まっている濾過装置である．糸球体からボウマン嚢へ濾過された濾過液（これを原尿という）は，尿細管に流れ込む．

尿細管は，ボウマン嚢から近位尿細管と続き，髄質の深いところでヘンレループとなる．そこから皮質へUターンして遠位尿細管となり，集合管へ入る．ネフロンで生成された尿は，集合管へ集まり，腎盤（腎盂）を経て尿管へ流れ込む．

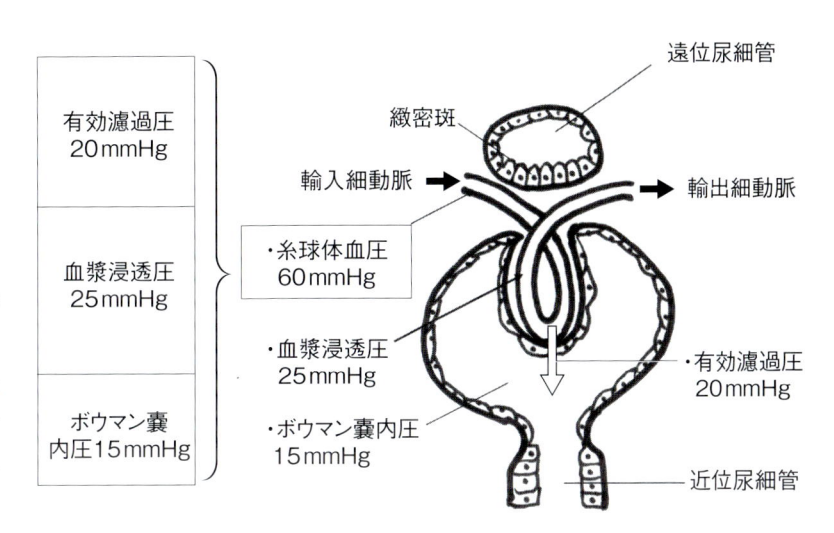

図 10-3 腎小体の構造と血液の濾過
（→血液の流れ，⇒血液の濾過・原尿の産生
有効濾過圧＝糸球体血圧－（血漿浸透圧＋ボウマン嚢内圧）

3 糸球体と傍糸球体装置

糸球体の毛細血管には毛細血管内皮細胞と基底膜があり，その外側には尿細管上皮細胞（足細胞）がある．内皮細胞には小孔があり，上皮細胞には胞体突起がでてタコ足のように血管壁を被っている．血液成分の濾過は，この3つの層（毛細血管内皮細胞・基底膜・足細胞）を通過して行われる．毛細血管と毛細血管の間には，毛細血管の周皮細胞にあたるメサンギウム細胞がある．メサンギウム細胞は，毛細血管を支持し，異物を食べ，血流量を調節する働きをする．糸球体は腎臓の炎症によってダメージを受け，変化が生じやすい部位である．

輸入細動脈と輸出細動脈と遠位尿細管ではさまれた部分には，傍糸球体装置がある．

傍糸球体装置は，毛細血管の血流や塩化物イオン（Cl^-）の濃度変化に応じて，レニンreninを分泌して，血圧や体液量のバランスを維持する働きをする．

4 血管系の特徴

腎臓の血管系は，糸球体濾過に必要な大量の血液とその原動力となる高い血圧を糸球体に提供する．腎血流量は大量の糸球体濾過を可能にするため，心拍出量の23％におよぶ．

腹部大動脈から分かれた腎動脈は，腎臓で分岐して葉間動脈となり髄質を皮質に向かって進み，皮質と髄質の境界を横に走る弓状動脈となる．そこから，小葉間動脈を送り出し，輸入細動脈となって糸球体に入る（図10-2）．糸球体を出た輸出細動脈は，尿細管周囲の毛細血管となり，再び集まって腎静脈を形成し，下大静脈に注ぐ．毛細血管網の特徴は以下のようである．

1) 動脈を通して腎臓に入った血管は，静脈を通って出る間に，糸球体毛細血管と尿細管周囲毛細血管の2つの毛細血管網を形成する．この2つの毛細血管の間にある輸出細動脈の血管抵抗によって，糸球体の血圧

は，通常の毛細血管の血圧よりも高く（約60mmHg）コントロールされている．つまり，糸球体の血圧を利用して濾過が行われる．細動脈には平滑筋が発達し，血管抵抗を変化させ，血流量を調節する（図10-3）．
2) 髄質内の血管がヘアピン状ループを形成して循環することである．髄質の糸球体から出た輸出細動脈は，複数の上行直血管と下行直血管が逆行して走る血管束を作り，ヘンレループと集合管を取り囲む．血管束から髄質内層に下行直血管が伸び，毛細血管網に分かれる．髄質内層から戻る上行直血管は，下行直血管のすぐ横を上行し，弓状静脈，葉間静脈となる．このように，髄質では複雑な尿細管の走行に沿って血管がヘアピン状に走り，隣接する互いの血管の中を逆方向に血液が流れ，対向流交換系を形成している．髄質の血管系の特徴は，濃縮された尿の生成に重要な役割をする．

B 尿の生成

腎臓では，糸球体濾過と尿細管再吸収という2段階で尿を生成する．

1 第一段階—糸球体濾過

糸球体の毛細血管壁（内皮細胞，基底膜，上皮細胞）を通過できる水，電解質，ブドウ糖，老廃物などの小さい分子だけが濾過され，原尿となる．分子量の大きなアルブミン（分子量69,000），赤血球や白血球はほとんど濾過されない．ところが，糸球体が炎症をおこすと，分子量の大きな血清アルブミンも濾過され原尿中に出ていく．

糸球体では，1日に約160Lの血液成分が濾過されることにより，大量の老廃物を排泄し，生体の内部環境を調節している．血液成分の濾過は，血圧の物理的な力によって行われる．糸球体血圧は，一般の毛細血管よりも高い約60mmHgである．この糸球体の血圧が押し出す力であり，これに対し血漿浸透圧（膠質浸透圧，約25mmHg）およびボウマン嚢の内圧（静水圧，約15mmHg）が押し返す力になる．仮に，交通事故による大出血で血圧が60mmHg以下に低下すると，糸球体からの濾過圧が0となり，尿の生成が停止する（図10-3）．

2 尿細管での再吸収と分泌（図10-4）

尿細管は，すべての部位で尿細管周囲毛細血管と密に接しており，毛細血管内と尿細管内を溶質が移動する．尿細管から毛細血管への移動を再吸収といい，逆に毛細血管から尿細への移動を分泌（あるいは排出）という．

(1) 再吸収

水は浸透圧差によって受動的に再吸収されるが，その他の物質はATPのエネルギーを利用して濃度勾配に逆らう能動輸送で再吸収される．

近位尿細管では，原尿の65％，水，アミノ酸，ブドウ糖，ナトリウムイオン（Na^+），カリウムイオン（K^+），カルシウムイオン（Ca^{2+}），重炭酸イオン（HCO_3^-），塩化物イオン（Cl^-）のほとんどが再吸収される．K^+は，遠位尿細管でNa^+と交換されて排泄される．近位尿細管の細胞膜は，大量の再吸収を

> **MEMO** 対向流交換系
> 髄液中の血管のレイアウトは，動脈と静脈が互いに逆方向に流れる系で，エンジニアが効率よく熱交換を行う時に用いるカウンター・カレント系（対抗流系）に似ているので，対抗流交換系とよばれる．直細血管は，対向流交換系によって髄質内の浸透圧の勾配を守る働きをしている．

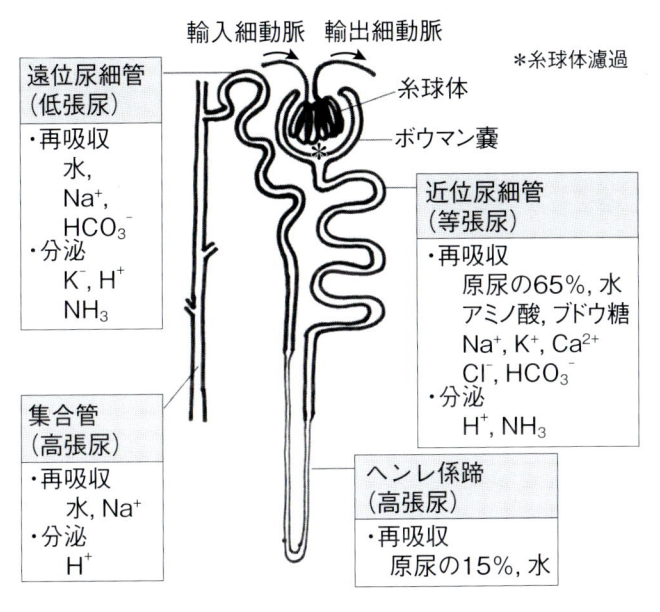

図 10-4 尿細管での再吸収と分泌・排泄

遠位尿細管（低張尿）
- 再吸収 水, Na⁺, HCO₃⁻
- 分泌 K⁺, H⁺, NH₃

集合管（高張尿）
- 再吸収 水, Na⁺
- 分泌 H⁺

近位尿細管（等張尿）
- 再吸収 原尿の65%, 水, アミノ酸, ブドウ糖, Na⁺, K⁺, Ca²⁺, Cl⁻, HCO₃⁻
- 分泌 H⁺, NH₃

ヘンレ係蹄（高張尿）
- 再吸収 原尿の15%, 水

輸入細動脈 輸出細動脈 糸球体 ボウマン嚢 ＊糸球体濾過

行うため，絨毛などによって面積を拡大している．遠位尿細管では，人体の必要に応じて（選択的再吸収），水，Na⁺，Cl⁻，Ca²⁺が再吸収される．集合管では，水とNa⁺の再吸収が行われる．水の欠乏により循環血液量や体液量が減少すると，抗利尿ホルモン（バソプレシン vasopressin）の働きで水の再吸収が促進される．

(2) 分泌

再吸収の過程と同時に，血液中の不要な電解質や水素イオン（H⁺）アンモニア，クレアチニンを毛細血管から尿細管に分泌して，体液を調整する作業が行われる．

近位尿細管では，検査時に使用する造影剤，クレアチニン，治療薬のペニシリンや有機物質，水素イオン（H⁺）が排出される．特に水素イオン（H⁺）の分泌と重炭酸イオン（HCO₃⁻）の再吸収は，酸・塩基平衡の調節に重要な役割をする．また，アンモニア（NH₃）は，水素イオン（H⁺）と結合して，近位尿細管や遠位尿細管から排泄される．このようにして，腎臓では，糸球体で大量の濾過を行い，かなりの部分を近位尿細管で再吸収し，遠位尿細管で最終的な尿排泄の調節を行っている．腎臓は，糸球体で老廃物を効率的に取り除き，尿細管で水電解質の絶妙なバランスをとるという働きをしている．

2 尿の性状と排尿路・排尿のしくみ

A 尿の性状

生体は，排泄する尿の量と質を調節しており，尿の量と質は体の状態を反映している．

1 尿量

成人の尿量は飲水量や食事の内容などで変動するが，一日1,500mL程度である．腎臓が一日に産生される代謝産物（老廃物）を尿中に排泄するためには，尿量として400〜500mLは必要とされる．そのため，一日尿量が400mL以下に減少すると体内に代謝産物が蓄積してしまう．一日の尿量が400mL以下を乏尿，尿量が100mL以下の場合を無尿という．尿量の減少は，脱水，急性腎炎，心不全が疑われ，反対に，一日の尿量が2,500mL以上の場合を多尿といい，飲水量の増加，糖尿病，慢性腎炎が原因である．抗利尿ホルモン（バソプレシン）の不足による尿崩症では，一日の尿量が10Lをこえることもある．

2 尿の成分

尿の成分の95%は水分で，5%は固形成分である．固形成分には，尿素，尿酸，クレアチニン，馬尿酸などの有機物やNa^+，Cl^-，K^+，アンモニアなどの無機物が含まれる．

色調は，無色透明〜淡黄色で，注射や内服薬によって変色することもある．正常の尿でも放置すると粘液や塩類などが沈殿して浮遊物が生じたり，濃黄色に変化する．

新鮮尿で浮遊物が多く，尿の混濁がある場合，尿路感染の可能性がある．

3 尿の比重

通常，比重は1.015〜1.025で，尿量と尿比重は反比例する．水分摂取量が多いと，尿量は増加して尿比重は低下し，反対に水分摂取量が少ないと尿量は減少し，尿比重は高くなる．尿比重は，尿中の物質の濃度による．

尿の比重と尿の浸透圧はほぼ正比例する．尿の浸透圧は信頼性が高く，尿比重は温度の影響をうけ変化するので温度補正が必要になる．血漿の比重1.027より浸透圧が高い尿を高張尿（濃縮尿），ほぼ等しいものを等張尿，低いものを低張尿（希釈尿）という．

4 におい

正常新鮮尿は無臭であるが，尿を放置すると細菌が尿素を分解してアンモニア臭となる．糖尿病など糖質代謝異常があるとアセトン体による甘酸っぱい臭いがする．

5 pH

通常，腎臓は尿中に酸を排泄しているので，尿のpHは5〜7の弱酸性である．pHは，食事の影響を受け，肉食の多い人は酸性に傾き，植物性食品の多い人はアルカリ性に傾く．尿のpHは酸・塩基平衡障害の診断に重要で，

酸性尿が持続する場合はアシドーシス，アルカリ尿が持続する場合はアルカローシスを疑う．診断を行う場合には，動脈血のpH，二酸化炭素分圧（P$_a$CO$_2$），炭酸水素イオン（HCO$_3^-$）を同時に測定して判断する．

6 タンパク尿

腎臓の病気の3大症候は，血尿，タンパク尿，高血圧である．健康な人でもごく微量のタンパク尿（1日40〜150mg）が認められるが，通常の尿検査では検出されない．1日150mg以上の排泄がある場合は，病的な状態と判断される．尿タンパク，尿中に試験紙をひたすテープ法でスクリーニングされているが，主としてアルブミンを検出している．

病的なタンパク尿の他に発熱時の熱性タンパク尿，起立によって生じる起立性タンパク尿，運動やストレスなどで生じる機能性タンパク尿といった良性タンパク尿がある．

タンパク尿では，検尿を繰り返し，遠心分離機にかけて細胞成分（尿沈査）も調べる必要がある．

コラム 「尿検査」の話〜クレアチニン・クリアランス（Ccr）とは？

クレアチニン・クリアランス（Creatinine・Crearance）は，腎炎，膠原病や糖尿病など，尿検査で血尿やたんぱく尿が認められる，主として腎臓の糸球体機能の低下が疑われる患者さんに行われます．クリアランス（Clearance）は，もともとClearあとかたづけ・取り除くことを意味するもので，生体では臓器が物質を排泄する機能を意味します．

クレアチニンはクレアチンの終末代謝産物です．腎蔵の糸球体で濾過されたクレアチニンは，尿細管では再吸収や分泌を受けずに尿中に排泄されます．尿中に排泄されたクレアチニンと血漿のクレアチニン量を測定することにより，糸球体が1分間に濾過する血漿量（糸球体濾過量GFR）がわかります．この血漿量をクレアチニン・クリアランス（Ccr）といいます．健康な人では，両側の腎臓を合わせて毎分100mLの血漿が濾過されることになります（基準値）．GFRは，慢性腎不全の病気分類の重要な指標になります．GFRが，50mL／分以下で代償性腎不全期，15mL／分程度に低下したら人工透析が適応になる尿毒症期と判断します．

Ccr検査には，24時間法と2時間法があります．24時間法は，前日の一定時刻に完全に排尿した後，24時間尿を蓄尿し血液を採取します．2時間法は，尿と血液を時間毎に採取します．この検査は，一般に入院患者に対して病室で朝食前に行われます．まず，患者さんは完全に排尿し，その後500mLを飲水します．60分後に再び排尿し，この時刻を記録します．30分後に血漿クレアチニン測定用に採血します．さらにその30分後に完全に排尿し，時刻を記録します．採取した血液と尿は検査室に送ります．

血清Cr値を得たら，年齢，性別を合わせて推定のGFRを算出することができます．

検査前に注意することは，アスピリンやシメチジンなどの薬剤はCcr低値をもたらすので，検査前日から休薬にします．朝食は検査が終了するまで待ち，検査が終わるまで安静を保ちます．

検査後は，細菌が繁殖したり，尿中成分が変化したりしないように，採尿した尿は速やかに臨床検査室に運びます．尿中には病原体が存在する可能性もあるので，取り扱いには十分な注意が必要です．

B 排尿路

ネフロンで産生された尿は腎盤に集められ尿管の蠕動運動により膀胱に運ばれ、尿道を経て排出される（図10-5）。

1 尿管

尿管は、腎臓でつくられた尿を膀胱に輸送する長さ25〜30cmの平滑筋の管である。腎杯から腎盤に始まり腎門のところで尿管につながり、後腹壁を下行して膀胱の底（尿管口）に達し、膀胱壁を斜めに貫いて開口するので、排尿時は尿管口が圧迫され、膀胱内の尿は尿管に逆流することはない。尿管には①腎盂尿管移行部、②総腸骨動脈との交差部、③膀胱壁の筋層部位の3カ所の生理的な狭窄部があるが、尿は、周期的に生じる尿管壁の蠕動運動によって、停滞することなく膀胱に送られる。

2 膀胱

膀胱は、尿を貯留する畜尿と、体外に排出する排尿の2つの働きをもつ平均容量500mLの平滑筋でできた袋であり、恥骨結合後部で男性は直腸の前部、女性は子宮の前にある。

膀胱壁は粘膜と内縦・中輪・外縦の3層の筋繊維で構成されている。内側の膀胱粘膜上皮は、尿がない場合は4〜6層に重なり合い、尿が溜まると2層に変化し、尿量に応じて伸縮拡張する。尿管の膀胱内開口部を尿管口といい、底部外方に位置する。両側尿管口と内尿道口（尿道への出口）で形成される領域を膀胱三角とよび、この部位は粘膜がないため尿が充満しても伸展せず、排尿時漏斗状となるので円滑に排尿される。

3 尿道

尿道は、尿を膀胱の内尿道口から外尿道口まで運ぶ管で、男女で構造が大きく異なる。

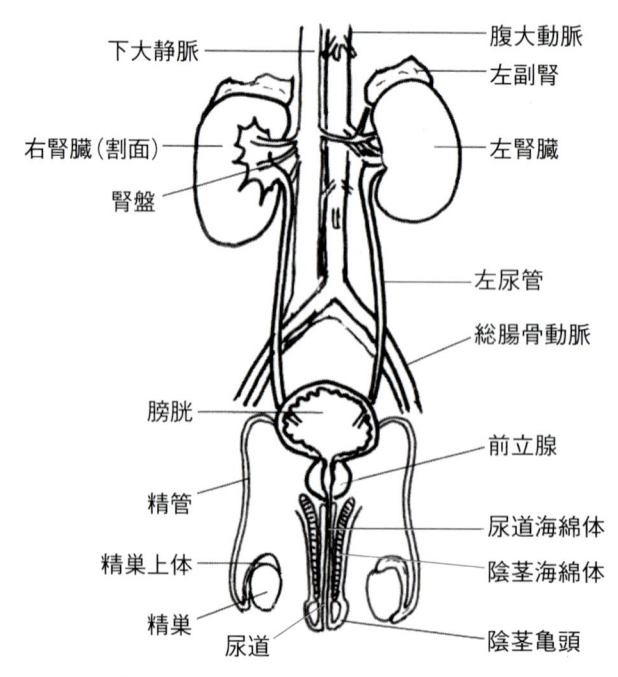

図10-5　腎・尿路の概念図（男性の場合）

男性の尿道は，長さ16〜18cmで全体として S 字状に弯曲する．内尿道口を出て前立腺を貫く前立腺部，尿生殖隔膜を貫く隔膜部，陰茎中を通り亀頭先端に開く海綿体部の3つに区分される．前立腺部には前立腺と射精管，海綿体部の後ろには尿道球腺（クーパー腺）が尿道内に開口する．

女性の尿道は，長さ3〜4cmで真っすぐに内尿道口を出て尿生殖隔膜を貫き，陰核の下，膣口の上に外尿道口が開口する．内尿道口近くには内尿道括約筋があり，女性では外尿道口近くに外尿道括約筋がある．

> ### コラム　尿管結石の治療〜「体外衝撃波砕石法」
>
> 　尿管結石の治療のひとつに，「体外衝撃波結石法」（extracorporeal shock wave lithotripsy：ESWL）があります．この治療は，X線または超音波により結石を探し，体外で発生した衝撃波を反射鏡によって結石に集中させ，体内の結石を破砕するものです．衝撃波は，生体内を水と同じ程度に通過しますが，結石は通過が困難です．そのため，結石にあたると，圧縮，牽引されて，砂状に破砕されます．砂状に破砕された結石は，尿とともに排出されます．時には，尿管につまり（ストーンストリート stone street），尿の流れが停滞してしまうこともあります．ほとんどの尿管結石に対して，この治療が第一選択ですが，妊婦や心臓ペースメーカー装着，出血傾向のある患者さんには行われません．
>
> 　この治療を受ける時には，前日から食事を控え，点滴静脈内注射で血管を確保し，下剤や浣腸を行うこともあります．体位は，結石のある部位によって，仰向け，腹ばい，横になるなどします．
>
> 　衝撃波を体内の結石に焦点を合わせて治療を開始します．治療に要する時間や衝撃波を当てる回数は，機種によって違いますが，1時間ほど体を動かせない場合もありますので，患者さんが楽に過ごせるような配慮が必要になります．治療中は，血圧や脈拍，痛みなどの状態，特に徐脈や心室性期外収縮などの不整脈を生じる場合がありますので，注意します．
>
> 　治療後は，点滴静脈内注射によって，十分な輸液を行います．全身状態を観察し，疼痛の増強があれば要注意です．合併症として腎臓の血腫があります．これが疑われる場合，安静にして，バイタルサイン，貧血のチェックやCTによる検査を行います．

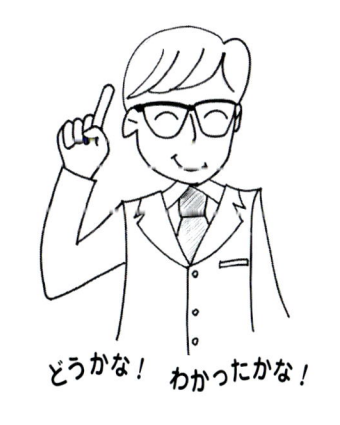

C　排尿のしくみ（図10-6）

膀胱内の尿量がある程度になり，膀胱内圧が一定のレベルを超えると尿意を感じ，体外に排泄される．排尿は，膀胱筋層の排尿筋と内尿道括約筋および外尿道括約筋の協調によって行われる．排尿筋と膀胱の出口にある

内尿道括約筋は平滑筋（不随意筋）で，自律神経に支配されている．膀胱頚部直下の尿道をとり囲む外尿道括約筋は，横紋筋（随意筋）で体性神経（陰部神経）の支配を受け，緊張・収縮して尿の漏出を防いでいる．

1 畜尿反射

成人では，膀胱内に150〜300mLの尿がたまり膀胱壁が伸展すると，その刺激は骨盤神経によって腰・仙髄にある排尿中枢に伝わる．膀胱内圧の情報は，大脳皮質にある高位排尿中枢へも伝達され尿意を感じる．尿意を感じても排尿の準備が整っていない場合には，大脳皮質から腰・仙髄にある排尿中枢を抑制する指令が送られ，交感神経（下腹神経）を通じて排尿筋の収縮を抑制し，内尿道括約筋を収縮させて，排尿調節（畜尿反射）が行われる．また，外尿道括約筋は体性神経（陰部神経）により収縮する．

2 排尿反射

排尿の条件が整うと，排尿中枢からの指令は副交感神経である骨盤神経を介して，膀胱に伝えられ，排尿筋収縮と内尿道括約筋を弛緩させる．同時に，外尿道括約筋も陰部神経により弛緩することによって，排尿が開始（排尿反射）される．

3 排尿障害

通常，排尿の開始は強い尿意によってではなく，自分の意思によっておこり，1回の排尿では200〜300mLを30秒以内に排出し，排出後は爽快感が残る．また，意図的に排尿を中断することもできる．それらの排尿のメカニズムが障害されることを，排尿障害といい，畜尿障害と排尿障害に分類される．

尿失禁は，畜尿障害による症状のひとつで，膀胱に貯留した尿が意思に反して尿道から外陰部にもれ出てしまう状態をいう．尿失禁は，①切迫性尿失禁，②反射性尿失禁，③腹圧性尿失禁，④溢流性尿失禁，⑤機能性尿失禁，⑥真性尿失禁の6つに分類される．

腹圧性尿失禁は，中年以降の女性で，骨盤底筋群の筋力低下によって起こり，咳，くしゃ

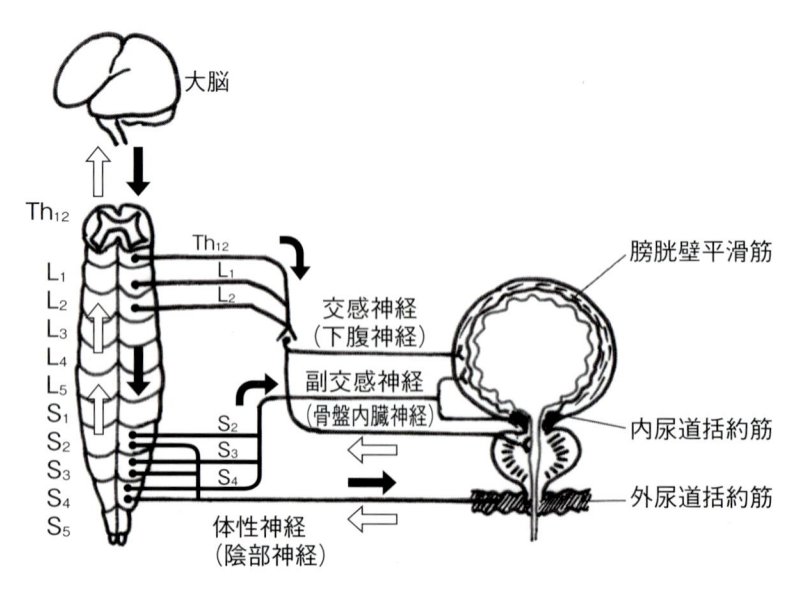

図10-6 排尿と神経の作用
（➡排尿指令または抑制，⇨尿意の方向を示す）

み，笑う，立ち上がる，ジャンプするなど，急激に腹圧が加わることで尿が漏れる状態である．このような場合，骨盤底筋訓練が効果的である．例えば，仰向けに寝て膝を立て，骨盤底筋（肛門・腟・尿道付近）を収縮させ3つ数え，元に戻しこれを5〜10回繰り返す．骨盤底筋は，膀胱，子宮，直腸を支える筋肉である．骨盤底筋の収縮運動によって，緩んだ筋肉の機能を回復させ，腹圧性尿失禁の改善が可能になる．

コラム 「人工透析」の話〜血液透析におけるブラッドアクセスとは？

腎機能が高度に低下して，腎蔵からの尿の排泄や調節機能が困難となった状態を腎不全と言います．腎不全は，尿をつくる最小単位であるネフロン数が減少し，糸球体濾過値（GFR）も低下します．GFRが50mL/分以下，血清クレアチニンが2.0mg/dL以上，年月単位で続く状態が慢性腎不全です．腎蔵からの排泄や調節機能の維持ができなくなると，尿毒素が体内に蓄積し，電解質のアンバランス，水分の過剰貯留によるうっ血性心不全，代謝性アシドーシス，高カリウム血症など生命を脅かす状態になっていきます．このような状態になった場合，腎機能を肩代わりする治療が人工透析です．

人工透析として血液透析は，血管に針を穿刺して毎分約200mLの血液を体外に取り出し，ダイアライザーとよばれる透析器を介して，尿毒素物質や病因物質，水分などを除いて血液を浄化し，再び静脈から体内に戻すものです．この治療は，週3回，3〜4時間かけて行います．血液透析は，現在最も広く行われている透析療法で，全国で約26万人が治療を受けています．

血液透析には，毎分200mL程度の血流を維持し，繰り返し利用できる血管を確保するため，静脈と動脈をつなぎ合わせたブラッドアクセスを造設します．
ブラッドアクセスには，上肢の動脈（橈骨動脈，尺骨動脈，上腕動脈）や静脈（橈側皮静脈，尺側皮静脈）が用いられます．一般には，皮膚の下で動脈と静脈をつなぐ内シャント（自家動静脈瘻，図10-5）がもっとも多く使われており，手首の橈骨動脈と橈側皮静脈などをつなぎ合わせて造設されます．心臓に近い部分ほど血流は良くなりますが，心臓への負担が増大するので注意が必要です．

また，シャントの狭窄が起こると血流の維持が不十分となり，透析が難しくなりますので，シャントの血流不足の兆候をよく観察する必要があります．その予防のために，一日3回，傷跡の3〜4cm上のところに指を当てて血流を感知します．動脈が狭くなり血流が流れにくくなると，音が発生するのでわかります．内シャントでは，血液の流れがスムーズな時は，聴診器でザーザー，ゴーゴーという滑らかな音が聞かれます．反対に，狭窄や閉塞の兆候では，ヒューヒュー，シャッシャッという雑音が感知されます．

閉塞を予防するためには，毎朝，聴診器でシャントの音を確認します．また，ブラッドアクセスを造設した腕で，重たいものを持ったり，血圧測定をしたり，血管の圧迫を避けるように気をつけます．ゴムボールやハンドクリップを使った運動は，血管を発達させるのに効果的です．なお，ブラッドアクセスの増設には他に，動脈表在化，人工血管移植，カテーテル留置などの方法があります．

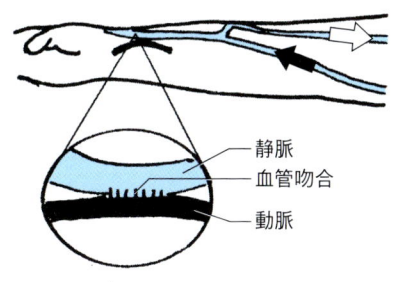

図10-7 血液透析〜ブラッドアクセス（内シャント）

3 体液の調節―酸・塩基平衡

A 細胞内液と細胞外液

体内にある水分は，体液とよばれ，体重の60％は水分でできている．体液は，細胞内に取り込まれている水分（細胞内液，40％）と，細胞の外側に存在する水分（細胞外液，20％）とに区分される．

1 体液の特徴（図10-8）

細胞外液は，間質に存在する水分（間質液）が15％，血管内に血漿として存在する水分が5％となっており，細胞内液：間質液：血漿 = 8：3：1 となる．これらの3分画は細胞膜，血管壁という半透膜により分けられており，細胞内液と間質液との間，間質液と血漿との間で水分の移動が行われる．体の恒常性が維持されていれば，細胞内液と間質液，血漿の3分画の比は一定に保たれている．しかし，この調節機構が有効に働かなくなると，一つの分画の状態が，その他の分画の状態を反映しなくなる．

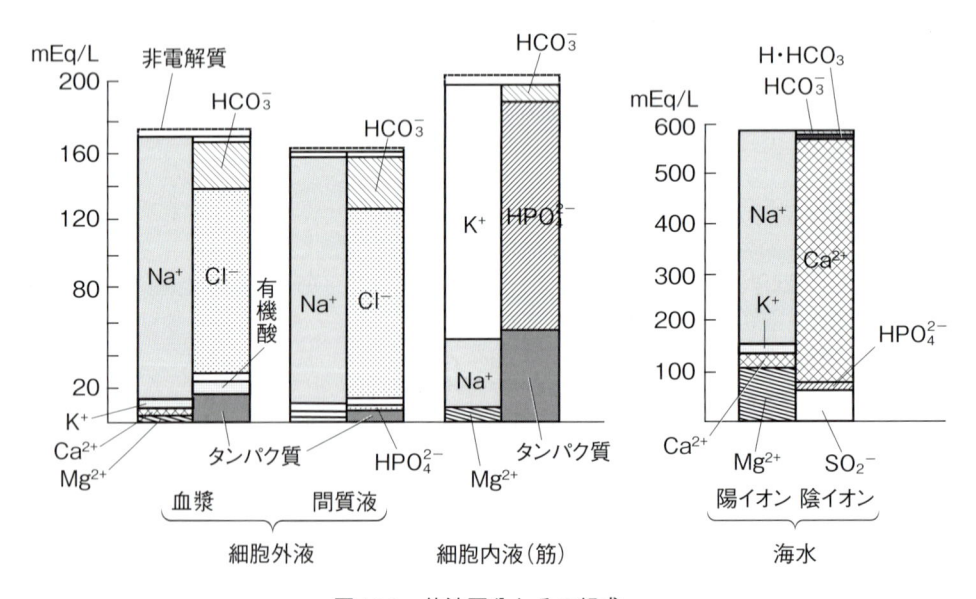

図10-8 体液区分とその組成

> **MEMO　電解質とは**
> 水に溶ける化学物質のうち，水に溶けて電気的に分解するものを電解質という．例えば，食塩（NaCl）は水に溶けるとナトリウムイオン（Na^+）と塩化物イオン（Cl^-）に電離するので，電解質という．砂糖（ショ糖）は水に溶けてもあまり電離しないので非電解質である．

例えば，全身の浮腫は，間質液の過剰を示唆する．しかし，必ずしも血管内の過剰を意味しない．腎糸球体の透過性が高まって血漿タンパクが尿中に失われ，低タンパク血症となるネフローゼ症候群では，毛細血管から間質液に水分が貯留して浮腫となる．そのため，血管内の水分量は一定ではなく，血管内は脱水をきたす．

2 体液のイオン組成

体を構成する細胞はすべて細胞外液に浸され，そこから酸素や栄養素を受け取り，老廃物を排出して生きている．細胞外液は，海水にきわめて近い性質を持っている．主なイオン組成は，Na^+（ナトリウムイオン），Cl^-（塩化イオン），HCO_3^-（炭酸水素イオン）などである．一方，細胞内液の主なイオン組成は，K^+（カリウムイオン），HPO_4^{2-}（リン酸水素イオン），タンパク質は血漿の4倍も含まれている．体が正常に機能するには，この電解質のバランスを保つことが重要である．

細胞外液と細胞内液の違いは，ナトリウムとカリウムの比率である．細胞外液はナトリウムが多く，細胞内液にはカリウムが多く含まれている．このナトリウムとカリウムの比率の違いは，細胞内外に電位差を生じさせ，細胞膜を通した物質輸送を促進し，細胞の生命活動を維持している．

3 水分の出納

一日あたり摂取される水分の量は，飲料水1,200mL，食物中の水1,000mL，体内で生じる代謝水300mLである．

一方，体内の水分は呼気中の水分300mL，皮膚からの汗や蒸散約600mL，糞便として100mL，尿1,500mLの水が体外に失われていく．一日の水分の出納は，環境温度や湿度，食事の内容や飲料水の習慣や運動などによって大きな変動はあるが，平均的には，水分摂取量は2,500mL，水分排出量は2,500mLである．このように，水分摂取量に対応して水分排出量（尿量）を腎臓で調整することによって，体液の恒常性は維持されている．

4 脱水 dehydration

体の中に含まれる水分の量が不足した状態を脱水とよぶ．脱水は，水分の喪失が主体である一次脱水と水分およびナトリウムの両者が喪失する混合性脱水に分類される．

一次脱水の原因は，意識障害や体力の低下による水分の摂取不足，広範囲の熱傷，尿崩症による尿濃縮力障害などである．水分が不足すると細胞外液の浸透圧が上昇する．その結果，細胞外液から細胞内液に水分が移動して，細胞外液も細胞内液も減少し，口渇，尿量減少，尿濃縮などの症状が出現する．ナトリウムの喪失を伴う混合性脱水の原因は，水分の摂取障害や嘔吐・下痢に伴う消化液の喪失などである．細胞外液の喪失により循環血液量は減少し，血圧低下がみられる．

表10-1 輸液の成分（血漿との比較）

電解質組成 (mEq/L)	Na	K	Ca	Mg	Cl	乳酸	ブドウ糖 (g/dL)
生理食塩水	154				154		
リンゲル液	147	4	5		156		
乳酸加リンゲル液	130	4	4		110	28	
ソリタT3^R	35	20			35	20	43
血漿	140	4	4	2	105	2	0.1

ソリタT3^{R}輸液製剤：電解質だけでは，低調液にみえるが，糖を加えてあるので，最終的にはほぼ等調液となっている．

（田中越郎，「イラストで学ぶ生理学」2006参考）

脱水の治療には，電解質輸液製剤（表10-1）が用いられる．細胞外液の減少に対しては，生理食塩液やリンゲル液などの電解質組成が血漿とほぼ同じ浸透圧の輸液製剤を投与する．細胞内液の減少に対しては，カリウ

ムを含まないソリタT1号やフィジオゾール1号などの輸液開始液や，カリウムを含み細胞内液の是正を目的としたEL2号，ソリタT2号などの電解質輸液製剤を投与する．

5 酸塩基平衡の調節機構（図10-9）

(1) 水素イオン濃度とpH

体の恒常性を維持するために，腎臓での酸塩基平衡の調節機能は重要である．人体は，細胞での代謝の結果，絶えず酸（H^+）を産生しており，体液のpHは低下する傾向にあるが，水素イオン（H^+）濃度は，pH7.35〜7.45の範囲に維持調節されている．

すべての体液は，水素イオン（H^+）と水酸化物イオン（OH^-）を含んでいる．酸は水素イオン（H^+）を放出，塩基は水酸化物イオン（OH^-）を放出する．この酸と塩基をpH7.35〜7.45の範囲に維持調節することを，酸塩基平衡と言う．

pHは，水素イオンの量を0〜14までの数字で表した水素イオン濃度のことである．pH0〜7は酸性，pH7は中性，pH7〜14はアルカリ性である．血液のpHは7.4と弱アルカリ性である．水素イオン濃度が上がると，血液のpHは7.4より低下し酸性（アシドーシス）に傾く．反対に，水素イオン濃度が低下するとpHは7.4より高くなり，アルカリ性（アルカローシス）に傾く（図10-10）．このように，水素イオン濃度（pH）が，酸性やアルカリ性に傾いて正常域から外れると，細胞内の代謝が停止し，生命が脅かされる．

血液のpHは，重炭酸イオン（HCO_3^-）と二酸化炭素分圧（$PaCO_2$）によって決まる．呼吸量の減少によっておこるアシドーシスを呼吸性アシドーシス，呼吸量の増加によるアルカローシスを呼吸性アルカローシスとよぶ．呼吸以外の要因でpHが低下する場

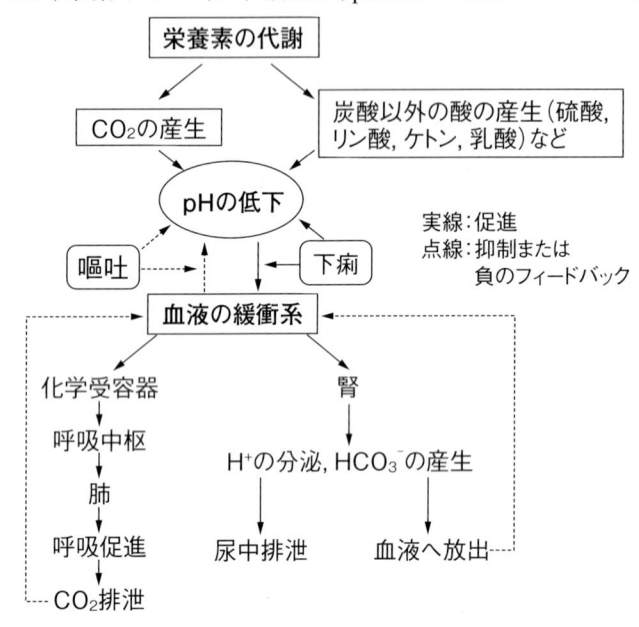

図10-9　酸・塩基平衡の調節機構

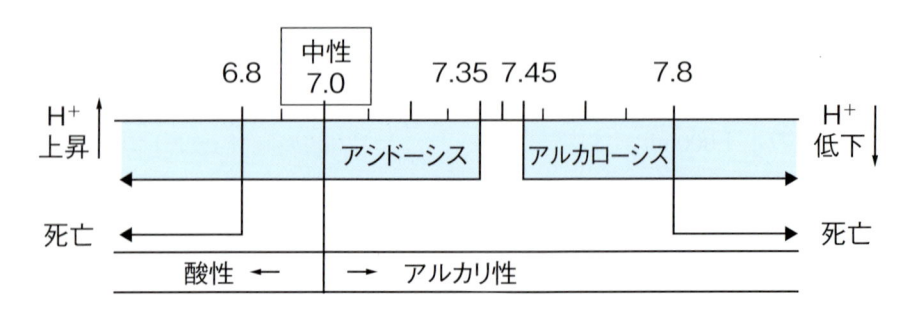

図10-10　血液のpH，アシドーシスとアルカローシス
・動脈血のpHが7.35以下の場合をアシドーシス，7.45以上の場合をアルカローシスという．
・動脈血のpHが6.8以下または7.8以上の場合，死亡するおそれがある．

合は，代謝性アシドーシスとよぶ．また，嘔吐により大量の胃酸が失われpHが上昇した場合は，代謝性アルカローシスとよばれている．（図10-10）

B 体液のpHを調節するメカニズム

体液のpHを調節するメカニズムは3つある．①血液の緩衝作用による調節，②呼吸による調節，③尿生成による調節である．この3つのメカニズムによって，pHは7.35～7.45の狭い範囲で維持されている．

1 血液の緩衝液作用による調節

緩衝液は，血液のpHを一定に保つ化学物質である．血液に酸や塩基が負荷されると，まず血液の緩衝系の作用によりpHが調節される．代謝によって生じる酸には，二酸化炭素（CO_2），炭酸（H_2CO_3），タンパク質から生じた硫酸やリン酸，糖質や脂肪の中間代謝産物である乳酸やケトン体などがある．炭酸は，血液の主要な緩衝液である．他にも，血漿タンパクやヘモグロビンなどがある．血液中に拡散した二酸化炭素は水と反応して炭酸となり，炭酸はさらに水素イオン（H^+）と重炭酸イオンに解離する．

$CO_2 + H_2O \rightleftarrows H_2CO_3 \rightleftarrows H^+ + HCO_3^-$

この反応が左方向に進むとH^+が消費されて血液はアルカリ性になり，反応が右方向に進むとH^+が増加して酸性となる．HCO_3は腎臓で産生され，CO_2は肺から排泄されて，pHが調節される．

つまり，血液に酸が生じるとH^+が増加するが，左方向に反応が進み，H^+の増加は緩和される．

2 尿生成による調節

多くの産生物質が血液中に流入するので，塩基よりも多量の酸を腎臓から排出している．腎臓から排出される尿のpHは4.8程度の酸性である．CO_2がH_2Oと結合してH_2CO_3が生成されると，解離してH^+とHCO_3になる．水素イオン（H^+）は，遠位尿細管から分泌される．尿細管の尿の中でNa^+と置き換わり，Na^+はHCO_3と結合して血液中へ再吸収される．このプロセスを通して，H^+は尿中に排出され，HCO_3は産生されて，H^+の増加は緩和される．

コラム　輸液製剤としてのリンゲル液

　水分や電解質など点滴静注により投与する治療法として輸液（ゆえき）があります．血液成分の投与では輸血です．輸液は，1）下痢・嘔吐・絶食などにより失われた水分や電解質不足（脱水状態）の補充，2）急激な出血などで循環血液量が不十分になった時の血液置換，3）口から水分や食事が取れない時，経口摂取の代替えとして用いられています．細胞外液と似た電解質組成の輸液製剤には0.9％生理食塩水の他よく知られているリンゲル液があります．これは1882年に英国の生理学者リンガーSydney Ringer(1836～1910)がカエルの心臓の灌流実験のために考案したもので，細胞外液と同じイオン組成・浸透圧を持つ液です．大正12年（1920）に出され「日本薬局方」（第4版）で「リンゲル液」として収載されています．その処方は，NaCL8.6g，KCL 0.3g，CaCL2 0.33gに注射用蒸留水を加えて1,000mLとしたものです．ただし，現在ではクロールイオンが過剰に補給されるのでアシドーシスとなることから，それを防ぐために，乳酸ナトリウムを配合した乳酸リンゲル（ラクテック）があります．

　なお，輸液製剤としては，Na濃度により液の種類（何号液）が区分されていますが，基本的には0.9％生理的食塩水1に対してどれだけの5％ブドウ糖を混ぜたかにより分類されています．

4 男性生殖器と精子の生成

生殖器は，生殖腺，生殖管，付属器および外生殖器からなる．男性生殖器の役割は，精子をつくり女性の生殖器に送り込むことである．

A 男性生殖器の構造（図10-11）

1 精巣（睾丸）testis

精巣は恥骨結合の下に左右一対ずつ存在する，長さ4cm，厚さ3cmほどの楕円形の器官で，精索により陰嚢内につるされている．精子spermを産生する生殖腺と，男性ホルモンを分泌する内分泌腺の機能があり，女性の卵巣に相当する．

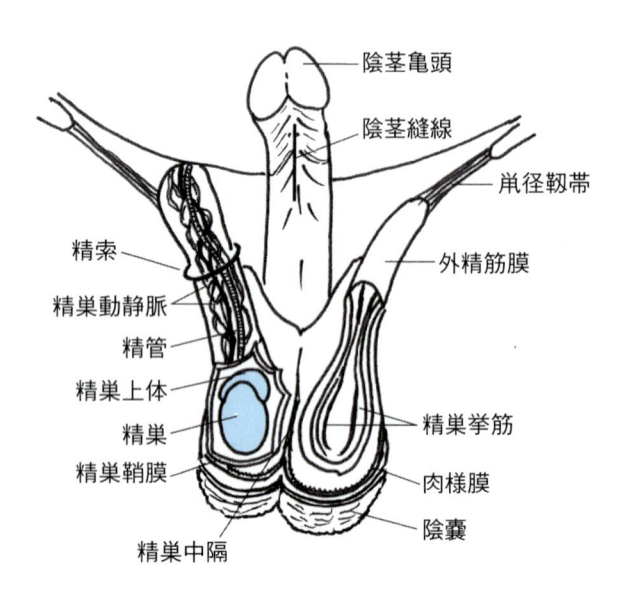

図10-11 陰茎・陰嚢と精巣

精巣の内部は，200〜300個の精巣小葉に分けられ，ループ状に屈曲蛇行した多数の曲精細管とそれを取り囲む間質からなる．思春期以降，精細管内では，毎日約一億個の精子が絶え間なく産生されている．精細管の中には，精細胞を支持・栄養するセルトリSertoli細胞がある．セルトリ細胞どうしは，精細管の内外を隔て（血液精巣関門），精子形成のための環境を維持している．

精細管の外の間質細胞には，ライディッヒLeydig細胞（間細胞）がある．ライディッヒ細胞は，下垂体前葉から分泌される黄体形成ホルモン（LH）の支配を受け，男性ホルモンのテストステロンを産生・分泌する．そのため，LHは間細胞刺激ホルモン（ICSH）ともよばれる．

精巣は，腹大動脈から分岐した精巣動脈から血流を受け，精管にそって下行した精管動脈と吻合する．精巣動脈と精巣静脈は並行して走り，この対抗流系によって精巣に向かう血液は効率よく熱交換され，冷やされる．

また，陰嚢の表面のしわは，寒いと収縮して精巣を体に近づけて温め，暑くなると伸びて表面積を大きくして熱を逃がし，精子が生成されるのに最適な環境をつくっている．

2 精路

精巣から尿道までを精路（精巣上体管，精管，射精管）とよぶ．精巣上体管は，長さ4mほどの管で複雑に折れ曲がり，精巣上体

内に収まっている．精巣で形成された精子は，精巣上体で成熟し，射精を待つ．これに続く精子の輸送管は精管とよばれ，精巣上体と尿道前立腺部を結ぶ全長40〜50cmの輸送路である．発達した3層の平滑筋を有し，射精時に管腔内の精液を絞り出す働きをする．

精管は血管や神経と一緒に精索をつくる．鼠径管を通って骨盤内に入った精管は下腹壁動静脈と交差した後，膀胱後部表面に向かって下がり，精嚢からの導管と合流して射精管となる．射精管は，前立腺を貫き尿道前立腺部に左右別々に開口する．

3　付属生殖腺

①精嚢 seminal vesicle

精管の末端部に開口する精嚢は，射精時に淡黄色の粘稠な液体を分泌し，精子の運動をよび起こすエネルギー源となる．壁は精管と同様平滑筋が発達しており，射精時に収縮する．

②前立腺 prostate gland

前立腺は，膀胱直下に位置する尿道を取り囲むクルミ大の外分泌腺である．外腺とよばれる20〜30本の導管が尿道後壁の前立腺洞に開口し，射精時に乳白色，アルカリ性の漿液を排出して精子を活性化する．尿道は，前立腺を貫くように中央部を通り，陰茎から外尿道口につながる．

前立腺はエストロゲンに反応するため，加齢により男性ホルモンが低下してエストロゲン優位になると，前立腺の腺組織が肥大して尿道狭窄や排尿障害をきたす．仰臥位で膝を抱え込む体位で肛門から人さし指を入れると，直腸12時の方向に前立腺を触診することができる．前立腺の大きさ，形態，硬結の有無や広がりを診る直腸診は，前立腺肥大や前立腺がんの重要な診断法の一つである．

また，前立腺がんで行われる血清PSA測定（前立腺特異抗原）は，早期発見に有効な検査である．PSA値は，4.0ng/mL以上であれば前立腺がんの疑いがある．診察を行う場合には，直腸診や射精，自転車走行などは検査結果に影響を及ぼすため，原則として直腸診を行う前にPSA値を測定する．

③尿道球腺 bulbo-urethral gland

前立腺の直下にはエンドウ豆大の尿道球腺（カウパー腺）があり，アルカリ性の粘液を分泌して尿道粘膜表面を潤滑にする．女性の大前庭腺に相当する．

4　陰茎 penis

陰茎は左右一対の陰茎海綿体と尿道を囲む一個の尿道海綿体から形成され，その先端は亀頭と言われる．尿道は，陰茎海綿体を貫いて亀頭部に開口する．陰茎をなす海綿体は，白膜という丈夫な膠原繊維の膜で包まれる．これらの海綿体は，深陰茎筋膜（バック筋膜）および浅陰茎筋膜によって包まれている．陰茎の皮膚は高い可動性と伸縮性を持つ．

海綿体内部は，スポンジ状の組織で網状の海綿体小柱と海綿体洞からなり，多量の血液を容れることができる．海綿体洞はらせん動脈を介して陰茎深動脈に連絡しており，この動脈によって血液を海綿体に充満させることで勃起をおこす．

B　男性の生殖機能

1　精子と精液（図10-12）

卵子は出生時までに一次卵母細胞へと分裂・増殖を完了した後，長い減数分裂の休止期がある．それに対し精子は休止期はなく，思春期になると精祖細胞は分裂・増殖を始め，

常に新しい精子が産生され続ける．精粗細胞からつくられた一次精母細胞は第一減数分裂を開始し，二次精母細胞ができる．二次精母細胞は引き続き第二減数分裂をおこし，精子細胞を形成する．

精子細胞は，父方の遺伝子を卵子へ伝えるために形態変化（変態）の過程を経てスリムな精巣精子となる．精粗細胞から精巣精子が完成するのに約70日かかる．

精子は，頭部と尾部をあわせて全長約65 μm であり，体内の細胞の中で最も小さく特殊化した細胞である．成熟した精子は，遺伝子を含む核のある頭部と，遊泳運動を行う細長い鞭毛である尾部からなる．頭部は短い頸部を介して尾部に連結する．

頭部は，5×3μm の西洋梨形で，クロマチンの凝縮した核が占めている．頭部の前半分を覆う先体は，ライソソーム様の胞状体で受精の際に卵膜を分解し，精子の進入を助けるヒアルロニダーゼやアクロシンなどの酵素を含んでいる．先体赤道面といわれる尾側の部分は，層板構造をしており，受精の際にはこの部分が卵細胞膜と融合する．

尾部は，長さ約60μm の鞭毛からなり，鞭毛の中心を軸糸が走行している．軸糸は気管上皮でみられる線毛と同じ構造をしており，1対の中心微小管のまわりを9対の周辺微小管が取り囲んでいる．鞭毛の鞭のような屈曲運動は，微小管を構成するチュブリンというタンパク質の滑りあいによって起こる．鞭毛の運動に必要なエネルギーは，尾部のミトコンドリア鞘で産生される．

精液 semen は，黄白色から白色を呈し，pH7.2～7.8である．一回の射精で2.5～3.5mL 排出され，1mL あたり約一億個の精子が含まれている．精液の組成は，精子の他に尿道球腺液，前立腺液，精嚢液などである．尿道球腺液は，粘稠度の高い粘液で，精液の通過を容易にする．前立腺液は，精液の約20%を占め，亜鉛の他フィブリノゲンなど種々の

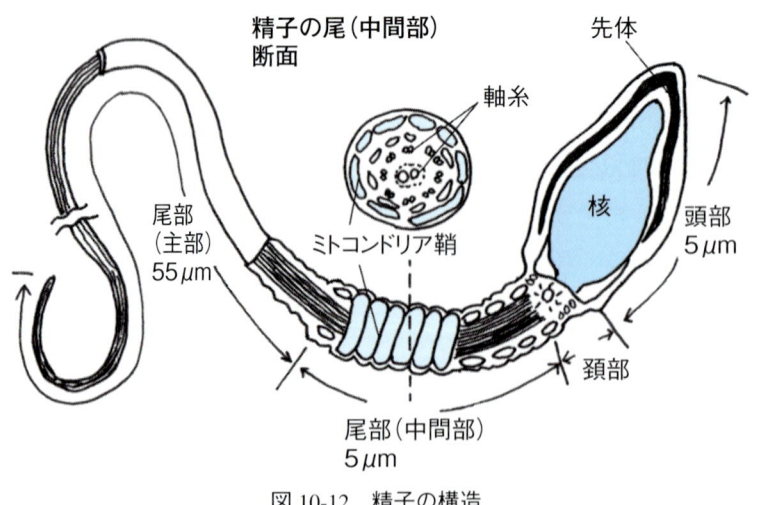

図 10-12　精子の構造

MEMO　減数分裂 meiosis

遺伝子を継承するために，卵祖細胞，精祖細胞といわれる生殖細胞は，細胞分裂の途中で遺伝子の量が半分になる減数分裂を行う．この過程で遺伝子の組み換えがおこり，多様な遺伝子が生み出される．遺伝子は，常染色体22対と性染色体（XY，XX）の計46本からなるが，この遺伝子が半数の23本になったのが，卵子と精子である．減数分裂によって染色体数を半減させた卵子と精子が受精すると，46本の染色体をもつ1個人ができる．

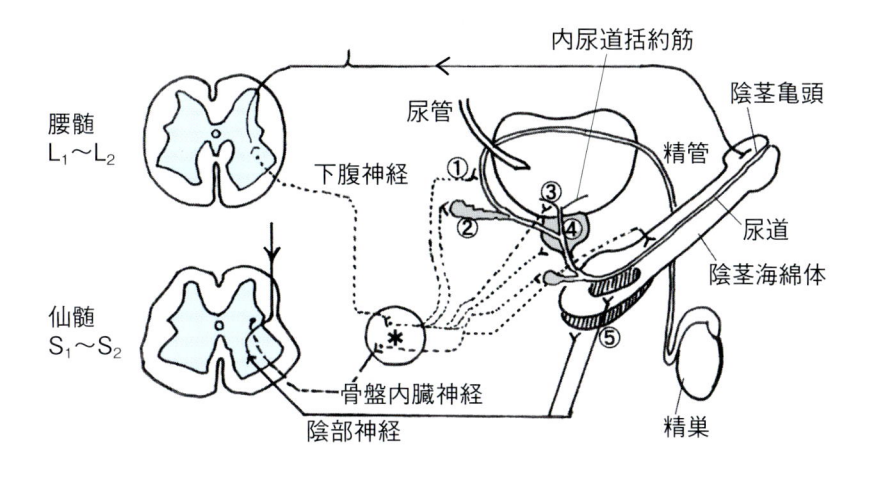

図 10-13　射精のメカニズム
(①精管，②精囊，③膀胱，④前立腺，⑤坐骨海面体筋・球海綿体筋)

酵素を含み，精子の運動に適した環境を与えるために重要である．精嚢液は，精液の約60％を占め，タンパク質に富み，精子の重要なエネルギー源となる．

2　性反応

勃起は，動静脈吻合（螺旋動脈→海綿体洞）によって，海綿体が充血し陰茎が硬くなる現象である．

勃起に使われた血液は深陰茎背静脈によって海綿体から排出されるが，勃起時には海綿体小柱を通る流出路が圧迫されているため，勃起がおさまるには時間がかかる．

勃起中枢は仙髄 S2〜S4 に存在する．ここから起こる骨盤内臓神経（勃起神経）は副交感神経線維からなり，下腹神経叢に入り，その枝は陰茎海綿体に分布する．性的刺激は勃起中枢に送られ，副交感神経の活動を亢進させ，陰茎に刺激が送られ，陰茎深動脈と螺旋動脈は拡張し血液が流入する．血液の流出路である深陰茎背静脈は流出路が制限されているので，陰茎は勃起し硬くなる．交感神経の刺激は，勃起を消失させる働きがある．勃起障害（ED）の治療薬であるバイアグラ（クエン酸シルディナフィル）は，陰茎の陰茎深動脈とらせん動脈の平滑筋を弛緩させる作用を持ち，勃起を促進する．

性的刺激を受けて興奮が高まると，精管内の精子を体外へ送り出す，射精という現象がおこる（図 10-13）．射精は精液の後部尿道への射出，後部尿道から体外への射精という2段階の脊髄反射で進行する．第1段階は，陰茎亀頭への刺激により交感神経が興奮して，精管および付属腺の平滑筋が収縮し，精液が後部尿道に射出される．内尿道括約筋も収縮して，精液が膀胱に逆流するのを防ぐ（図 10-13，①〜④）．第2段階は，後部尿道が精液で充満すると，その刺激は陰部神経を介して仙髄に達すると，反射的陰茎筋を取り巻く骨格筋が律動的に収縮し，精液は体外へ排出される（図 10-13，⑤）．

5 女性生殖器と卵子の生成・排卵

女性生殖器の役割は，卵子をつくり，受精・妊娠後に胎児を子宮内で育てることである．

A 女性生殖器の構造

1 卵巣 ovary

卵巣は骨盤腔内の子宮 uterus に左右一対ずつ存在する長さ3cm，厚さ約1cmの卵円形の器官である．卵子 ovum を産生・放出（排卵 ovulation）する生殖腺と，卵巣ホルモンを分泌する内分泌器官としての機能がある．

卵巣は，子宮広間膜の後面に付着し，外側は卵巣堤索によって骨盤側壁に，内側は固有卵巣索によって子宮に支持・固定されている（図10-14）．卵巣動・静脈は，神経やリンパ管とともに卵巣堤索を走り，卵巣門から卵巣に入る．卵巣は皮質と髄質からなり，皮質には成長段階の卵胞が散在している（原始卵胞，成熟卵胞）．また，排卵後の状況（受精・着床の有無）によって，閉鎖卵胞，黄体，白体などがみられる．髄質は血管，リンパ管，神経に富む（図10-15）．

卵巣は，腹大動脈から分岐した卵巣動脈から血流を受け，卵巣門に進入する．内腸骨動脈から分岐した子宮動脈と卵巣動脈は多数の吻合を作り，子宮および卵巣，卵管を栄養している．卵巣門を出た右卵巣静脈は下大静脈に注ぎ，左卵巣静脈は左腎静脈に注ぐ．

2 卵管 uterine tube

卵管は，子宮底の子宮卵管角から出て卵巣

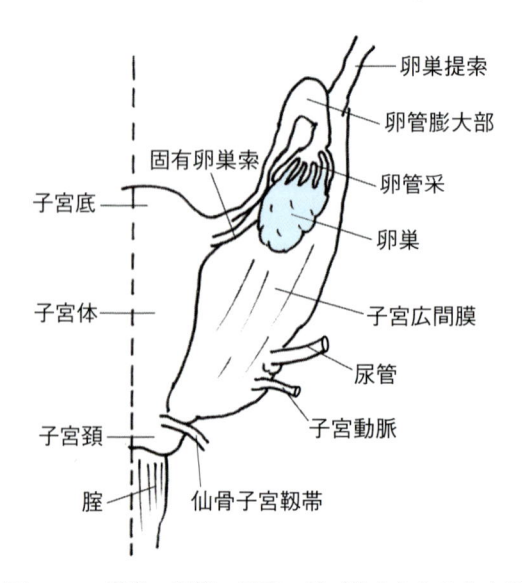

図10-14 卵巣，卵管，子宮，腟（後方からみた右半分）

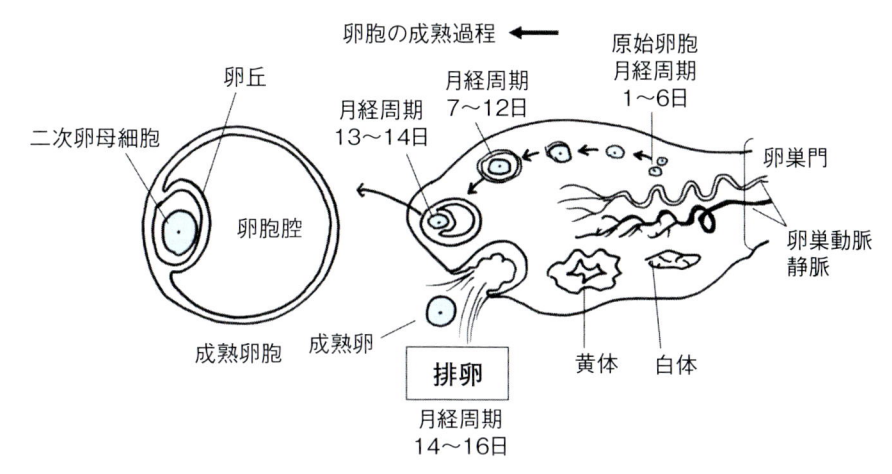

図10-15 卵胞の成長・排卵と黄体形成

を抱えるように腹腔に開口する，長さ10〜12cmの一対の管である．漏斗，膨大部，峡部，子宮部の4部に区分される．漏斗の末端には，卵管采がある．膨大部は全長の2/3を占める部分で，受精が起こる場である．子宮壁に近い峡部は細く，子宮腔に開口する．

卵管壁は，粘膜・平滑筋層・漿膜からなる．卵管の内腔は線毛上皮で覆われ，卵管ヒダとよばれる粘膜の縦走ヒダがみられる．卵巣から腹腔内に放出された卵子は，卵管采に吸いこまれ，卵管膨大部で精子と卵子は合体（受精）する．受精卵は，卵管の蠕動運動と線毛上皮の運動によって子宮へと向かう．

卵管の分泌液はpH7〜8で，必須アミノ酸，グリコーゲンなどを含み，卵子の成熟，精子の貯蔵と活性化に至適の環境を提供している．

3 子宮 uterus

子宮は骨盤腔内で膀胱の後ろにある長さ7cm，重さ60〜70gの洋梨形の器官である．その機能は，受精卵を保持（着床），発育させ，成長した胎児を分娩することである．

子宮は腹膜で覆われ，子宮広間膜で骨盤腔の外側壁に固定され，前傾前屈している．子宮円索が子宮の外側縁から鼠径管を通って大陰唇の皮下に達している．これがゆるむと，子宮が仙骨に向けて後屈する（子宮後屈）．ダグラス窩への癒着が生じて後屈となった子宮内膜症の場合には，生理痛が強く，腰痛や排便痛もみられる．子宮内膜症は不妊につながる疾患であり，薬物療法や癒着剥離術などの治療が長期におよぶため，精神的な支援が必要となる．

子宮は，子宮体部と子宮頸部に分かれ，子宮体部で左右の卵管が結合するところを子宮底とよぶ．子宮頸部の内腔は細い管状の子宮頸管となって腟へ通じる．

子宮壁は，子宮内膜・子宮筋層・子宮外膜からなる．子宮内膜は多数の子宮腺をもち，卵巣周期に関連して組織的な変化が起こる．子宮筋層の平滑筋層は，妊娠時の太さと長さは非妊娠時の数十倍になる．

子宮に血液を供給する子宮動脈は，螺旋動脈に分かれ子宮筋層に分枝したのち，子宮底で卵巣動脈と吻合する．左右の子宮動脈間には豊富な吻合があり，1側が閉塞されても壊死に陥ることはない．

子宮頸部に見られる悪性腫瘍を子宮頸がんとよび，毎年10万人に15人の割合で発生する．検診は子宮頸部細胞診が行われ，ここで悪性が疑われる時には，コルポスコープ（腟

拡大鏡）で光をあてて拡大像を観察し，必要な部位の生検を行って，確定診断を行う．

4 腟 vagina

腟は，子宮の下につながる尿道の後ろ，直腸の前にある長さ7cmほどの器官で，交接器であり産道である．腟の上部は子宮腟部を取り囲み，腟円蓋をなし，腟の下部は腟口となって腟前庭に開き，後方は腹膜腔の最下部，直腸子宮窩（ダグラス窩 Douglas' pouch）に接する．腟粘膜を覆う重層扁平上皮は女性ホルモンの影響を受け，厚さや性状は性周期に伴って変化する．腟粘膜の上皮細胞はグリコーゲンを多量に含み，桿菌によってpH5.7前後の酸性に保たれ，病原菌の侵入を防止している．

5 女性外陰部（会陰 perineum）

女性の生殖器で外部に露出した部分を外陰部といい，腟前庭と陰核，小陰唇，大陰唇によって構成される．大陰唇は，左右から外陰部を形つくる皮膚のふくらみで，前方の交連部を恥丘といい，男性の陰嚢に相当する．小陰唇は大陰唇の内側にある一対の皮膚ヒダであり，前方で左右が合わさる部分を陰核といい，男性の陰茎亀頭に相当する．小陰唇に囲まれた腟前庭には，小前庭腺および大前庭腺（バルトリン腺 Bartholin's gland）が開口する．バルトリン腺は，男性の尿道球腺に相当し，性的興奮によりアルカリ性の粘液を分泌する．

6 乳腺 mammary gland

乳腺は，乳房の脂肪組織中にある皮膚腺であり，乳房，乳頭 nipple，乳輪からなる．乳腺は，十数個の乳腺葉からなり，乳頭を中心として放射状に配列する．乳腺は豊富なリンパ管網を持ち，乳腺外側のリンパは腋窩リンパ節に集まり，右は右リンパ本幹，左は胸管に注ぐ．

乳がんのリンパ節転移は腋窩リンパ節に多くみられ，最大の予後因子は，腋窩リンパ節転移の有無とその個数である．

B 性周期と排卵

女性は約28日間の周期で排卵を行い，子宮や卵巣の組織は周期的な変化を繰り返す．月経周期は卵巣周期と連動しており，これらを性周期という．

1 下垂体と卵巣系のホルモン調節（図10-16,17）

性周期を調節するホルモンは，間脳の視床下部−下垂体−卵巣系の相互的なホルモン動態によって調節されている．

視床下部から放出されるゴナドトロピン放出ホルモン gonadotropin releasing hormone（GnRH）の指令により，下垂体前葉から卵

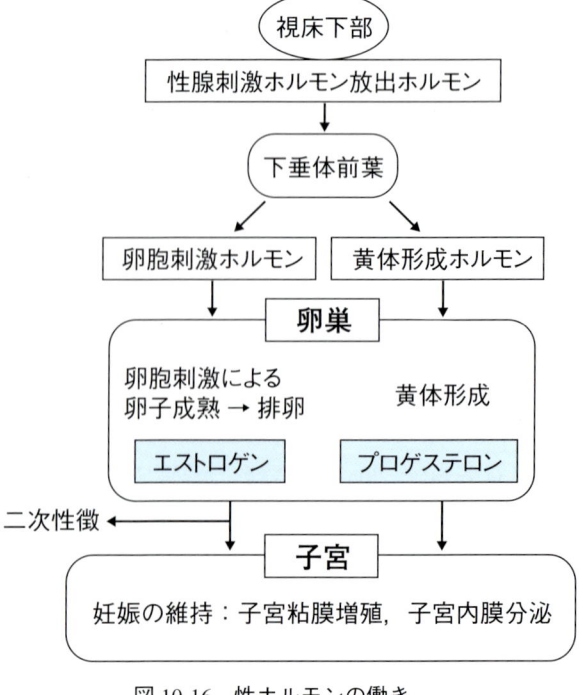

図10-16 性ホルモンの働き

胞刺激ホルモン follicle stimulating hormone（FSH）が分泌される．FSHにより，卵胞から卵胞ホルモン（エストロゲン estrogen）が分泌され，子宮内膜は増殖する．卵胞が成熟し，エストロゲンの分泌がピークになると，視床下部のフィードバック機構により下垂体前葉から黄体形成ホルモン luteinzing hormone（LH）が，大量放出（LHサージ）される．

LHは，排卵と卵胞の黄体化を促す．黄体が分泌する黄体ホルモン（プロゲステロン progesterone）は，子宮内膜を肥厚させ（分泌期），基礎体温も上昇する．妊娠が成立しない場合，プロゲステロンの分泌量も減少し，月経が始まり基礎体温も低下する．

2　卵巣周期 ovarian cycle（図10-17）

成人女性は，妊娠の成立がない限り，卵胞の成長，排卵，黄体形成を繰り返す．これを卵巣周期という．

卵子は胎生期の卵巣の中で，一層の卵胞上皮細胞に包まれた原始卵胞として存在する．思春期になると，原始卵胞が一次卵胞になる．その後，卵胞上皮細胞が重層化して顆粒膜細胞となり，エストロゲンを含む卵胞腔が形成される．この段階の卵胞は二次卵胞とよばれ，さらに，成熟卵胞（グラーフ卵胞 Graafian follicle）として発育する．LHサージに刺激されて，グラーフ卵胞は卵巣表面に膨隆して透けて見えるようになる（卵丘）．排卵期になると，グラーフ卵胞は直径20mmに達し，ついに卵胞が破れて卵子が腹腔内に放出される（排卵）．

排卵後の卵胞は黄色のルティン細胞に満たされ黄体となる．受精しないと白体とよばれる瘢痕組織を形成する．このように，黄体の崩壊や退縮は卵巣周期の終わりを示す．

3　月経周期 menstrual cycle（図10-17）

卵巣周期に伴って，子宮内膜も変化する．月経周期は，月経期，増殖期，分泌期に分けられる．子宮内膜は，月経 menstruation の際脱落する表面の機能層と深部の基底層より構成される．

排卵後2週間経つと，黄体は退縮してエストロゲンとプロゲステロンの分泌が減少する．子宮内膜の機能層は，壊死・剥離して血液とともに子宮外に排出される．これが月経期である．

月経後，FSHの刺激により，卵胞は成熟をはじめエストロゲンを分泌する．エストロゲンの影響により子宮内膜の基底層から新たな機能層の組織が再生・増殖される．また，基底層から血管が進入し，螺旋動脈を形成する．月経から排卵までの，子宮内膜が増殖する時期を増殖期とよぶ．

LHサージが引き金となって排卵がおこり，排卵後の卵胞は黄体を形成して，プロゲステロンとエストロゲンを分泌する．このホルモンによって，機能層は浮腫状に肥厚し，子宮腺はグリコーゲンに富む粘液を分泌する．螺旋動脈も著しく発達して血流量が増加し，機能層全体が浮腫状となり，受精卵の着床と発育に適した環境を提供する．排卵から月経までの期間を分泌期とよぶ．

妊娠が起こらなかった場合は，黄体は縮小し，エストロゲン，プロゲステロンともに分泌量が減少する．これに伴って子宮内膜の表面が剥がれ落ち，月経が起こる．

> **MEMO　LHサージ（surge）**
> 黄体形成ホルモンが（LH）が一過性に大量に放出される現象で，『サージ』とは大きな波という意味である．LHサージは24時間続き，分泌のピークから18～24時間後に排卵がおこる．

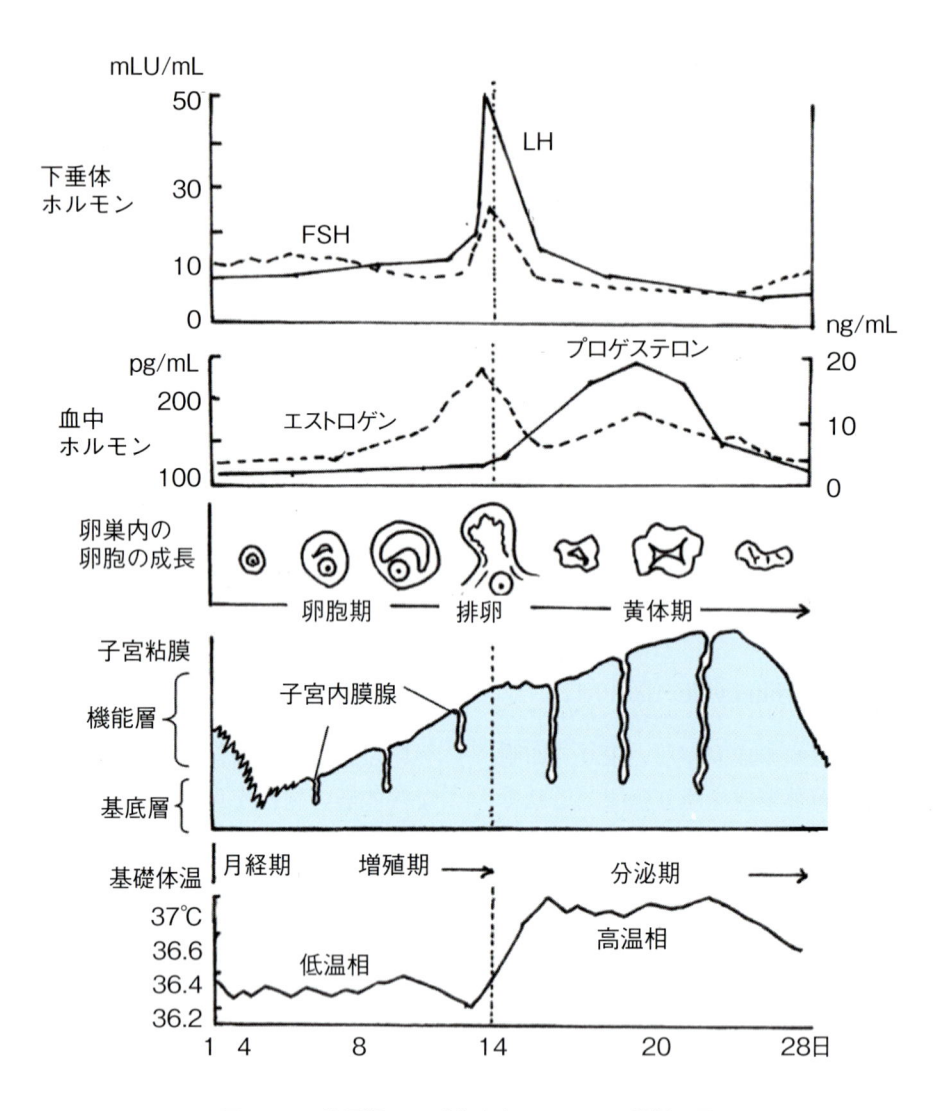

図10-17 性周期－下垂体血中ホルモン，卵巣－子宮と基礎体温の周期的変化

コラム　前立腺がんの治療〜「小線源療法」

　前立腺がんは，60歳以上の高齢者に多い病気です．がんの発育は比較的ゆるやかで，ある程度腫瘍が大きくなると排尿障害が現れます．前立腺がんの放射線による治療法に，『小線源療法』があります．この治療は，放射線の出る粒や針を前立腺内に挿入することで，身体の内部から放射線を照射できる治療法です．弱い放射線を出す小さなカプセルを50〜100個ほど前立腺に挿入し，前立腺内のがん細胞へ直接放射線を照射します．小線源はチタン製のカプセルで，中に放射性ヨウ素（Ⅰ-125）が密封されています．カプセルは永久に前立腺内に残りますが，カプセルから出る放射線量は徐々に弱くなり，1年後にはほとんどゼロになります．Jewett Staging system（ABCD分類）で，病期Bといわれる転移や浸潤がなく前立腺内に限局している腺がんの場合に，この治療が適応になります．

　小線源療法は，全身麻酔または下半身に麻酔をかけて，直腸に超音波プローブを挿入して画像をみながら，会陰部から前立腺内へ筒状の針を刺入し，その針を通して放射性ヨウ素（Ⅰ-125）が密封されたカプセルを挿入します．針を刺入する位置やカプセルを挿入する場所は，コンピュータで計算して決定します．

　治療は，4日ほどの入院期間ですみ，保険適応となります．また，放射線を前立腺内に集中して照射するので，膀胱や直腸などへの影響が少なく，副作用も少なくなります．治療後の性機能（勃起力）は，7割くらいの人で維持されると言われています．

　退院後は，普通の生活には支障がありませんが，一緒に生活する家族に配慮することがいくつかあります．孫を膝に抱いたり，妊婦との長時間の接触はしばらく避けます．性交は小線源挿入2〜3週間から可能になります．小線源が精液中に出ることがありますので，はじめの5回はコンドームを使用します．また，小線源が体内にあることを記した治療者カードを，治療後1年間は所持・携帯します．

6 妊娠の成立と胎盤の形成

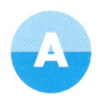

A 妊娠の成立

1 卵子の形成（図10-18）

　胎生期に発生した一次卵母細胞は，誕生までに第一減数分裂の前期を完了して，休止期に入る．思春期になり排卵前のLHサージにより，一次卵母細胞は減数分裂を再開する．LHサージ後十数時間経つと，二次卵母細胞と一次極体を形成し，第一減数分裂は完了する．この時期に排卵が起こり，二次卵母細胞は直ちに第二減数分裂の中期まで進み，いったん休止期に入る．二次卵母細胞が精子により受精されると，第二極体を放出して第二減数分裂は完了する．

　排卵時に放出された二次卵母細胞は，透明帯とよばれる無定型物質の層と放線冠とよばれる顆粒膜細胞に取り囲まれている．

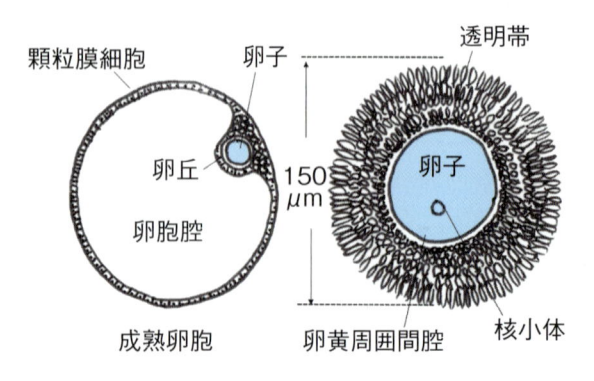

図10-18　成熟卵胞と卵子の構造

2 受精 fertilization のメカニズム

　受精は精子と卵子が合体し，細胞質と核が融合して受精卵を生じる現象である．

　精子の受精能は約72時間，卵子の受精能は約24時間であり，受精には精子と卵子の会うタイミングが重要である．

　腟内に射精された精子は，毎分約3mmの速度で，頚管粘液をたどり子宮腔を経て卵管内に移動する．この間に，精子は受精能を獲得する．卵管膨大部で精子の大群が卵子を見つけると，頭部から，ヒアルロニダーゼやアクロシンという酵素を放出して先体反応が起こる．その酵素が卵子を取り囲む放線冠と透明帯を貫通して卵細胞内に進入する．このようにして成熟卵子と精子の受精が成立する．受精が成立すると，透明帯反応がおこり，他の精子の侵入を防ぎ，多精子受精を防止する．

　精子が卵子に侵入すると卵子は第二減数分裂を完了して，二次極体を放出し，雌性前核を形成する．精子の頭部は雄性前核となり，雌性前核と融合して受精は完了し，46本の染色体をもつ細胞として個体発生を開始する．

3 着床 implantation と妊娠の成立

　受精卵は卵管の蠕動運動と卵管上皮細胞の線毛運動によって卵管膨大部から4～5日で子宮に到達する．子宮内に到着した受精卵は，着床するまでの間，子宮内膜腺の分泌液に

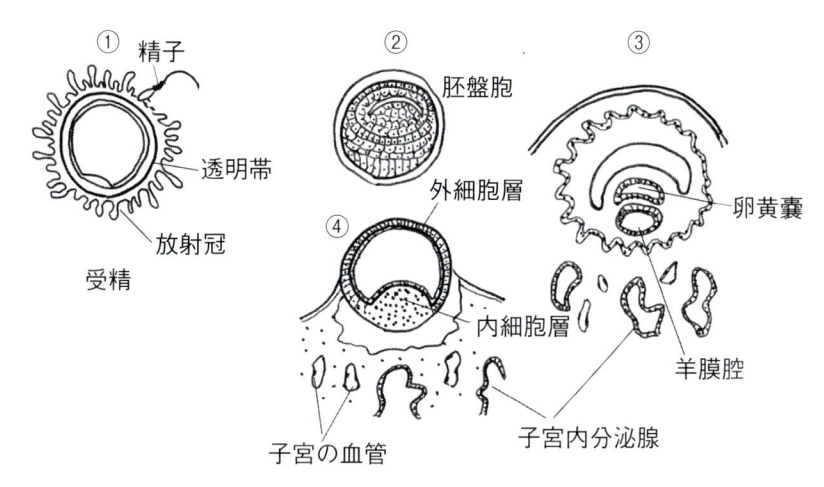

図 10-19 受精・着床と発生の初期形態

よって栄養される（図 10-19, ①）．

受精卵は卵管内を輸送される間に卵割とよばれる体細胞分裂を繰り返し，受精 3 日目には球状の桑実胚を形成する．子宮腔に入る 4 日目頃には，透明帯の内側を取り囲み胎盤の原基になる栄養膜と，個体になる細胞である内細胞塊に分化して，胚盤胞となる（図 10-19, ②）．胚盤胞は 4 日目の終わりころに透明帯から脱出する（図 10-19, ②）．

透明帯から脱出した胚盤胞は，分泌期の子宮内膜に接着して，着床を開始する（図 10-19, ③）．分泌期の子宮内膜はグリコーゲンや脂質などの栄養素を含んでおり，着床した胚へ栄養を提供する．

胚盤胞は内細胞塊側を子宮内膜に向けて接着し，子宮内膜細胞と細胞融合する．やがて，子宮内膜内に深く侵入して，血管を含む脱落膜化した細胞に覆われ，着床が成立する（図 10-19, ④）．着床は受精後 7 日目ころに進行し，内細胞塊からは胎芽の分化が開始される．栄

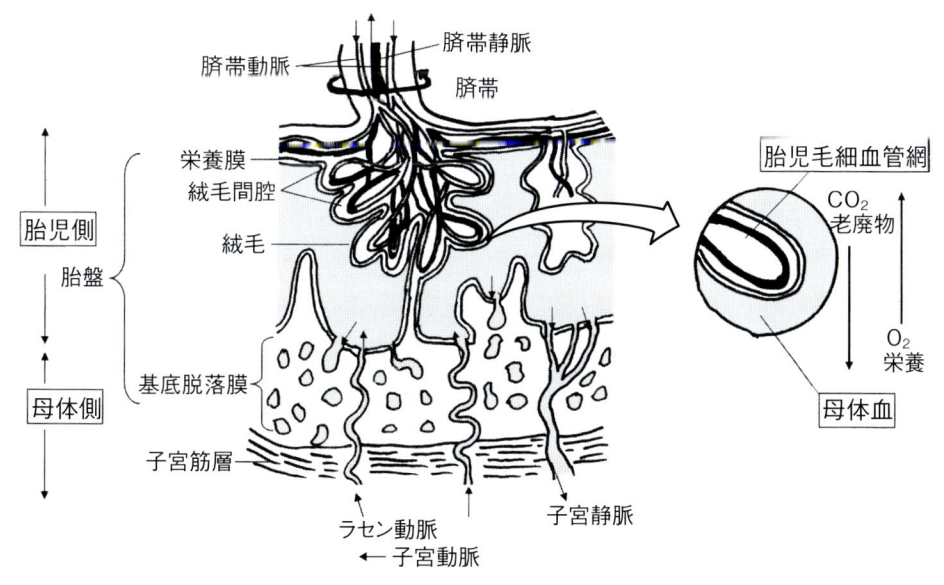

図 10-20 胎盤の組織構造

養膜から形成される絨毛からは，ヒト絨毛性ゴナドトロピン（hCG）が分泌されて黄体を刺激し，妊娠8〜10週まで黄体機能を維持させる（妊娠黄体）．このような受精卵と母体との間の生物学的な結合によって妊娠が成立する．

B 胎盤 placenta の形成と機能

1 胎盤の構造と機能（図10-20）

子宮内膜に侵入した胚盤胞の栄養膜細胞は細胞表面に絨毛突起を形成する．やがて中胚葉組織から結合組織と毛細血管網が形成され絨毛が完成する．

絨毛は，妊娠の進行とともに子宮内膜の基底脱落膜の方向に侵入してきた絨毛に限局して発達し，胎盤を形成する．胎盤は，胎児の絨毛膜と母体の基底脱落膜から構成される楕円形の構造で，胎児とともに成長し，妊娠16週までには完成する．絨毛膜と基底脱落膜との間には，螺旋動脈から母体の血液が流入する（絨毛間腔）．

胎盤の胎児面は羊膜で覆われ，臍帯から2本の臍動脈と1本の臍静脈が基底脱落膜に付着する．胎児の静脈血は，2本の臍動脈によって胎盤に運ばれ，動脈血1本の臍静脈によって胎児にもどる．胎児側の絨毛は，絨毛間腔の中で母体の血液にひたり，絨毛上皮を介して母体の血液とガス交換や栄養の吸収，老廃物などの物質交換を行い，胎児の生命を維持する役割を果たしている．物質交換を行った血液は，静脈洞または子宮静脈を介して母体循環にもどる．

また，胎盤は卵巣に代わって妊娠維持に必要なホルモン産生の主役となる．黄体機能を維持するhCGや母体の代謝を修飾するヒト

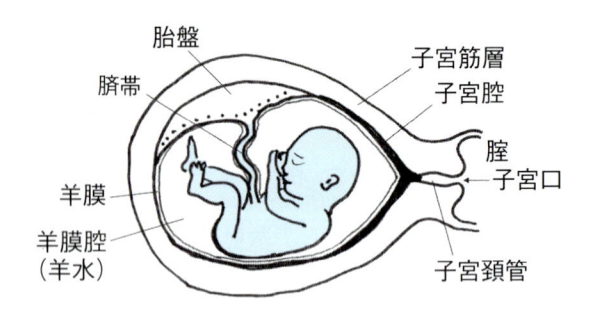

図10-21 子宮の胎児と羊水の循環

胎盤性ラクトーゲン（hPL），子宮と乳腺に作用するエストロゲンやプロゲステロンを産生し，内分泌器官としての機能を担っている．

胎盤内を母体の血液が満たしているが，母体と胎児の血液の間には薄い膜があり，直接混ざり合うことはない．その薄い膜は，母体血液を流れる有害物質に対する一種の障壁（バリアー）となって胎児を守っている．

2 羊水 amniotic fluid の機能（図10-21）

羊水は，羊膜腔を満たす弱アルカリ性の液体で，羊膜上皮の分泌物と胎児尿からなる．羊水は，圧力などの衝撃をやわらげて胎児の環境を一定に保ち，胎児の自由な運動を助ける働きを持つ．また，分娩中は，子宮の収縮により胎児や臍帯が直接圧迫されるのを防止している．妊娠7〜8カ月で700〜800mLの最大量に達する．

羊水は，胎児の成熟度や病的状態を知ることができるため，胎児の情報として重要な意味をもつ．羊水量が100mL以下の場合は，羊水過少とよばれ，胎児尿量が減少する病態や羊水漏出が主な原因である．胎児の腎臓や尿路系の異常では，尿生成および排泄異常をきたす．また，胎盤機能不全でも尿量減少をみとめる．人工代用羊水注入法による治療などがある．

コラム　妊娠検査薬使用時に注意すること！

　妊娠検査薬は，高い確率で妊娠を判定することができるようになっています．しかし，子宮外妊娠，流産などの異常妊娠の場合や，hCGを出す腫瘍が存在する場合にも妊娠反応が陽性となります．妊娠検査薬で妊娠しているという判定が出たら，必ず産婦人科で『正常な妊娠』かどうかの診断を受ける必要があります．

　妊娠の初期に分泌されるホルモンに，ヒト絨毛性性腺刺激ホルモン（human chorionic gonadotropin：hCG）があります．hCGは妊娠を維持しようとするホルモンであり，このhCGを鋭敏に捉え，短時間で妊娠しているかどうかを検査するものが妊娠検査薬です．

　受精卵が着床すると数日の間に，絨毛という胎盤のもとになるものができます．そこからhCGが分泌され，尿中にもでてきて妊娠検査薬に反応します．hCGの分泌は，最初は少量ですが，その後急増して妊娠2〜3カ月でピークとなり，妊娠している間分泌は続きます．

　hCGは，胎内の赤ちゃんを守り，黄体ホルモンと卵胞ホルモンの分泌を保ちながら，胎盤の成長を促進させる働きをしています．卵巣にある黄体の分解を防いで，妊娠に重要であるプロゲステロンの産出を保ちます．子宮内膜は，黄体が放出しているプロゲステロンがなくなると，剥がれ落ちます．この剥がれ落ちた状態が月経になるので，妊娠の維持にはプリゲステロンの産出を保つ必要があります．

　妊娠検査薬で反応が陰性ということは，妊娠検査を行った時点のhCG濃度が妊娠検査薬の感度以下であることを示しています．無月経が続く場合は，1週間程度経った後に再度妊娠検査を行う必要があります．

　逆に妊娠が成立しているのに妊娠反応が陰性になる場合もあります．多量に水分を摂取した後の尿は非常に薄くなり，尿中に存在するhCGも希釈されてしまいます．その結果，本来妊娠反応が陽性になるべきなのに，陰性を示すことがまれにあります．このような現象は妊娠初期にみられ，ある程度妊娠が継続した後では，たとえ希釈尿であっても陰性になることはありません．

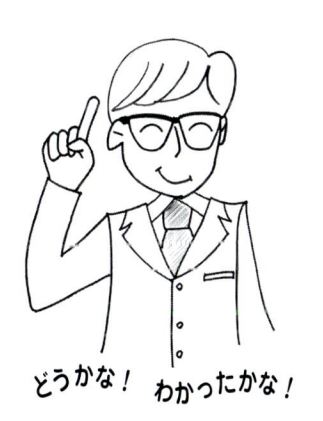

7 胎児の発育と出産，成長と老化

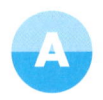

A 胎児の発育

1 初期の分化（図10-22）

ヒトの発生は，受精卵の着床に始まり，受精後8週（妊娠10週未満）までを胎芽，受精後9週（妊娠10週以降）からを胎児とよぶ．

胎芽期に，主要なすべての器官系の原基が出現する．受精後2週目には，胚盤胞は内細胞塊が胚盤葉上層，胚盤葉下層の二層に分化（二層制胚盤）する．受精後3週目には，胚盤葉上層の細胞から内胚葉・中胚葉・外胚葉の3胚葉が形成され，胚盤は三層性（三層性胚盤）となる．各胚葉は分化をはじめ，諸器官の形成がおこる．外胚葉は神経，皮膚，歯のエナメル質などの器官の分化の始まり（原基）となる．中胚葉は，骨，筋肉，心臓血管系，腎・泌尿器などの原基となる．内胚葉は，消化器，呼吸器，膀胱などの原基となる．

器官形成期は細胞分裂が盛んなため，母体がウイルス，薬剤，放射線などの催奇形因子

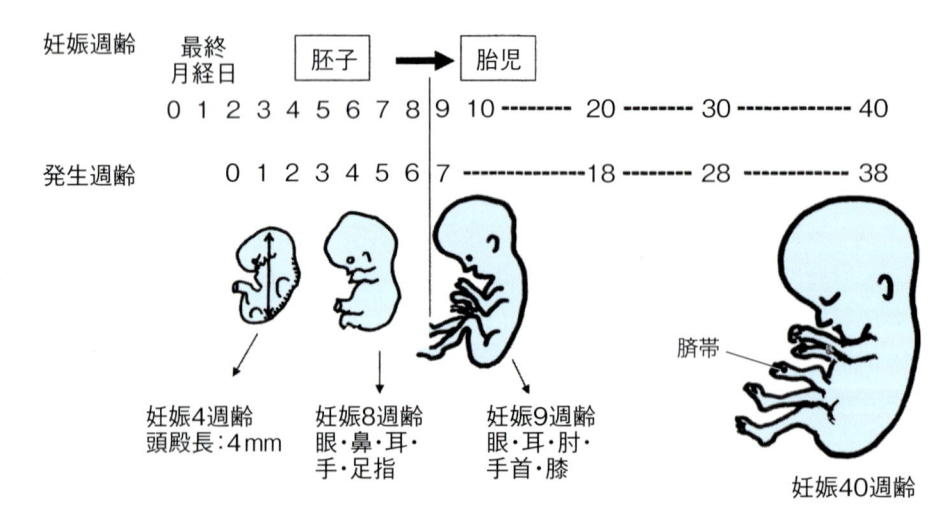

妊娠週齢　最終月経日　胚子　→　胎児
0 1 2 3 4 5 6 7 8 9 10 -------- 20 -------- 30 ------------ 40

発生週齢　0 1 2 3 4 5 6 7 ------------ 18 -------- 28 ------------ 38

妊娠4週齢
頭殿長：4mm

妊娠8週齢
眼・鼻・耳・手・足指

妊娠9週齢
眼・耳・肘・手首・膝

臍帯

妊娠40週齢

① 妊娠5～11週頃，急速に主要な各器官（神経系，呼吸・循環器系，消化器系など）が発生・成長し，外観もヒトらしくなる（器官形成期）．
② 主要な臓器が形成されるため，催奇形因子による先天異常を起こしやすい．

図10-22 胚子・胎児の発育

> **MEMO　肺サーファクタント**
> 肺表面活性物質という，肺胞が内側に強く縮もうとする力を減少させる物質である．肺サーファクタントが十分に分泌されると，出生後に肺胞が拡張・収縮し，肺呼吸が可能になる．

にさらされると，器官に奇形が生じる可能性がある．原基ができるまでが，発生にとっては重要な時期である．

2 胎児の発育

胎児期には，各器官の成長と機能の成熟がみられる．胎児は発育するにつれて，身体の各部位の比率が変化し，頭部の比率は小さくなる．妊娠9週では2頭身，分娩時には4頭身となる．妊娠11週ころには，身長が7～9cmとなり，超音波ドップラーによる胎児心拍の聴取が可能となる．妊娠16～17週ころには，四肢の運動が力強くなり，母体は胎動を自覚する．妊娠20週には，胎児の全身を覆う胎脂の産生が始まる．妊娠30週を過ぎると皮下脂肪が増加し，顔面と腹部のうぶ毛が消失する．受精後22日目に心臓が拍動を開始する．この時点で，造血場所は卵黄嚢であり，妊娠10週ころには肝臓に移り，骨髄へと変化していく．

胎児の肺は，妊娠7週頃から形成が開始され，妊娠26週頃には構造がほぼ完成する．その後羊水中で行う胎児呼吸様運動によって，呼吸筋と肺の発育が促される．妊娠34週頃には肺サーファクタントが十分な量となり，肺の機能が成熟するため，この時期に分娩しても胎外生活が可能となる．

3 胎児循環

胎児は，胎盤で血液中のガス交換を行っており，肺循環を必要としないため，新生児と循環経路が異なっている．胎児循環の特徴は，動脈管，静脈管，卵円孔の3つの短絡路が，肺および肝臓を迂回して，心臓・脳に酸素に富んだ動脈血を多量に運ぶことである．

胎盤から送られる酸素と栄養素に富む血液は，臍静脈を通って胎児にもどり，静脈管を通って下大静脈にはいるが，途中で肝臓内を還流し，肝静脈を経て下大静脈に流入する．

下大静脈の血液は，右心房に流入し，心室中隔に開いた卵円孔を通り，左心房，左心室から優先的に脳や心臓に送られる．脳を還流した血液は，上大静脈から右心房に流入し，右下大静脈からの血流と合流する．

右心室から肺動脈へ拍出された血液の大部分は動脈管を経由して大動脈から下肢と内臓に送られる．左心室，右心室から駆出された血液の40～50％は，左右の内腸骨動脈から分岐した臍動脈を経て胎盤へと送られる．

出生後は，肺呼吸の開始と臍動脈，臍静脈，動脈管の閉鎖により右心系と左心系が分離され，体循環と肺循環が確立する．

胎児期の赤血球のヘモグロビン（HbF）は，成人のヘモグロビン（HbA）よりも酸素親和性が高いため，胎盤を介した低い酸素分圧でも大量の酸素を運ぶことができる．

B 出産と成長・老化

1 分娩（図10-23）

分娩とは，胎児とその付属物を母体外に娩出し，妊娠を終了する過程をいい娩出力，産道，娩出物の3つの要素に分けられる．妊娠40週0日が出産予定日となる．

娩出力は，陣痛（子宮の収縮）と母親の腹圧によって構成される．陣痛は，胎児を押し出す中心的な力となる．骨産道は前方に屈曲しており，胎児が軟産道を通過するためには，子宮頸管の熟化と子宮下部の進展が必要となる．胎児は頭を産道の形に合わせて回旋し，産道の抵抗に応じて形を変える骨重積によって狭い産道を通過する．

娩出物は，胎児および胎盤などの付属物をいう．胎児の娩出後，胎盤は剥離し後産期陣痛によって子宮下部から娩出され，分娩が終

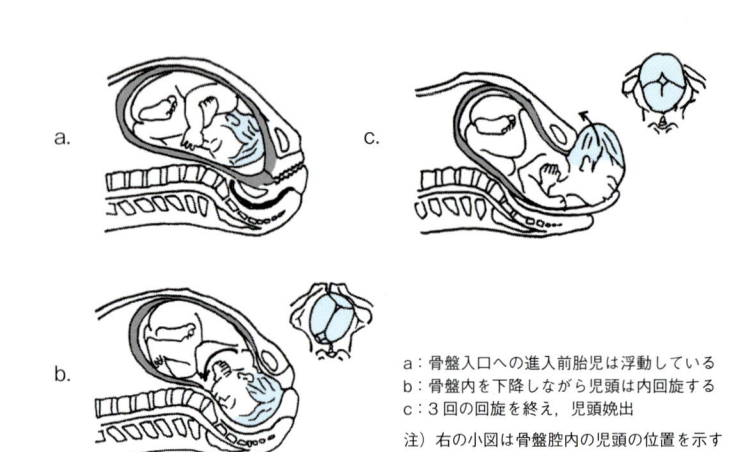

図10-23　胎児の産道通過

a：骨盤入口への進入前胎児は浮動している
b：骨盤内を下降しながら児頭は内回旋する
c：3回の回旋を終え、児頭娩出
注）右の小図は骨盤腔内の児頭の位置を示す

了する．

分娩は第1期から3期に分類される．分娩第1期は子宮の収縮が開始されてから子宮口が全開大（直径10cm）までの開口期をいう．児頭が収縮のたびに頚部にむけて押し出されるので，羊膜が破れて羊水が流出する（破水）．分娩第2期は，子宮口全開大から胎児が娩出されるまでの期間で娩出期という．強い腹圧とともに，胎児は頚管と腟を通して娩出される．初産婦では50分，経産婦では20分ほどかかる．分娩第3期は，胎盤および卵膜，臍帯が娩出されるまでの期間で後産期という．ふつう児の出生後15分以内に完了する．

新生児は，身長約50cm，体重3000gである．

分娩開始後，初産婦において30時間，経産婦において15時間を経過しても児が娩出されないものを，遷延分娩という．その原因には，分娩の3要素の異常が考えられ，胎児機能不全に陥るリスクが高くなる．そのため，状況に応じて，緊急帝王切開を行う．

2　生殖器の発生・発達

性分化は，Y染色体上のSRY遺伝子によって規定される．SRYは，男性への性分化を司る遺伝子で，未分化生殖腺は精巣に分化する．一方，Y染色体を持たない未分化生殖腺は，SRY遺伝子が作用せず，性腺は卵巣に分化する．

男女の生殖器をつくる原始生殖腺は，中腎管（ウォルフ管），中腎傍管（ミュラー管）を原基として発生する．精細管を構成するライディッヒ細胞は，テストステロンを産生し，ウォルフ管を刺激して精巣上体管・精管，精嚢への分化を促す．女性では，ミュラー管は抑制されず，母体および胎盤由来のエストロゲンにより，卵管，子宮，腟への分化を促す．女性で性ステロイドが産生されるのは思春期以降である．

3　思春期 puberty

生殖機能の成熟が開始し完了する時期を，思春期という．思春期には，身体発育が急激に加速する．これを発育急進期（growth spurt）といい，この時期に急増する性ホルモンの影響による．発育急進期は，女子の方が男子よりもはやく現れる．女子は10～12歳，男子は11～14歳の間に身長が急速に伸びる．体重増加は，身長より半年遅れてくる．

思春期になると，第二次性徴とよばれる身体変化が現れてくる．女性は月経がはじまり，乳房が膨らみ，皮下脂肪が沈着して女性らしい体つきになる．男性は，筋肉が発達して，ひげや陰毛が生え，声がわりをすると同時期に，精子形成や射精能力が完成する．

4　閉経 menopause と更年期 climacterium

女性の性成熟期から老年期への移行を更年期という．加齢に伴う卵巣機能の消失により月経が停止する（閉経）．更年期は，閉経前後の約10年間をさす．

胎児の初期に500万個あったと推定される原始卵胞は40代から急激に減少し、卵巣は50歳前後で索状の組織に変化して、機能は停止する．

成熟期に成立していた視床下部−下垂体−卵巣系のフィードバック機構は、卵巣機能の低下が始まるとバランスがくずれる．視床下部は、卵巣などの内分泌系だけでなく、自律神経や免疫系などの機能も調節しているため、内分泌環境の変化は、身体の恒常性の維持にさまざまな影響を及ぼす．エストロゲンの低下に伴い、月経不順、高脂血症と動脈硬化、生殖・泌尿器系の委縮性変化、骨粗鬆症が起こりやすくなる．

更年期障害は、閉経前後におこる不定愁訴である．のぼせやほてりなどの血管運動神経症状、腰痛、肩こりなどの運動器症状、動悸、めまいなどの自律神経症状、憂うつ、不眠などの精神神経症状など多岐にわたる．診断には、月経の状況、自覚症状を聴取し、卵巣機能評価のためのエストロゲンや卵胞刺激ホルモンの測定を行う．また、簡略更年期指数（SMI）などの質問紙もある．更年期障害の治療として、漢方薬療法、ホルモン補充療法（HRT）、カウンセリング、心理療法などがある．HRT療法は、エストロゲン製剤の単独投与やプロゲステロン製剤との併用療法などがある．副作用として、乳がん、子宮体がん、血栓性疾患があげられる．そのため、十分なインフォームドコンセントを行い、患者自ら治療の意思決定ができるような看護が必要となる．

コラム　性同一性障害（GID）のホルモン療法

性同一性障害（gendar identity disorder：GID）は、身体の性（生物学的性）と心の性（性の自己認識）とが一致しない状態です．自分の身体の性を強く嫌い、反対の性に強く惹かれる心理状態が続きます．2004年からは、「性同一性障害者の性別の取り扱いの特例に関する法律」により、Ⅰ部のGIDを対象にして戸籍上の性別変更も認められています．

現在は、精神的サポートのもとホルモン療法、手術療法により身体の性を心の性にちかづける治療が行われています．

ホルモン療法は、定期的な処方や注射が必要とされ、MTF（male to female transsexuals：身体的性は男性、性認識は女性）とFTM（female to male transsexuals：身体的性は女性、性認識は男性）とに分類されます．基本的なホルモン療法として、MTFではエストロゲン（女性ホルモン）療法が、FTMではアンドロゲン（男性モルモン）療法が行われます．

MTFに対するエストロゲン療法により、精巣の委縮、前立腺の平たん化が高率にみられます．ペニス勃起の減少、性欲減退が起こり、数日で精子運動率が低下、2週目で精子濃度が低下することが知られています．乳房の発達がみられ、3年間は増大を自覚する症例があり、豊胸術の必要などは経過を見てから決定します．ひげの減少と体毛も細くなりますが、脱毛治療を必要とします．

FTMに対するアンドロゲン療法を開始すると、通常は1～2カ月で排卵抑制、月経停止がみられます．クリトリスは肥大し、性欲亢進もみられる場合があります．体形は、筋肉質となり、体脂肪の分布も内臓型となります．ひげや体毛は増加し太くなり、声は低音となります．

ホルモン療法の副作用として、下肢の深部静脈に血栓ができたり、動脈硬化、骨しょう症、頭痛などの報告があります．

第11章

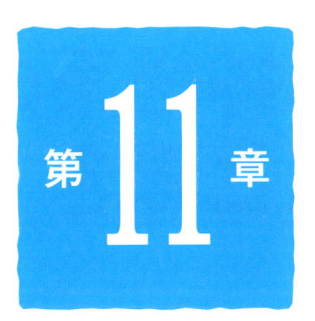

内臓機能の調節

1
自律神経系の構造と働き

2
内分泌器官の特徴とホルモンの分泌

3
視床下部・下垂体とホルモンの作用

4
甲状腺・上皮小体とホルモンの作用

5
副腎・膵島とホルモンの作用

6
その他の内分泌器官から分泌されるホルモン

1 自律神経系の構造と働き

A 自律神経系 autonomic nervous system による身体機能の調節のしくみ

人体において，各部の組織・器官間の情報を伝達・調節する方法としては，神経性調節と液性調節（化学的調節）の2種類がある．

1 神経性調節

神経性調節とは，受容器で受け取った刺激を末梢神経が中枢神経へ伝え，中枢神経からの指令を末梢神経が効果器へ伝えることで行われる．神経性調節は，末梢神経の種類により体性神経による調節と自律神経による調節とに分けられる（図11-1）．

①体性神経

からだは常に外部環境の変化と内部環境の変化にさらされ，その変化に伴って身体外部からだけでなく身体内部から発生するさまざまな刺激を受けている．このような刺激は目や皮膚で情報として受け取り，感覚神経によって中枢に伝えられ，その反応は運動神経を通して骨格筋に伝えられ，意識的な行動を起こす．このような反応は体性神経の調節によるものである．

②自律神経

身体外部からの刺激や身体内部の変化に対し，内部環境をより良い状態に保とうとする反応は，自分の意識とは関係なく行われている．このような内部環境の調節を行うのが自律神経である．自律神経は心筋・平滑筋・腺などを無意識的，反射的に調整している．

自律神経は交感神経と副交感神経に分けられ，その作用はほぼ正反対である．自律神経系にも身体内部の情報を中枢に伝える求心性路と，中枢からの指令が各臓器・器官に伝えられる遠心路がある．

2 液性調節（化学的調節）

液性調節とは，内分泌細胞でつくられた化

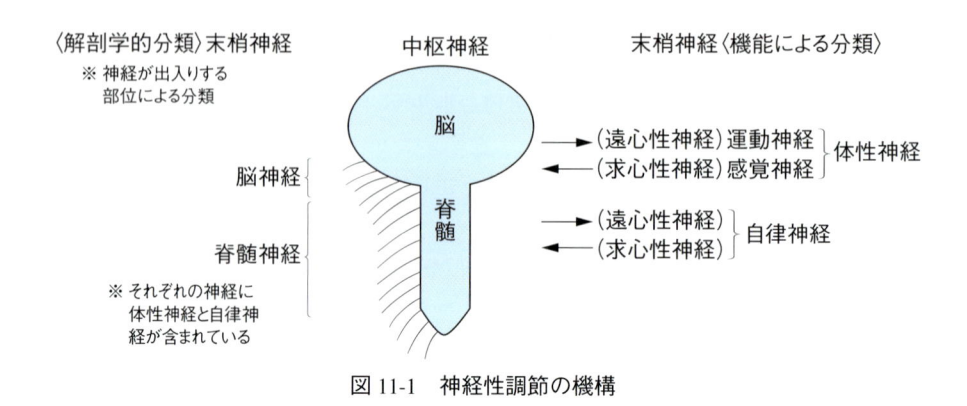

図11-1 神経性調節の機構

学的情報伝達物質（ホルモン hormone）を血流にのせて遠隔に存在する効果器に伝達することである．伝達速度は神経に比べると遅いが，持続的に調節を行うことができる．

B 自律神経系の構成

1 自律神経の遠心路

自律神経系の遠心路は，胸髄や腰髄からでている交感神経系 synpathetic nervous system と，脳幹および仙髄からでている副交感神経系 parasympathetic nervous system の二つの系より構成される．いずれも，中枢神経系から出たニューロンは効果器に至る間にシナプスを形成しニューロンをかえる．このニューロンのシナプス接合部を自律神経節とよび，中枢から神経節までを節前線維（節前ニューロン），神経節から効果器までを節後線維（節後ニューロン）とよぶ．交感神経では神経節が効果器から遠く節後線維の方が長く，副交感神経では神経節が効果器に近く節後線維が短い（図 11-2，3）．

2 交感神経の構造

交感神経の節前線維は，第1胸髄から第3・第4腰髄の脊髄側柱からはじまり，脊髄前根，白交通枝を経て交感神経節に達する．交感神経節は脊柱の左右に分節ごとに配列しており，椎傍神経節ともよばれる．交感神経節は数珠状に連なって上下に連絡しており，この交感神経節の鎖を交感神経幹とよぶ．交感神経節はこのほかに腹腔神経節，上腸間膜神経節，下腸間膜神経節が腹腔および骨盤内にある．これらの交感神経節は傍交感神経節または椎前神経節とよばれる．節前線維が交感神経幹でシナプスを形成する場合，①節後線維がそのまま交感神経として内臓の効果器へ達するものと，②節後線維が灰白交通枝を経て脊髄神経に合流し脊髄神経支配領域の血管，汗腺，立毛筋へ達するものとがある．節前線維が交感神経幹でシナプスを形成しない場合は，③傍交感神経節でシナプスを形成し節後線維に切りかわり腹部の内臓効果器へ達す

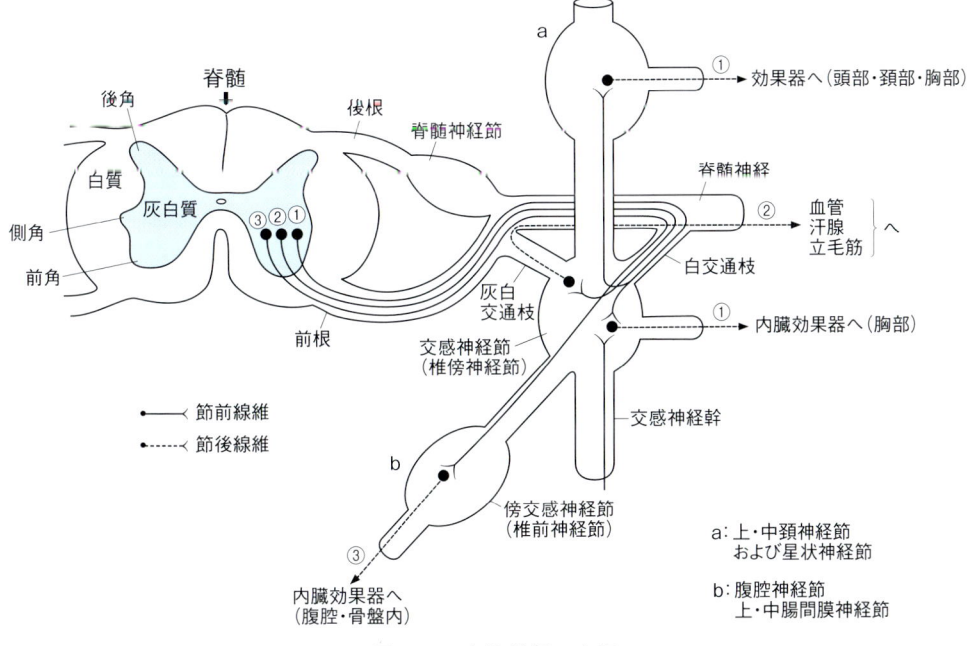

図 11-2　自律神経の走行

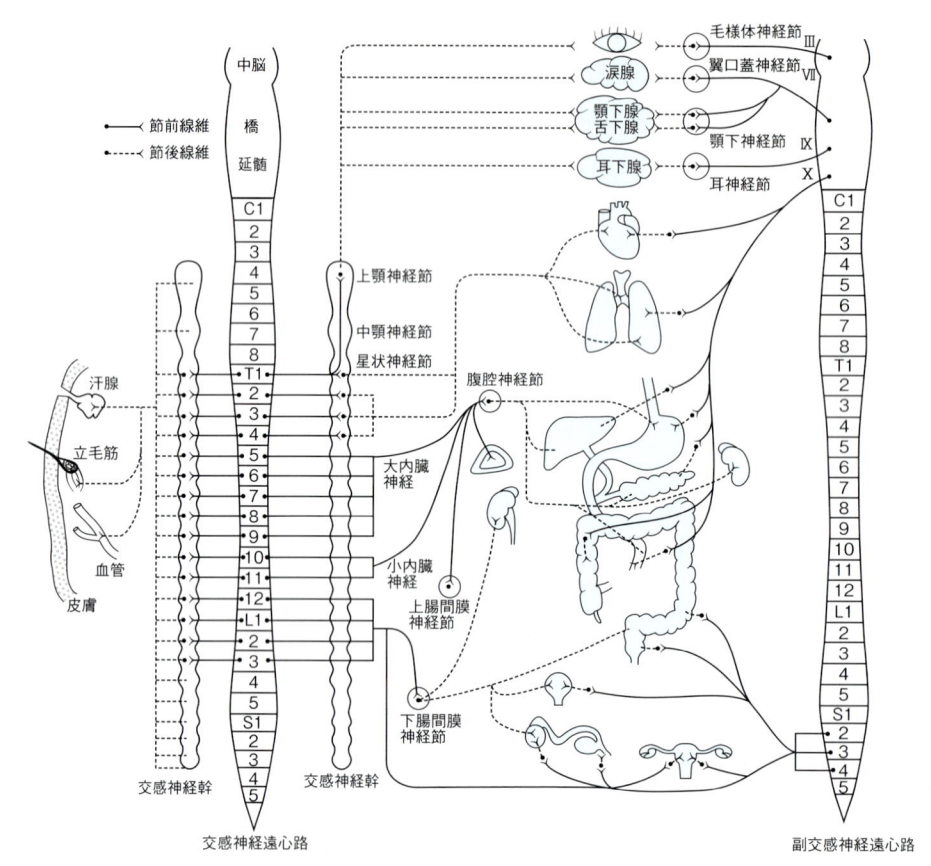

図 11-3　自律神経遠心性線維の分布

る．例外として，副腎髄質へ達する交感神経は途中でシナプスを形成することなく節前線維が直接支配している（図 11-2）．

頸部には，上・中・下の3対の交感神経幹がある．胸部には，10～12対の交感神経幹（胸神経節）があり，心臓，気管支，食道などの胸部内臓に交感神経の枝を出すほか，第5～9胸神経節からの節前線維が合わさって大内臓神経を，また，第10～11胸神経節からの節前神経が合わさって小内臓神経をつくる．腰部には4～5対の交感神経幹（腰神経節）があり，腹大動脈，上腸間膜動脈，下腸間膜動脈などに枝を出している．仙骨部と尾骨部は，4～5対の交感神経幹（仙骨神経節）と1対の尾骨神経節があり，骨盤内臓に交感神経を送っている（図 11-3）．

3　副交感神経の構造

副交感神経の節前線維は脳幹および第2～4仙髄の脊髄側柱からはじまり，末梢効果器の近くあるいは効果器の壁内にある神経節でシナプスを形成し節後線維に切りかわって，効果器に達する．

脳幹からはじまる副交感神経は以下4つの脳神経を経由して各効果器を支配する．

①動眼神経（第Ⅲ脳神経）を通る節前線維は中脳からはじまり，毛様体神経節でシナプスを形成し毛様体筋と瞳孔括約筋を支配する．

②顔面神経（第Ⅶ脳神経）を通る節前線維は橋の下縁からはじまり翼口蓋神経節と顎下神経節でシナプスを形成し，前者は涙腺，

鼻腔や口蓋などの粘膜にある腺，後者は顎下腺と舌下腺を支配する．

③舌咽神経（第Ⅸ脳神経）を通る節前線維は延髄からはじまり，耳神経節でシナプスを形成し耳下腺を支配する．

④迷走神経（第Ⅹ脳神経）を通る節前線維は延髄からはじまり，胸腔内器官および腹腔内器官の近くの神経節でシナプスを形成し心臓，肺，胃腸管などの胸腔・腹腔内器官を支配する．

仙髄からはじまる副交感神経は骨盤神経を経由して直腸，膀胱，生殖器などの骨盤腔内器官を支配する（図11-3）．

4 自律神経の求心路

各内臓からの情報は自律神経求心性線維によって中枢神経へ伝えられる．この求心性線維は遠心性線維と並行し，脊髄あるいは脳幹に入る．交感神経求心性線維は神経節，白交通枝を経て後根を通って胸腰髄の後角に達する．副交感神経求心性線維も同じように仙髄後角にあるニューロンに接続する．脳幹部へは迷走神経や舌咽神経などの脳神経を通って投射される．内臓の受容器は血管壁やそれぞれの器官内にあり，動脈圧や胃腸・膀胱の充満度などの物理的情報や，内容物の酸性度や電解質濃度などの化学的情報を中枢神経に伝えている．たとえば，大動脈弓および頚動脈洞の血管壁に存在する圧受容器からの血圧に関する情報は常時，舌咽神経や迷走神経を通って延髄に伝えられ，圧受容器反射を引き起こし，血圧調節を行っている．

5 自律神経の二重支配

自律神経は内臓機能を亢進させたり抑制したりしながら調節している．1つの器官には交感神経と副交感神経とが分布しており，その機能の亢進と抑制のバランスをとっている．一般的に，交感神経は身を守るために闘う状況をつくり出す神経で，副交感神経はからだを休め，エネルギーをたくわえる状況をつくり出す神経と考えられている．そのため，ある器官においては交感神経が機能亢進の働きを持ち，副交感神経が抑制的に働くが，別の器官においては交感神経が抑制的に働き，副交感神経が亢進させるように働くこともある．多くの器官がこの二重支配を受けている．しかし，瞳孔散大筋，副腎髄質，汗腺，立毛筋，ほとんどの血管などは交感神経のみ，瞳孔括約筋は副交感神経のみの支配を受けている．

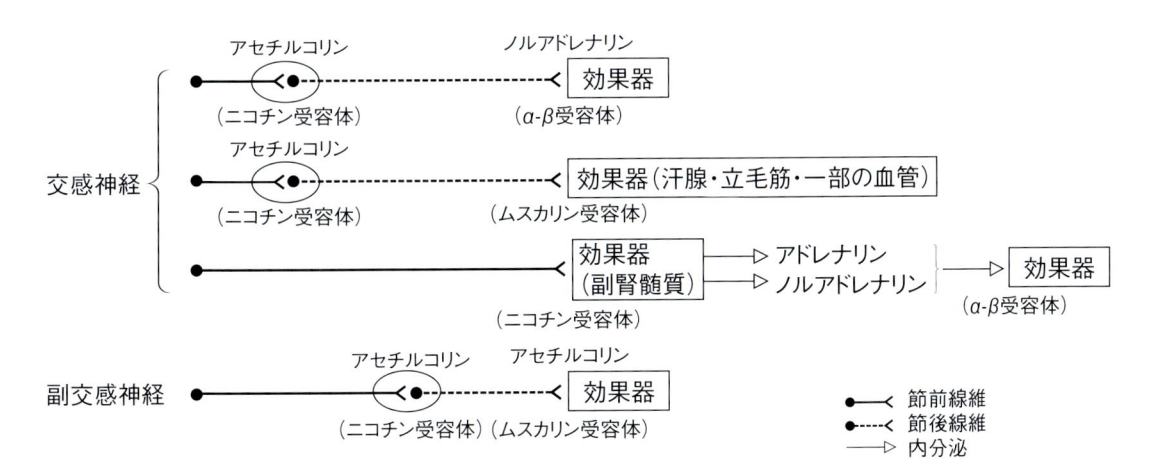

図11-4 自律神経系の伝達物質と受容体

6 自律神経系の伝達物質

自律神経のシナプス接合部での興奮の伝達は，伝達物質の放出によって行われる．

交感神経節前線維の末端と，副交感神経節前・節後線維の末端からは，アセチルコリンという伝達物質が放出され興奮が伝えられる．一方，交感神経節後線維の末端からは，ノルアドレナリン noradrenalin という伝達物質が放出される．ノルアドレナリンはアドレナリン adrenalin やドーパミンなどの伝達物質とともにカテコールアミンとして総称される．アドレナリンとノルアドレナリンの作用は似ているが同じではなく，それぞれの伝達物質にはそれぞれの受容体が存在する（図11-4）．

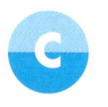

C 交感神経と副交感神経の働き

交感神経と副交感神経の働きを以下の表に示す（表11-1）．

表11-1 交感神経と副交感神経の働き

効果器 （受容体）	交感神経の働き				副交感神経の働き
	（α受容体）	（β受容体）	（ニコチン様受容体）	（ムスカリン様受容体）
瞳孔	散大（瞳孔散大筋収縮）			縮瞳（瞳孔括約筋収縮）
毛様体筋		弛緩		収縮
涙腺・鼻腺				分泌
唾液腺	分泌	分泌		分泌
心臓		心拍増加 心収縮力増加 伝導速度増加		心拍減少 心収縮力減少 伝導速度減少
気道・肺		気管支筋弛緩		気管支筋収縮 気管支腺分泌
肝臓	グリコーゲン分解	グリコーゲン分解		グリコーゲン合成
脾臓	収縮	弛緩		
副腎髄質			カテコールアミン分泌	
胃・腸管	平滑筋弛緩 括約筋収縮	平滑筋弛緩		平滑筋収縮　括約筋弛緩 消化液分泌
膵臓	膵液分泌減少 インスリン分泌抑制	インスリン分泌		膵液分泌 インスリン分泌
腎臓		レニン分泌		
直腸	平滑筋弛緩 括約筋収縮	平滑筋弛緩		平滑筋収縮 括約筋弛緩
膀胱	膀胱三角収縮 括約筋収縮	排尿筋弛緩		膀胱三角弛緩　括約筋弛緩 排尿筋収縮
生殖器	男性性器射精			男性性器勃起
			（ムスカリン受容体）	
汗腺			＊分泌	
血管	収縮	拡張	＊拡張（筋血管）	
立毛筋	収縮			

＊汗腺や骨格筋の一部の血管を支配する交感神経節後繊維ではアセチルコリンが放出される

コラム 「自律神経失調症」の話

　みなさんは自律神経失調症ということばを聞いたことがありますか．これは正式な病名ではありませんが，最近よく耳にすることばです．どこが悪いというきちんとした診断が着かない場合にこのことばが用いられるのです．自律神経失調症では，その名の通り自律神経による調節がうまくいかないために身体各部位で様々な症状が出ます．例えば，頭痛，めまい，動悸，のぼせ，冷汗，吐き気，下痢，便秘，倦怠感などです．症状の程度は人それぞれですが，症状が重い人は，病院でさまざまな検査を行ってもどこも悪くないといわれることが多く，精神的な苦痛を感じるようです．

　自律神経は私たちの内臓機能を無意識のうちに調節しています．自律神経は交感神経と副交感神経とがあり，交感神経は闘争に備えるように，副交感神経は休息がとれるように各機能を調えています．この調節は，2つの神経のどちらかが優位になった状態で行われます．自律神経は視床下部によってコントロールされており，この視床下部は本能的欲求や感情を司る大脳辺縁系によって支配され，大脳辺縁系は理性をつくり出す大脳新皮質によって支配されています．欲求や感情を理性で抑えつけていると視床下部の働きや自律神経の調節に影響をおよぼすようになります．

　現代社会では仕事や人間関係において，緊張状態が続いたり不安や悩み事を抱えやすく，ストレスがかかることが多くなっています．特に真面目で責任感の強い性格の人や完璧主義の人はストレスをため込みやすく，交感神経が優位になっている時間が多くなり副交感神経とのバランスが崩れやすいのです．自律神経失調症にならないためには，自分なりのストレス解消法をもつことが大切になります．

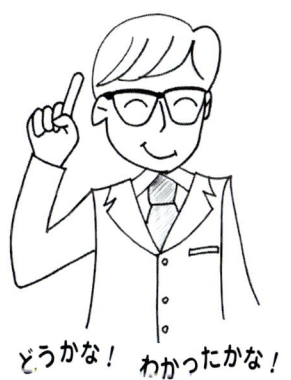

2 内分泌器官の特徴とホルモンの分泌

A ホルモンとは

ホルモンとは，特定の内分泌細胞でつくられ分泌される化学的情報伝達物質のことである．ホルモンは内分泌細胞から細胞外液中に分泌され，さらに血液を介して離れた部位にある特定の細胞の受容体と結合し，その細胞固有の生理作用を促進あるいは抑制する．このとき，離れた部位にある特定の細胞をそのホルモンの標的細胞とよぶ．

〈近年の考え方〉

ホルモンは「刺激する」というギリシャ語に由来することばである．1949年，セリエ Selye によって，ホルモンとは「遠く離れた器官の機能を維持することを目的として，ある器官の細胞でつくられた生理的な化合物であり，血液により運ばれる」と定義された．しかしその後，間質液を介して近接する標的細胞に作用する傍分泌 paracrine や，いったん細胞外に分泌された物質が再びその細胞に作用する自己分泌 autocrine，さらに神経細胞から伝達物質が血液に放出される神経内分泌も含めて内分泌 endocrine と考えるようになり，「細胞外液に溶け込み，細胞間の情報の授受をする化学的メッセンジャーである」と定義されるようになった（図11-5）．

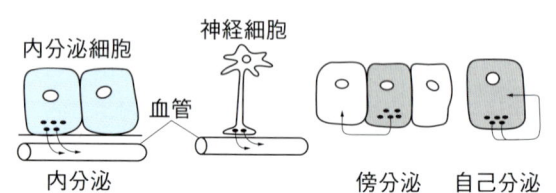

図11-5 ホルモンの分泌様式

＊傍分泌や自己分泌により分泌されるホルモンを局所ホルモンとよぶ．

B ホルモンと受容体

内分泌されたホルモンはその受容体（レセプター receptor）と結合することでその作用を発揮する．生体内には何十種類というホルモンが存在するが，それぞれのホルモンにはそれぞれに特有な受容体が存在する．受容体は標的細胞の細胞膜表面に存在する場合と，細胞質内に存在する場合がある．

ホルモンと受容体の関係は，しばしば「かぎ」と「かぎ穴」にたとえられる．たとえば TSH というホルモンは TSH 受容体とのみ結合する．この場合，TSH が「かぎ」であり TSH 受容体が「かぎ穴」といえる．このような関係を医学的に特異性が高いと表現す

MEMO　外分泌と内分泌の違い
同じ分泌ということばを用い，内分泌とよく対比される外分泌とどのように違うのか．ある特定の分泌腺細胞でつくられる化学物質（消化酵素など）が，体外あるいは体腔内につながっている導管を経て分泌されること，たとえば汗や唾液・消化液などが分泌されるしくみを外分泌という．

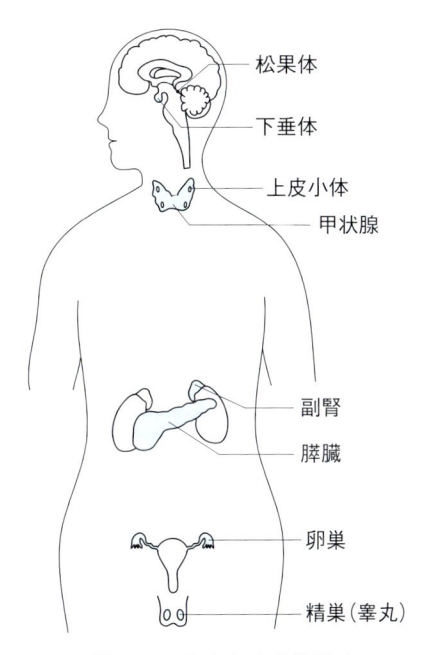

図11-6 おもな内分泌器官

る．この特異的な結合があるために遠く離れた部位で分泌されたホルモンも血液を介してこの標的細胞にたどり着き固有の生理作用をおこすことができる．反対に受容体をもっていない標的細胞以外の細胞は，ホルモンが近くに存在してもなんの反応も示さない．

C 内分泌器官とホルモンの種類

特定の内分泌細胞が集合したものを内分泌器官とよび，臨床的に重要な内分泌器官として視床下部，下垂体，甲状腺，上皮小体（副甲状腺），副腎，膵臓，卵巣，精巣（睾丸）があげられる．（図11-6）

これらの内分泌器官以外に，消化管上皮の一部の細胞がいくつかのホルモンを分泌していることがわかり，さらに近年では腎臓や心筋，血管内皮細胞，脂肪細胞などもさまざまな化学的情報伝達物質を分泌していることが解明されてきている．

ホルモンはその化学構造から次の3つのタイプに分けられる．

① ペプチドホルモン
  アミノ酸がペプチド結合したもの
② ステロイドホルモン
  コレステロールからつくられ，ステロイドの基本骨格をもつもの
③ アミノ酸およびアミン
  アミノ基（－NH$_2$）をもつもの

どの分泌器官からどんなホルモンが分泌されるのか，また，そのホルモンがどのタイプのホルモンかを表11-2に示す．

D ホルモンの分泌調節

1 調節ホルモンによる分泌調節

ホルモンの分泌の中枢は視床下部にある．視床下部にはからだの中の化学物質の受容細胞がたくさん存在し，その受容細胞が生体内の化学物質の刺激を受けてホルモンを出し，内分泌器官や神経細胞の活動を調節している．視床下部からは，下垂体前葉ホルモンの分泌を促進または抑制するホルモンが分泌される．下垂体前葉は視床下部ホルモンの調節を受け，さらに下位の内分泌細胞（甲状腺・副腎皮質・卵巣や精巣）を刺激するホルモンの分泌を調節する．

下垂体前葉ホルモンの中には，成長ホルモンのようにそのまま標的細胞に作用するホルモンもあるが上記のように上位の調節ホルモンによって分泌調節が行われるものは，下位ホルモンの血中濃度の情報が上位ホルモンを分泌する器官へ戻る．末端の情報が中枢へ戻っていくことを"フィードバック feedback"するという．ホルモンの分泌調節には，このフィードバックによる調節が行われるものが多い．フィードバック調節には負のフィードバック negative feedback と正のフィードバック positive feedback がある．

表 11-2 内分泌器官とホルモンの種類

化学構造	分泌器官	ホルモン名
ペプチド	視床下部	副腎皮質刺激ホルモン放出ホルモン（CRH）　成長ホルモン放出ホルモン（GHRH）　ゴナドトロピン放出ホルモン（GnRH）　甲状腺刺激ホルモン放出ホルモン（TRH）　ソマトスタチン
	下垂体前葉	成長ホルモン（GH）　甲状腺刺激ホルモン（TSH）　副腎皮質刺激ホルモン（ACTH）　卵胞刺激ホルモン（FSH）　黄体形成ホルモン（LH）　プロラクチン（PRL）
	下垂体後葉	抗利尿ホルモン（ADH）　オキシトシン（OT）
	甲状腺	カルシトニン（CT）
	上皮小体	上皮小体ホルモン（PTH）
	膵臓	インスリン　グルカゴン　ソマトスタチン
	消化管	セクレチン　ガストリン　コレシストキニン・パンクレオザイミン（CCK-Pz）
	胎盤	ヒト絨毛性ゴナドトロピン（CG）
	脂肪組織	レプチン　アディポネクチン
	心臓	心房性ナトリウム利尿ペプチド（ANP）
ステロイド	副腎皮質	鉱質コルチコイド（アルドステロン）糖質コルチコイド（コルチゾール，コルチコステロン）　性ホルモン（アンドロゲン，エストロゲン）
	精巣	男性ホルモン（テストステロン）
	卵巣	卵胞ホルモン（エストロゲン，エストラジオール）　黄体ホルモン（プロゲステロン）
アミノ酸	甲状腺	サイロキシン（T4）　トリヨードサイロニン（T3）
アミン	副腎髄質	アドレナリン（エピネフリン）　ノルアドレナリン（ノルエピネフリン）

＊卵胞刺激ホルモン（FSH）と黄体形成ホルモン（LH）を合わせて性腺刺激ホルモン（ゴナドトロピン）とよぶ．

① **負のフィードバック**

ホルモンの調節で最も多くみられる調節機構は，負のフィードバックである．血中のホルモン濃度は，そのホルモンを分泌した各内分泌腺や上位ホルモンを分泌する内分泌腺で検知される．たとえば，甲状腺ホルモンの血中濃度は下垂体前葉や視床下部にまで伝わり，このとき甲状腺ホルモン濃度が高ければ，下垂体前葉での甲状腺刺激ホルモンの分泌が抑制され，視床下部でも甲状腺刺激ホルモン放出ホルモンの分泌が抑制される．

結果として，甲状腺ホルモンの血中濃度が一定のレベルにまで下がる．逆に血中濃度が低くなったときは，視床下部においても下垂体前葉においても，いつもどおりにホルモンの分泌が行われ甲状腺ホルモンの血中濃度を上げる．このように，血中のホルモン濃度が上昇した場合にブレーキをかけるような分泌調節が行われることを負のフィードバックとよぶ．

＊このとき甲状腺ホルモン濃度の情報が下垂体前葉および視床下部に戻ることを長環フィードバックとよび，甲状腺刺激ホルモン濃度の情報が視床下部に戻ることを短環フィードバック，さらに甲状腺刺激ホルモン濃度の情報が下垂体前葉に戻ることや甲状腺刺激ホルモン放出ホルモン濃度の情報が視床下部に戻ることを超短環フィードバックとよぶ．（図 11-7）

② **正のフィードバック**

正のフィードバックとは，あるシステムが破綻するまで最大出力で働き続けて次の段階に移るための機構をさし，恒常性を維持するためのものではない．人体では排卵時のホルモン分泌のメカニズムが，唯一正のフィードバックによる調節である．卵巣ホルモンがある一定の濃度を超えた時，それが刺激となって下垂体前葉からゴナドトロピンが分泌される．このような分泌調節を正のフィードバックとよぶ．

```
           視床下部〔A〕 ←──────┐
                │              │
        視床下部ホルモン ┄(a)┄┐ │
                ↓          │  │
           下垂体前葉〔B〕 ←─┼──┤
                │          │  │
       下垂体前葉ホルモン ┄(b)┤  │
                ↓             │
        標的内分泌(腺)細胞〔C〕 │
                │             │
            ホルモン ─(c)──────┘
                ↓
          標的(器官)細胞〔D〕
```

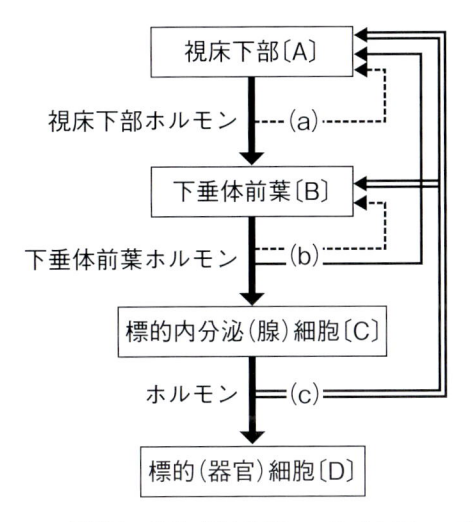

══ 長環フィードバック(ホルモンc→B, ホルモンc→A)
── 短環フィードバック(ホルモンb→A)
┄┄ 超短環フィードバック(ホルモンa→A, ホルモンb→B)

図11-7　負のフィードバック機構

2　液性因子による分泌調節

　血液中の電解質・栄養素・化学物質などの変化が，ホルモン分泌の刺激となることがある．このような刺激は，液性因子による刺激とよばれる．たとえば，血液中のカルシウムイオン濃度の低下は，上皮小体からの上皮小体ホルモン（PTH）の分泌を促進させる．上皮小体ホルモンの作用で血中カルシウムイオン濃度が上昇すると，上皮小体ホルモンの分泌は減少する．このほか，液性因子による刺激で分泌が調節されるホルモンには，甲状腺から分泌されるカルシトニンや，膵臓から分泌されるインスリンなどがある．

＊血中の液性因子の情報が，内分泌器官へ届くことによってホルモンの分泌が調節されることから，この分泌調節も最も単純なフィードバック機構によるものとする文献もある．

3　神経刺激による分泌調節

　神経による刺激でホルモンが分泌され，そのホルモンの標的細胞に作用することがある．たとえば，ストレスなどで強い緊張状態におかれると交感神経系が興奮し副腎髄質からもカテコールアミンが放出される．なお，放出されるカテコールアミンの約85％はアドレナリンであり，肝臓に作用し，1)グリコーゲン分解を促進，2)グルコースの血中放出により，血糖値が上昇する．

3 視床下部・下垂体とホルモンの作用

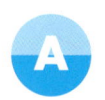

A 視床下部の構造と機能

視床下部 hypothalamus は視床 thalamus の下方にあって，第3脳室の側壁の一部と底をなしている．底部からは下垂体が短い茎で垂れ下がり，その後方には灰白隆起と丸い1対の乳頭体が存在する（図11-8）．

視床下部は大脳皮質や視床，中脳以下の脳幹・脊髄などと，また下垂体とも密接な線維結合をもち，全身の自律機能を統率する重要な中枢となっている．実際，視床下部には体温調節中枢，浸透圧中枢，性中枢，摂食および満腹中枢など多くの中枢があり，また下垂体ホルモンの分泌調節も行われている（表11-3）．

B 下垂体の構造と機能

下垂体 hypophysis, pituitary gland は，視床下部と下垂体柄（漏斗柄）を通してつながり，トルコ鞍という頭蓋骨の中の凹みに収まっている．下垂体は前葉・後葉および中間部（中葉）に分けられ，その大きさは小指頭大，重さは約0.6gである．

視床下部と下垂体をつなぐ下垂体柄には前葉への経路となる下垂体門脈と，後葉への経路となる神経線維の2つの経路が通っている（図11-9）．視床下部の各細胞でつくられたホルモンは，視床下部内の毛細血管に分泌され，前葉への経路である垂体門脈を経て前葉の毛細血管に運ばれ，前葉の各内分泌細胞の受容体に結合する．前葉の各内分泌細胞は，視床下部ホルモンの刺激を受けてそれぞれの下垂体ホルモンを産生し血中に分泌する．内分泌細胞がホルモンを分泌することを腺性分泌ということから，前葉は腺性下垂体ともよばれる．

後葉につながる神経線維は視床下部の神経細胞からのびる軸索突起で，視床下部の細胞

表11-3 視床下部ホルモンとその作用

成長ホルモン放出ホルモン（GHRH）	成長ホルモンの分泌促進
ソマトスタチン	成長ホルモンの分泌抑制（甲状腺刺激ホルモンの分泌抑制作用もあるとされている）
甲状腺刺激ホルモン放出ホルモン（TRH）	甲状腺刺激ホルモンの分泌促進
副腎皮質刺激ホルモン放出ホルモン（CRH）	副腎皮質刺激ホルモンの分泌促進
ゴナドトロピン放出ホルモン（GnRH）	性腺刺激ホルモンの分泌促進
*プロラクチン放出ホルモン（PRH）	プロラクチンの分泌促進
*プロラクチン抑制ホルモン（PIH）	プロラクチンの分泌抑制

*特定の物質名ではなく，この作用を持つものの総称

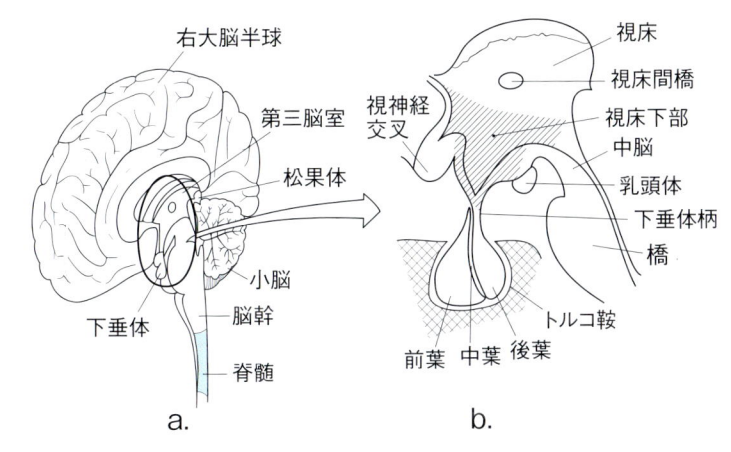

図 11-8 視床下部の位置

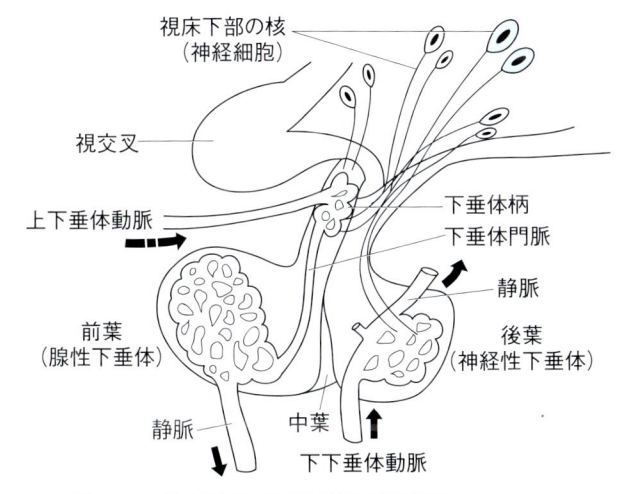

図 11-9 視床下部−下垂体系の模式図

でつくられたホルモンがこの軸索の中を運ばれて後葉まで達し，その神経末端から血液中に分泌される．このように神経線維からホルモンが分泌されることを神経内分泌ということから，後葉は神経性下垂体ともよばれる．

C 下垂体から分泌されるホルモンとその作用

1 前葉から分泌されるホルモン

(1) 成長ホルモン growth hormone（GH）

視床下部からの GRH，ソマトスタチンにより分泌が調節される．日内変動があり，睡眠時分泌が促進される．次のような生理作用がある．

① **骨の成長促進**：長管骨骨端の軟骨細胞に作用し，長軸方向への骨の成長を促進する．
② **糖質代謝**：肝臓でグリコーゲンの分解を促進し，組織へのグルコース取り込みを抑制する．（インスリン拮抗作用）
③ **タンパク質代謝**：アミノ酸の取り込みを増加させ，タンパク質の合成を促進する．筋肉，心筋，膵臓，肝臓などの臓器の増殖，肥大をもたらす．（蛋白同化作用）
④ **脂肪代謝**：貯蔵脂肪の分解を促し，遊離脂肪酸を産生して筋肉組織にエネルギー源を供給する．

(2) 甲状腺刺激ホルモン thyroid-stimulating hormone（TSH）

TSH は甲状腺に作用して甲状腺ホルモンの生成と分泌を促す．

(3) 副腎皮質刺激ホルモン adreno-corticotropic hormone（ACTH）

視床下部からの CRH の刺激により分泌される．血中の副腎皮質ホルモンにより負のフィードバック機構が調節される．日内変動があり，午前中にその血中濃度がピークに達

する．副腎皮質に作用し，副腎皮質ホルモン（おもにコルチゾル）の分泌を促す．

(4) 性腺刺激ホルモン gonadotropin（ゴナドトロピン）

視床下部からのGnRHにより調節される．

卵胞刺激ホルモン follicle stimulating hormone（FSH）は女性では卵胞の発育を促進しエストロゲンの分泌を促す．また，排卵の誘発にも関与する．男性では精巣のセルトリ細胞に作用してその機能を調節するとともにアンドロゲンの精子形成作用を促進する．卵胞刺激ホルモンは男性の場合精子形成ホルモンとよばれる．

黄体形成ホルモン luteinizing hormone（LH）は女性ではFSHとともに排卵を誘発し，黄体形成とプロゲステロンの分泌を促進する．男性では間質細胞（ライディッヒ細胞）に作用してアンドロゲンの合成・分泌を促進する．黄体形成ホルモンは，男性の場合間質細胞刺激ホルモンとよばれる．

(5) プロラクチン prolactin（PRL）

視床下部からのPRHとPIHにより調節される．通常は抑制ホルモンであるPIHのほうが優位である．また，PRLの分泌は睡眠依存性で，その血中濃度は夜間に最も高いピークに達する．

PRLは乳腺に作用し，乳腺の発育と乳汁分泌を刺激する．

2 後葉から分泌されるホルモン

(1) バソプレッシン vasopressin（抗利尿ホルモン）

血漿浸透圧の上昇，血圧の低下により分泌が亢進する．他に，疼痛・外傷・嘔吐・スト

コラム 「ステロイド」の話

"ステロイド（steroid）"という名前をもつ薬は2種類あります．一つは副腎皮質ステロイド剤でもう一つは蛋白同化ステロイド剤です．副腎皮質ステロイド剤は糖質コルチコイド製剤と（鉱質）コルチコイド製剤とに分けられます．臨床で使用されているステロイドは，おもに糖質コルチコイド製剤のことで，これを副腎皮質ステロイド剤ということが多いのです．臨床では，おもに糖質コルチコイドのもつ抗炎症作用と抗アレルギー作用を目的として使用されています．

蛋白同化ステロイドはアナボリック・ステロイド（anabolic steroid）といい，このステロイド剤は，男性ホルモンの蛋白同化作用をできるだけ残し男性化作用をできるだけ少なくした薬剤です．男性化作用のない蛋白同化ステロイド剤はなく，肝機能障害をおこしやすいため現在はあまり使われなくなっています．スポーツ選手が筋肉増強薬として使用し，ドーピング薬物検査にひっかかることで知られている薬です．

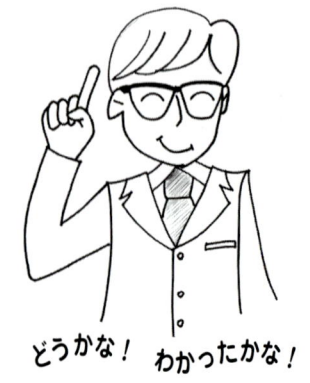

どうかな！　わかったかな！

レス・身体運動・喫煙などでも分泌が亢進する．血漿浸透圧の低下，細胞外液の増加，アルコール摂取などにより分泌が抑制される．

パソプレシンは腎臓の集合管に作用し，水の再吸収を促進する．その結果，循環血液量が増加し血漿浸透圧の是正，血圧の上昇につながる．尿量は減少する．

(2) オキシトシン oxytocin

分娩時の子宮頸管や腟の伸展刺激，授乳期の吸啜刺激により分泌される．

オキシトシンは分娩時の子宮収縮を増強させ，胎児および胎盤の娩出を助ける．また，子宮平滑筋を収縮させることで胎盤娩出後の子宮の止血を促進させる．授乳期には射乳をおこす働きをもつ．

コラム 「おっぱい」の話

妊娠中から体は母乳分泌の準備を作り始めていますが，実際に母乳が分泌するのは，赤ちゃんが子宮から出てきて，母親の乳首をくわえた時からです．

赤ちゃんが乳頭に吸いつくと，その刺激で母親の脳下垂体前葉から母乳をつくるプロラクチンというホルモンが分泌され，母乳が乳腺で作られます．同時に脳下垂体後葉からはオキシトシンというホルモンが分泌され，母乳を乳頭の方へ押し出す働きをします．さらに，オキシトシンにより子宮の収縮が促され，子宮の復古が早まります．

乳房にはたくさんの乳腺がはりめぐらされています．乳管は目に見えないほど細く，もともとの乳腺は風船のような房から成り立ち，それがたくさん集まることで乳管とよばれる太い管になっていきます．乳管は乳首に近づくほど太くなり，乳管洞とよばれる乳頭の手前で流れを調節する仕組みになっています．

母乳は，母親の血液から作られています．成分の90％は水分で，残りの10％は脂肪やタンパク質，乳糖といった赤ちゃんの成長に必要な成分が含まれています．ミルクに含まれていない成分の中で，リパーゼという酵素は腸の中で母乳中の脂肪の消化を助ける働きをします．その他，母乳はその時々の赤ちゃんに必要な成分を含んで分泌されます．

母乳の成分で一番多いのが脂肪分ですが，その脂肪分の量も，一回の授乳の中でも変化しています．飲み始めは脂肪分が低めで飲みやすい味になっているのですが，授乳が終わるころには脂肪分が増えて濃厚な味へと変化していきます．

赤ちゃんにとって良いおっぱいのためのおっぱい体操があります．まず，右手で左のおっぱいをわきの下側から斜め上に10〜20回揺らし，反対側も同様にします．これはおっぱいを支える筋肉の弾力性が増し，垂れにくくする運動です．また，肘を曲げ反対側のひじを持ち，上半身をゆっくりと左右へ倒していきます．伸ばした時に痛い感覚がなくなるくらいまでを目安に続けていきます．これは，おっぱいを支える大胸筋の伸びを良くします．そして，楽な姿勢で座り，片手を横にした状態で手首を回しながらゆっくり腕を頭の上にあげ，そのまま30秒キープします．これは，おっぱいへの体液の流れを良くするストレッチになります．

4 甲状腺・上皮小体とホルモンの作用

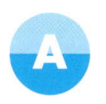

A 甲状腺の構造と機能

　甲状腺 thyroid gland は甲状軟骨の下部，気管の上端部を馬蹄形に囲み，HないしU字形をしている．左右2葉とその間をつなぐ峡部とからなり，成人では重さ約20g，表面は線維性の被膜により包まれ，その被膜は実質内に進入し内部を多数の小葉に分けている（図 11-10a）．

　この小葉は濾胞の集まりで，濾胞は濾胞細胞とそれに囲まれた濾胞腔とからなる（図 11-10b）．濾胞腔内はコロイドで満たされており，コロイドには濾胞細胞でつくられたサイログロブリンが貯えられている．また，濾胞細胞に取り込まれたヨウ素も濾胞に貯えられ，ペルオキシダーゼという酵素の働きで，サイログロブリンとヨウ素が反応し甲状腺ホルモンの前駆体となる．ペルオキシダーゼは濾胞細胞の濾胞腔面から分泌される．TSH（甲状腺刺激ホルモン）の刺激によってコロイドの中の甲状腺ホルモン前駆体は再び細胞に取り込まれ，サイロキシンとトリヨードサイロニンとヨウ素に分解されて適量ずつ血液中に分泌される．ヨウ素は濾胞細胞で再利用される（図 11-11）．

　濾胞の外面は密な毛細血管網で包まれており，濾胞間には傍濾胞細胞が存在する．この細胞は濾胞細胞よりも大きく，カルシトニンを分泌する．

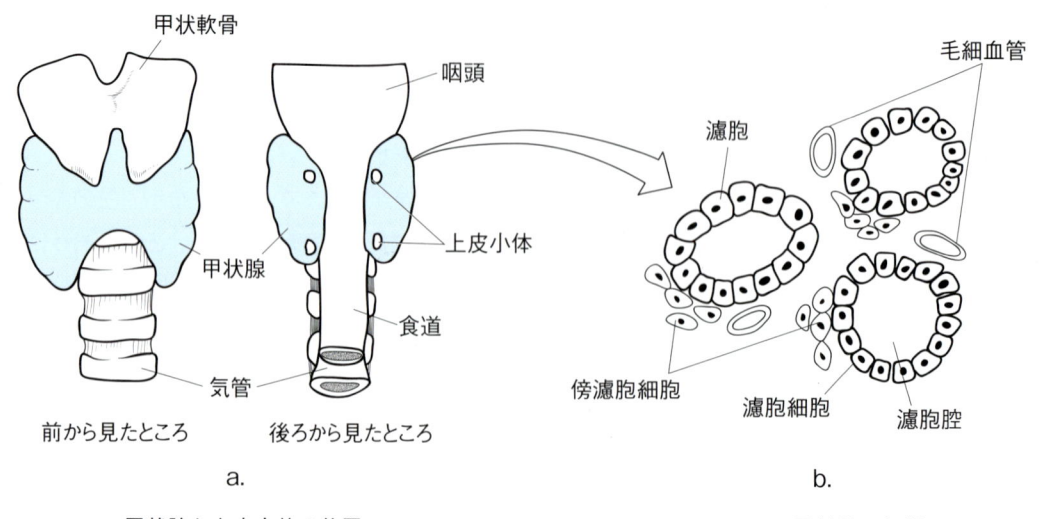

a. 甲状腺と上皮小体の位置

b. 甲状腺の組織

図 11-10

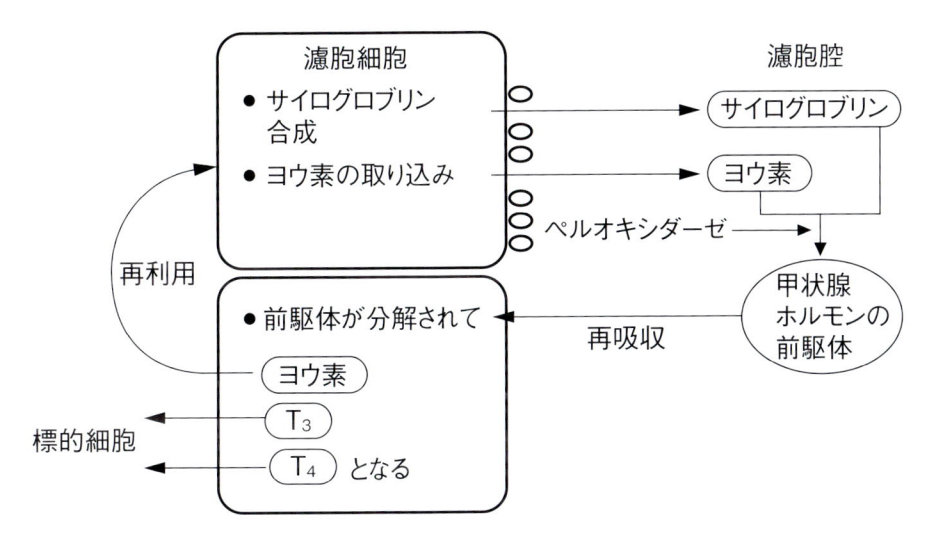

図 11-11　甲状腺ホルモンの生合成

B　甲状腺から分泌されるホルモンとその作用

(1) 甲状腺ホルモン thyroid hormone（トリヨードサイロニン triiodothyronine：T3，サイロキシン thyroxine：T4）

下垂体前葉からの甲状腺刺激ホルモン（TSH）の刺激により分泌される．血中の甲状腺ホルモンによる負のフィードバック機構により調節される．

次のような生理作用をもつ．

①熱量産生作用：成人の脳，下垂体前葉，脾臓，精巣，子宮などを除くほとんどすべての組織の物質代謝をたかめ，エネルギーの産生をふやす．そのため末梢組織の酸素消費量の増加，基礎代謝の亢進，体温の上昇がおこる．

②タンパク質・核酸代謝の亢進：タンパク質，核酸の合成を促進させ，尿素窒素の排泄量を増加させる．タンパク質の補給が十分であれば，成長・発育を促す．

③糖代謝への作用：グルコースの腸管からの吸収と，肝臓におけるグリコーゲンの分解を促進させ，血糖を上昇させる．

④脂質代謝への作用：脂質の合成および分解の作用をもつ．一般に分解がより促進される．そのため血中コレステロールおよび中性脂肪が低下する．

⑤発育促進：成長ホルモンの作用を助け，骨の成長にも関与している．

⑥精神活動：精神活動にも影響があり，甲状腺ホルモンが欠乏すると精神機能の低下や反射の遅延がおこる．逆に過剰になれば落ちつきがなく興奮しやすくなる．

⑦自律神経への作用：アドレナリンの感受性を高める．心臓では心拍数の増加と収縮力の増強がおこる．

⑧その他：水・電解質代謝に影響を与え，利尿を促進させる．皮下組織に対しても影響を与え，甲状腺機能低下症の場合，皮下に水分を大量に含む物質を蓄積することで粘液水腫を引きおこす．

＊成長期の甲状腺ホルモンの欠乏は，クレチン症を引きおこす．クレチン病では，成長・発育および知能の発達が阻害され，低身長となる．

(2) カルシトニン calcitonin

血中カルシウム濃度が上昇すると分泌される．

カルシトニンは，破骨細胞に働きかけ骨吸収を抑制し，血中カルシウム濃度を低下させる．また，腎臓でカルシウムとリンの排泄を促進し，カルシウムおよびリンの血中濃度を低下させる（図 11-12）．

＊血中カルシウム濃度が正常範囲内にある時には，カルシトニンはカルシウム低下作用はなく，カルシウム調節に重要な働きをしているとは考えられていない．しかし，食事性またはその他の原因による高カルシウム血症を予防する働きをもつ．

＊骨吸収が亢進している患者にカルシトニンを投与すると，骨吸収を抑制し血中カルシウムを低下させるだけでなく，骨の疼痛の軽減をはかる．

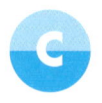

C 上皮小体の構造と機能

上皮小体 parathyroid gland は甲状腺の両端部（背部側）上下に 2 個ずつある米粒大の淡黄色の小体で，副甲状腺ともよばれる（図 11-10a）．

上皮小体には主細胞と好酸細胞の 2 種類があり主細胞から上皮小体ホルモン（パラソルモン）とよばれるホルモンが分泌される（図 11-12）．

D 上皮小体ホルモン（パラソルモン）の働き

血中カルシウム濃度が低下すると上皮小体ホルモンの分泌が促進され，血中カルシウム濃度が上昇すると上皮小体ホルモンの分泌は抑制される．

上皮小体ホルモンは骨と腎臓に働きかけ次のように作用する．

①腎臓でカルシウムの再吸収およびリンの排泄を促進させ，血中カルシウム濃度を上昇させ血中リン濃度を低下させる．
②腎臓でビタミンDを活性化する．活性化されたビタミンDは腸管からのカルシウム吸収を促進させ，血中カルシウム濃度を上昇させる．
③骨からカルシウムとリンの遊離を亢進させ血中カルシウム濃度を上昇させる．

＊血中リン濃度は上昇するが腎臓から排泄される．

活性化されたビタミンDは腸管からのカルシウム吸収の促進だけにとどまらず，腎臓のカルシウム再吸収の促進，骨からのカルシウム・リンの遊離にも関与している．

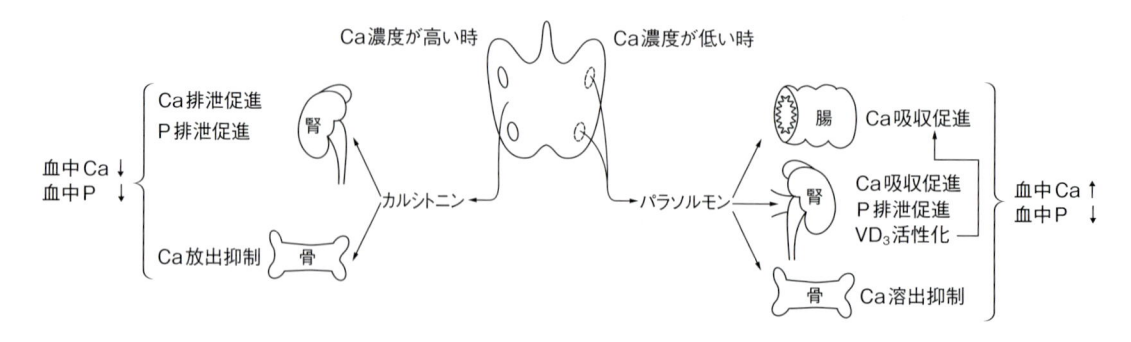

図 11-12 カルシトニン・上皮小体ホルモンの働き

MEMO 骨吸収
破骨細胞が骨を溶解させ，カルシウムやリンを血液中に放出（遊離）させることを骨吸収という．"骨の成分を血液が吸収する"と考えるとわかりやすいと思う．

コラム　甲状腺が腫れる

　甲状腺が腫れることを甲状腺腫といいますが，腫れる理由にはいろいろな原因があります．甲状腺腫瘍ができた場合や，バセドウ病や橋本病などの甲状腺疾患の場合，またヨード不足の場合などでも甲状腺は腫れてくるのです．甲状腺腫瘍といっても，良性の腺腫もあれば悪性の甲状腺癌もあります．バセドウ病の時は自己抗体により常に甲状腺が刺激された状態となり，濾胞細胞の一つ一つが肥大し増殖するために甲状腺が全体として腫れてきます．橋本病では強い慢性炎症反応により濾胞間がリンパ腫のような状態になり甲状腺が腫れてきます．どちらかというと甲状腺が活発な時や炎症が強い時に腫れるというイメージですが，意外なことにヨード不足の時に大変大きく腫脹するのです．甲状腺ホルモンはヨウ素を4つ（サイロキシン）あるいは3つ（トリヨードサイロキシン）含むので，ヨードが不足すると甲状腺ホルモンが減少します．すると，甲状腺刺激ホルモンが常に甲状腺を刺激し続けることになり甲状腺が腫れてくるのです．私たちはおもに，海草類をはじめとする海産物からヨードを摂取しています．ヨード摂取不足による甲状腺腫は山岳地帯に住む人に生じやすいといわれています．

コラム　「糖代謝」について

　私たちは生命を維持するためには，エネルギーが必要です．からだの一つ一つの細胞はグルコース（ブドウ糖）や脂肪，タンパク質を燃やしてエネルギーをつくり出しています．それらのエネルギー源の中でもグルコースが最も重要な役割を持っています．それは脂肪やタンパク質を使ってエネルギーをつくり出すよりもグルコースを使う方が早く行われるからです．また，脳の細胞と赤血球は常にグルコースの供給がないと生きていけません．

　細胞の中に取り込まれたグルコースは，解糖反応という化学反応によって分解され，アデノシン三リン酸（ATP）というエネルギーを生み出します．さらに化学反応は進みクエン酸回路や電子伝達系とよばれる反応を経て多くのATPがつくられます．

　食事によって腸から吸収されたグルコースは血液の中に入り，全身の細胞へ運ばれます．
　一つ一つの細胞にグルコースが取り込まれるときにインスリンの働きが必要となります．血液中のグルコース濃度つまり血糖値は常に全身の細胞にエネルギー源を供給するために一定値を保っています．食後は血糖値がいったん上昇しますが，全身に必要な分を供給したり血液中に過剰に残っているグルコースを肝臓や筋肉細胞の中にグリコーゲンという形に変えて貯えておきます．そうすることで血糖値は元に戻ります．逆に，食事がとれない時には貯えておいたグリコーゲンを分解しグルコースに変えて血液中に戻し血糖値を維持しているのです．それでもまだグルコースが不足している場合，肝細胞は脂肪酸やアミノ酸を使ってグルコースをつくり出します．これを糖新生とよびます．

　ちなみに，筋肉内に貯えられたグリコーゲンは，グルコースの供給が減った時に分解されグルコースをつくり出し筋細胞だけで使います．肝臓に貯えられたグリコーゲンのみ，血糖値の調節に使われるのです．

5 副腎・膵島とホルモンの作用

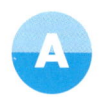

A 副腎の構造と機能

　副腎 adrenal gland は両側の腎臓の上部に存在し，扁平な三角形または半月形をしている．副腎は表面の皮質とよばれる部分と中心の髄質とに分けられる．

　副腎皮質 adrenal cortex は3層構造になっており，外側から球状層・束状層・網状層とよばれ，各層から順に電解質コルチコイド・糖質コルチコイド・性ホルモンが分泌される．（図11-13）

　副腎髄質 adrenal medulla の細胞はクロム染色によって黄褐色に染まるため，クロム親和細胞とよばれている．副腎髄質は，副腎全体のわずか10～20％程度を占めるにすぎないが，アドレナリン adrenalin やノルアドレナリン noradrenalin などのカテコールアミン catecholamine を分泌する重要な臓器である．

1 副腎皮質ホルモンの働き

(1) 電解質コルチコイド（アルドステロン aldosterone）

＊電解質コルチコイドはミネラルコルチコイドや鉱質コルチコイドともよばれる．

　血中カリウム濃度の上昇，ACTHの作用，レニン-アンギオテンシン系からの刺激により分泌が促進される．

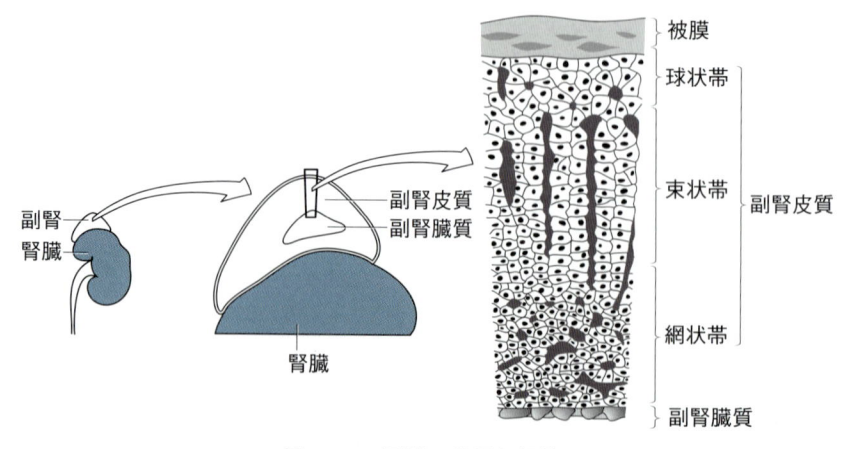

図11-13　副腎の位置と組織

MEMO　副腎の皮質と髄質の違い
　副腎の皮質と髄質は構造も機能も大きく異なっている．発生学的にも，副腎皮質は骨格筋や循環器などと同様に中胚葉由来であるが，副腎髄質は中枢神経系や脊髄と同じ神経外胚葉由来であり，交感神経の細胞塊と考えられている．

電解質コルチコイドは腎臓の遠位尿細管および集合管でナトリウムの再吸収を促進し，カリウムの排泄を促す．ナトリウムの再吸収が亢進すると，同時に水も再吸収されて体液量が増加する．
　また，集合管では水素イオンの排出を促進する．

(2) 糖質コルチコイド（コルチゾール cortisol）
＊糖質コルチコイドはグルココルチコイドともよばれる．

　下垂体前葉ホルモンのACTHによって調節される．その分泌調節は次の3つのパターンに分けられる．
① **基礎分泌**：概日リズムがあり，早朝に最高，夕方が最低となる．
② **負のフィードバック**：血中の糖質コルチコイド濃度が上昇すると，視床下部および下垂体前葉からのCRHやACTHの分泌が抑制され，副腎皮質での糖質コルチコイドの分泌が低下する．
③ **ストレス反応**：生体にストレスがかかると分泌が亢進する．

　糖質コルチコイドの作用は次のとおりである．
① **糖新生促進**：肝臓での糖新生を促進し，血糖値を上昇させる．
② **電解質代謝**：腎尿細管においてナトリウムの再吸収，カリウム排泄を促進する．
③ **抗炎症作用**：胸腺やリンパ組織を萎縮させ，炎症反応や免疫反応を抑制すると同時に白血球の遊送を抑制しリンパ球を減少させて抗体産生能力を低下させるため，細菌繁殖を容易にさせる（易感染状態）．
④ **骨・カルシウム代謝**：骨芽細胞の分化増殖を抑制し，骨重量を減少させる．過剰に分泌されると，ビタミンDと拮抗して腸管からのカルシウム吸収を抑制するとともに，腎尿細管におけるカルシウム再吸収を

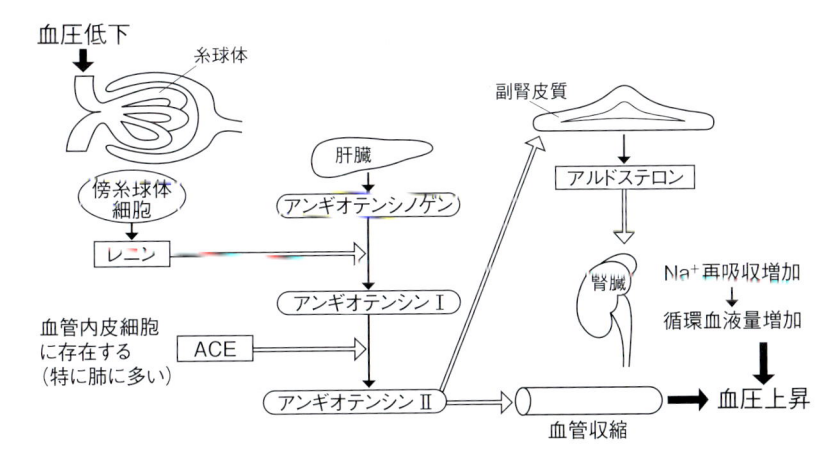

図11-14　レニン・アンギオテンシン・アルドステロン系のメカニズム

MEMO　レニン・アンギオテンシン・アルドステロン系とは
　血圧低下にともなって腎糸球体に入ってくる血液量が低下すると，傍糸球体装置にある細胞からレニンが分泌される．レニンは，肝臓で合成されたアンギオテンシノゲンをアンギオテンシンIに変換する．アンギオテンシンIは，肺などの血管内皮細胞にある．アンギオテンシン変換酵素（ACE）によってアンギオテンシンIIに変換される．アンギオテンシンIIは，副腎皮質を刺激しアルドステロンの分泌を促進するとともに，血管壁にも作用し，血管の収縮を促進する．この一連の反応を，レニン・アンギオテンシン・アルドステロン系とよぶ（図11-14）．

抑制する．その結果，副甲状腺機能が亢進し骨吸収が促進される．

⑤**中枢神経系への作用**：認知機能や情動にも影響を及ぼす．欠乏症では無気力・抑うつ的になり，過剰症では活動亢進・多幸症・不眠などがおこる．

(3) 性ホルモン

性別にかかわらず副腎皮質の網状層では，アンドロゲン androgen やエストロゲン estrogen が一生涯にわたって産生・分泌されており，ACTH による刺激で分泌する．

アンドロゲンは，女性では陰毛・腋毛の発育に関与しているが，男性ではほとんど意味を持たない．

エストロゲンの分泌は少量でその作用は弱い．男性の尿中にみられる女性ホルモンの主因をなしている．

2 副腎髄質ホルモンの働き

分泌刺激：副腎髄質ホルモンの分泌はおもに交感神経によって調節されている．交感神経の刺激により，副腎髄質細胞が直接刺激されホルモンを分泌する．

感染症による発熱，痛み，寒冷，外傷，激しい精神的な打撃などは生体にとっては大きなストレスとなり，視床下部からの副腎皮質刺激ホルモン放出ホルモン（CRH）の分泌を促す．CRH は下垂体前葉だけでなく延髄にも作用し，交感神経系の活性化がおこり副腎髄質ホルモンの分泌が促進される．

生理作用：副腎髄質ホルモンの作用は交感神経の作用と本質的に同じである．副腎髄質から分泌されたアドレナリンやノルアドレナリンは身体各部位の α 受容体や β 受容体を介してその作用を発揮する（表 11-1 参照）．

α 受容体，β 受容体の分布は組織によって大きく異なる．たとえば，α_1 受容体は血管系に多く分布し，血管の収縮と関連している．

β_2 受容体は，気管支平滑筋や血管，内分泌腺組織，肝臓に多く分布しており，それぞれ気管や血管の拡張，インスリンやグルカゴンの分泌，肝臓での糖新生と関連している．

アドレナリンは β 受容体に，ノルアドレナリンは α 受容体に作用する場合が多い．代表的な働きとして，アドレナリンは肝臓に作用しグリコーゲンの分解を促進および糖新生を促進することで血糖値を上昇させる．ノルアドレナリンは血管抵抗を増加させ，血圧を上昇させる．

＊血中のアドレナリン，ノルアドレナリンはそれぞれ代謝されてメタネフリン，ノルメタネフリンとなり，さらにバニルマンデル酸（VMA）となる．
＊副腎髄質のクロム親和細胞が腫瘍化して，カテコールアミンの過剰分泌を生ずる褐色細胞腫では，尿中のカテコールアミンのみならずバニルマンデル酸も増加する．

B 膵島の構造と機能

膵島 langerhans islets は膵臓 pancreas の中にある内分泌細胞の集まりで，膵臓の中に数多くある外分泌細胞の中に島のように細胞が集合しているため，ランゲルハンス島と名づけられている．ランゲルハンス島は成人で 100～200 万個ほどあり，膵尾部に多く分布している．この島のなかの細胞には A（α アルファ）細胞・B（β ベータ）細胞・D（δ デルタ）細胞の 3 種類があり，A 細胞からはグルカゴン，B 細胞からはインスリン，D 細胞からはソマトスタチンが分泌される（図 11-15）．

1 膵島から分泌されるホルモンの働き

(1) グルカゴン glucagon

血糖値が低下すると分泌が促進され，高血糖によって分泌が抑制される．

グルカゴンは肝臓でのグリコーゲン分解を促進することで血糖値を上昇させる．消化管

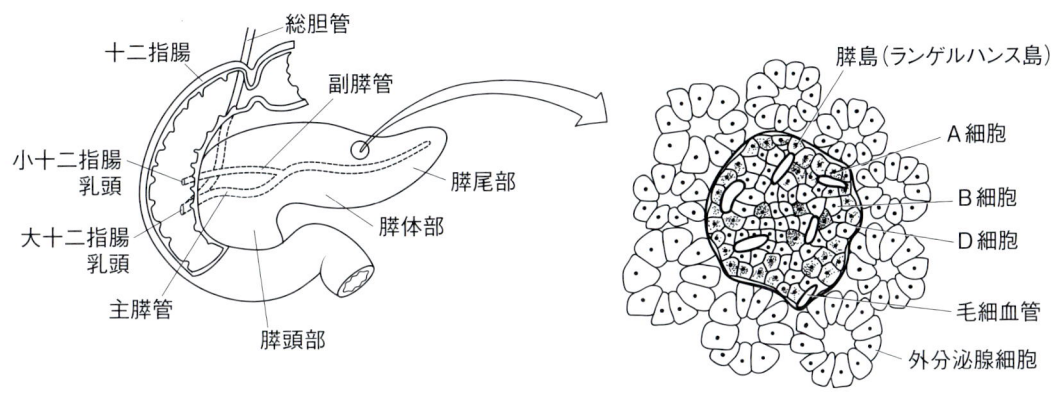

図11-15　膵臓とランゲルハンス島

の蠕動運動を抑制する作用もあり，消化管の検査の前処置としても用いられる．

(2) インスリン insulin

血糖値が上昇すると分泌が促進される．
おもな働きは次の通りである．
①肝臓，筋肉，脂肪細胞におけるグルコースの取り込みを促進する．
②肝臓や筋肉でのグリコーゲン合成を促進する．
③肝臓や筋肉でのアミノ酸の取り込みを促進する．
④脂肪細胞における脂肪分解の抑制と脂肪合成の促進．

①②の働きにより，血糖値を低下させる．

(3) ソマトスタチン　somatostatin

高血糖，グルカゴン，アミノ酸，交感神経などの刺激により分泌が促進する．

ソマトスタチンはインスリンとグルカゴンの分泌を抑制する作用をもつ．他にも，成長ホルモンや甲状腺刺激ホルモン，胃腸ホルモンなどの分泌も抑制すると考えられている．

コラム　食後の血糖値の上昇と胃の排出能

　日本人はインスリンの分泌が低い割には，ごはんのように血糖値を早く上昇させるものを主食としています．糖尿病のおこりやすい遺伝子も持っているためか，日本人の約20％は糖尿病もしくは，糖尿病の疑いがあるといわれています．グルコースは小腸で吸収されますが，血糖上昇を抑えるひとつの方策として，胃から小腸への食物の排出スピードを抑えることにより，吸収速度を遅くして，ゆるやかな血糖上昇にインスリンの分泌を追いつかせる方法があります．食後の血糖上昇をゆっくりとすることができます．胃の排出するスピードを抑える方法として，脂肪や酸を含んだものと組み合わせてごはんを食べるとよいといわれています．

6 その他の内分泌器官から分泌されるホルモン

A 松果体から分泌されるホルモン

松果体 pineal body は，間脳の視床上部に位置し（図11-8），重量は160mg，4×8mmの卵形の小器官である．発生上は脳質壁の神経上皮に由来しており，松果体細胞と神経膠細胞からなり，成人では退化している．松果体から分泌されるホルモンはメラトニン melatonin で，これはセロトニン serotonin の誘導体である．メラトニンは性腺刺激ホルモンの分泌を抑制し，思春期前の生殖腺の成熟を抑制すると考えられている．他に，睡眠を誘発し光刺激により分泌が抑制される．メラトニンは光などとともに，体内時計の周期を24時間に合わせることに関与すると考えられている．

B 性腺から分泌されるホルモン

性腺とは生殖細胞をおさめている器官で，男性では精巣，女性では卵巣のことをさす．精巣から分泌されるホルモンは精巣ホルモン（テストステロン testosterone）で，このテストステロンと類似の作用を示すホルモンを広い意味で男性ホルモン（アンドロゲン）とよぶ．

テストステロンは精巣の曲精細管の間のライディッヒ細胞 Leydig cell でつくられ，下垂体前葉の黄体形成ホルモン（LH）によって分泌が促進される．その作用は男性の思春期における二次性徴（生殖器の発育・体毛発生・変声・体型骨格の男性化）をもたらす．また，精子形成および成熟を促進したり，男性の性行動にも関係する．胎児期では生殖器の分化（男性化）に関与する．

＊テストステロンと類似の作用をもつホルモンとは，副腎皮質から分泌されるデヒドロエピアンドロステロンであり，男性ホルモン（アンドロゲン）の一種である．副腎皮質の網状層から分泌されるホルモンを男性ホルモン（アンドロゲン）と記載している文献も多い．

卵巣からは卵胞ホルモン（エストロゲン estrogen）と黄体ホルモン（プロゲステロン progesterone）が分泌され，この両者を合わせて女性ホルモンとよぶ．

(1) 卵胞ホルモン（エストロゲン）

卵胞ホルモンは卵胞で産生・分泌されるホルモンで，卵胞の他に黄体や胎盤からも分泌される．エストラジオール，エストロン，エストリオールの3種類があり，これらを総称して卵胞ホルモン（エストロゲン）とよぶ．

下垂体前葉の卵胞刺激ホルモン（FSH）によって分泌が促進される．その作用は，女子の思春期における第二次性徴（乳腺の発達，骨格の女性化，皮下脂肪の沈着など）をもたらす．また，子宮粘膜の増殖を促進し子宮の収縮性をたかめる．

(2) 黄体ホルモン（プロゲステロン）

おもに黄体から産生・分泌され，他に胎盤や副腎皮質からも分泌される．

下垂体前葉の黄体形成ホルモン（LH）に

よって分泌が促進される．

プロゲステロンは子宮に作用して月経前期の変化をおこし，さらに妊娠期には子宮の収縮性を低下させ，排卵を抑制する．

C 消化管から分泌されるホルモン

消化管ホルモンは，その名のとおり胃や十二指腸，小腸で合成分泌されるホルモンの総称である．食物の摂取や消化・吸収に伴って，消化管の粘膜内に存在する特殊な細胞から分泌され，消化機能を調節している．おもな消化管ホルモンとして以下のものがあげられる．

(1) ガストリン gastrin

胃幽門部の粘膜をタンパク質・アミノ酸・アルコールなどが刺激した際に，胃粘膜内のG細胞から分泌され，胃粘膜の壁細胞や主細胞からの胃液分泌を促進する．

(2) セクレチン secretin

胃内で消化された酸性の消化産物が十二指腸粘膜を刺激した際に，十二指腸粘膜のS細胞から分泌される．膵臓からHCO_3^-を多く含む膵液の分泌を促進する．また，ガストリンや胃液の分泌を抑制するとともに，胆嚢の収縮を促進し胆汁の排泄を促す

(3) コレシストキニン・パンクレオザイミン CCK-PZ（cholecystokinin-pancreozymin）またはCCKともよばれる．

糖質の分解産物や脂肪酸，タンパク質の刺激で十二指腸や小腸のI細胞，M細胞から分泌される．胆嚢を収縮させ，膵臓からは消化酵素を多く含む膵液の分泌を促進する．

(4) GIP（gastric inhibitory polypeptide）

脂肪酸や糖質が十二指腸を刺激すると，十二指腸や小腸のK細胞から分泌される，胃液の分泌やガストリンの分泌を抑制する．

(5) VIP（vasoactive intesitinal peptide）

GIPと同様に，脂肪酸や糖質の刺激で十二指腸や小腸のH細胞から分泌され，胃液の分泌を抑制する．

(6) ソマトスタチン somatostatin

おもに膵のランゲルハンス島のδ細胞から分泌されるが（p.255），胃粘膜のD細胞からも分泌され，ガストリン・セクレチンの分泌を抑制する．

D 腎臓から分泌されるホルモン

(1) レニン renin

レニンは腎臓の傍糸球体細胞から分泌される．①出血や脱水，血圧の低下などによって循環血漿量が減少した場合，②利尿剤の使用，嘔吐，下痢，過剰な塩分制限による低ナトリウム血症，③低カリウム血症，④立位，⑤交感神経の刺激などによって分泌が促進される．

レニンは，肝臓で合成されたアンギオテンシノゲンをアンギオテンシンIに変換する作用をもつ．

(2) エリスロポエチン erythropoietin

エリスロポエチンは身体が低酸素状態に陥ったときに腎臓の尿細管近傍の細胞から分泌され，骨髄に作用し赤血球産生を促進する．

E 心臓から分泌されるホルモン

心臓からは心房性ナトリウム利尿ペプチド atrial natriuretic peptide（ANP）が分泌される．

循環血液量の増加によって心房圧が高くなり心房が伸展されるとANPが生成分泌される．

ANPは腎臓に作用してナトリウムの再吸収を抑制する．また，レニン-アルドステロン系やバソプレッシンの分泌抑制にも関与し

ているといわれており，結果としてナトリウムと水が一緒に体外へ排泄され体液量の減少および血圧の低下がおこる．さらに，ANP は血管の平滑筋を弛緩させ血圧を低下させる．

F 脂肪細胞から分泌されるホルモン

脂肪細胞からはレプチン leptin というホルモンが分泌される．これは，食欲を低下させ体重のコントロールに関与すると考えられている．

G 胎盤から分泌されるホルモン

胎盤からはヒト絨毛性ゴナドトロピン human chorionic gonadotropin（hCG）などが分泌される．ヒト絨毛ゴナドトロピンは妊娠初期に胎児側の胎盤より分泌され，母体の黄体形成ホルモンの分泌を刺激する．妊娠3カ月になると胎盤からは卵胞ホルモン（エストロゲン）や黄体ホルモン（プロゲステロン）が分泌されるようになり，妊娠の維持や乳汁分泌の準備に関与する．

コラム 「バセドウ病」の話

バセドウ病ってどんな病気？

内分泌疾患の中で最も多いのが甲状腺の疾患です．その中でも慢性甲状腺炎とともに発生頻度が高く，よく知られているのがバセドウ病（Basedow）であり，英国圏ではグレイヴズ病ともよばれています．この疾患は甲状腺機能亢進症の一つですが，ほぼ同義語のように扱われます．甲状腺機能亢進症とは，甲状腺の機能が何らかの原因で亢進し，過剰に分泌された甲状腺ホルモンの影響でさまざまな症状が出現するものです．バセドウ病は甲状腺刺激ホルモン（TSH）受容体に対する抗体である TSH 受容体抗体がつくられることによっておこる疾患で，自己免疫疾患の一つでもあります．

本来，甲状腺ホルモンは下垂体前葉から分泌される TSH が甲状腺にある TSH の受容体と結合することで，TSH の刺激を受けて産生・分泌されるものです．バセドウ病では TSH 受容体に抗体が結合することで，あたかも TSH の刺激を受けたこのように甲状腺が働き始めるのです．

どんな症状がでるの？

バセドウ病の症状とは，甲状腺ホルモンが過剰に分泌されるためにおこる症状なので，まずは甲状腺ホルモンの働きを思い出してみてください．いかに全身的で多様な症状が出るかが想像できます．発熱，発汗過多，動悸，息切れ，手指の振戦，易疲労感，暑がり，食欲亢進，体重減少，いらいら感，不眠，情緒不安定，特にびまん性甲状腺腫，眼球突出，頻脈は，バセドウ氏が一般診療を開始した地にちなんでメルゼブルグ（Merseburg）の三

徴とよばれている代表的な症状です．眼球突出は強度になると，眼瞼が閉じきれなくなり兎眼（ウサギの眼）になることもあります．甲状腺腫は比較的軟らかく弾力性に富んでいます．ちなみに慢性甲状腺炎では，甲状腺が硬く腫れるのが特徴です．

どんな検査でわかるの？

バセドウ病の診断をつけるためには血中の甲状腺ホルモンの測定を行います．血中の甲状腺ホルモンの大部分は，アルブミンやサイロキシン結合グロブリンなどの血漿蛋白と結合しています．遊離型の甲状腺ホルモンはわずかですが，この遊離形ホルモンこそが生理作用を発揮したりフィードバック調節に関与しています．そこで，ホルモン測定にはこの遊離型ホルモンすなわち遊離サイロキシン（FT_4）と遊離トリヨードサイロニン（FT_3）の測定が行われます．バセドウ病では，血中FT_4と血中FT_3濃度は上昇しています．また，血中TSHはネガティブフィードバックの調節を受けるため低値を示します．最も特異性の高い検査はTSH受容体抗体で，陽性を示します．甲状腺の機能が亢進しているとヨードを多く取り込むことを利用した検査で，放射性ヨードを投与しその摂取率をみる検査がありますが，この検査でも摂取率の上昇をみます．

どんな治療が行われるの？

甲状腺ホルモンの合成や分泌を抑制するための治療が行われます．抗甲状腺薬による薬物療法，アイソトープ療法，手術療法がおもな治療法です．抗甲状腺薬は甲状腺ホルモンの合成を阻害する作用を持っています．副作用に無顆粒球症，じんま疹，肝炎などがあり，特に無顆粒球症は突然の高熱や咽頭痛がおこり，対応が遅れると致命的となるので注意が必要です．アイソトープ療法は放射性ヨード（^{131}I）を経口投与し甲状腺細胞を破壊することを目的としています．手術療法は薬物療法で効果を得られない場合や甲状腺腫が大きい場合に適応となり，甲状腺亜全摘出術が行われます．

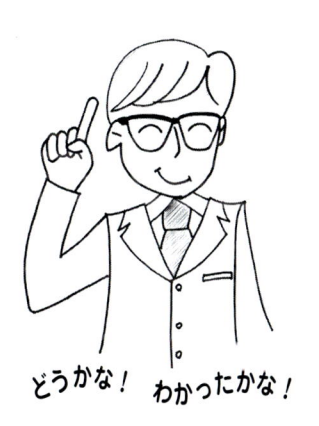

参考文献

東　国伸 他：シンプル微生物学．南江堂，2009．
安部信一：系統看護学講座腎・泌尿器　排尿と神経作用．医学書院，2009．
白井大禄，湯浅繁一他訳：腎臓の生理学．メディカル・サイエンス・インターナショナル，1996．
池田　匡，井山壽美子 監修：代謝・内分泌疾患．学研，2005．
伊藤　朗 著：図説・運動生理学入門．医歯薬出版，1993．
伊藤　隆：解剖学講義第1版．南江堂，1983．
井上裕美 他：病気がみえる．産科．MEDIC MEDIA，2009．
井原秀俊 他訳：図解—関節・運動器の機能解剖（下巻・下肢編）．協同医書出版社，1986．
岩瀬善彦，森本武利：やさしい生理学第4版．南江堂，2003．
上田　敏 他編：リハビリテーション基礎医学．第2版．医学書院，1994．
上野正彦：解剖学はおもしろい．医学書院，1994．
小澤瀞司，福田康一郎 編：標準生理学第7版．医学書院，2009．
小幡邦彦 他：新生理学．文光堂，2003（第4版）．
加藤征治：からだの不思議．ナツメ社，2003．
加藤征治：解剖学の要点第3版．金芳堂，2004．
加藤征治：健康と病気にまつわる体の仕組み．金芳堂，2006．
加藤征治：休み時間の解剖生理学．講談社，2010．
加藤征治，三浦真弘：おもしろ解剖学読本第4版．金芳堂，2004．
金子丑之助 原著，金子勝治，穐田真澄 改訂：日本人体解剖学上巻 改訂19版．南山堂，2000．
木村健次郎，富野康日己：講義録　腎臓学　renal medicine．MEDICAL VIEW，2004．
木村　淳，幸原信夫：神経伝導検査と筋電図を学ぶ人のために．医学書院，2003．
貴邑冨久子，根来英雄：シンプル生理学第6版．南江堂，2008．
栗原　敦：内臓脂肪は命の棄権信号．小学館，2006．
黒川　清 監訳：体液異常と腎臓の病態生理．メディカル・サイエンス・インターナショナル，2007．
国分正一，鳥巣岳彦 他 監修：標準整形外科学第10版．医学書院，2008．
才藤栄一 監修：摂食・嚥下リハビリのための運動と食事．三和化学研究所，2008．
堺　章：目で見るからだのメカニズム．医学書院，1999．
坂井建雄，河原克雅：カラー図解 人体の正常構造と機能⑽腎・泌尿器．日本医事新報社，1999．
坂井建雄，松村讓兒 監修：プロメテウス解剖学アトラス．解剖学総論・運動器系．医学書院，2007．
坂井建雄，岡田隆夫：系統看護学講座．専門基礎分野．解剖生理学．医学書院，2006．
佐々木誠一，佐藤健次：コメディカルの基礎生理学．廣川書店，1996．
佐藤昭夫 他編：人体の構造と機能第2版．医歯薬出版，2003．
四宮謙一 訳：腰椎の臨床解剖．医学書院，1989．
嶋田智明，金子　翼 編：関節可動障害その評価・作業療法．メデイカルプレス，1999．
嶋田智明，平田総一郎 監訳：筋骨格系のキネシオロジー．医歯薬出版，2005．
新堂幸恵 他：母性看護学 妊婦・産婦・褥婦・新生児の看護．メヂカルフレンド，2006．
杉　晴夫 編著：人体機能生理学第3版．南江堂，1999．
杉浦和朗：イラストによる中枢神経系の理解．医歯薬出版第3版，1998．

瀬口春道 他 訳：受精卵からヒトになるまで―基礎的発生学と先天異常―．医歯薬出版，2007．
曽根正好：メタボリックシンドロムと生活習慣病．医歯薬出版，2007．
高橋信一：これでわかるピロリ除菌療法と保険適応．南江堂，2009．
竹井　仁 他 訳：運動機能障害症候群のマネジメント　－理学療法評価・MBSアプローチ・ADL指導－．医歯薬出版，2005．
竹内修二：解剖生理学．医学藝術社，2008．
田中越郎：イラストで学ぶ生理学．医学書院，2005．
田中越郎：イラストで学ぶ人体のしくみとはたらき．医学書院，2009．
寺澤宏次 監修：脳のしくみがわかる本．成美堂出版，2007．
陶山哲夫 他 監訳：運動器リハビリテーションの機能評価Ⅰ，Ⅱ 原著第4版．エルゼビア・ジャパン，2006．
年森清隆，川内博人：人体の正常構造と機能Ⅵ生殖器．日本医事新報社，2007．
中村美和子：わかりやすい栄養学．Nouvelle Hirokawa，2009．
中村隆一：臨床運動学．医歯薬出版，1994．
中村隆一，斎藤　宏，長崎　宏：基礎運動学第6版．医歯薬出版，2006．
奈良　勲 監修：理学療法辞典．医学書院，2006．
日本腎臓学会編集委員会：初心者から専門医までの腎臓学入門．東京医学社，2009．
橋本　勲 他：新エスカ21 運動生理学．同文書院，1995．
林正健二 他 訳：人体の構造と機能．医学書院，2000．
菱沼典子：看護のため人体機能学入門．メデイカルフレンド社，1999．
菱沼典子：看護形態機能学．日本看護協会，2005．
博田節夫 編：関節運動学的アプローチ．医歯薬出版，1990．
福林　徹，蒲田和芳 監修：ACL損傷予防プログラムの科学的基礎．ナップ，2008．
福林　徹，蒲田和芳 監修：足関節捻挫予防プログラムの科学的基礎．ナップ，2010．
藤田恒太郎：人体解剖学第42版．南山堂，2007．
本郷利憲，廣重　力，豊田順一 監修：標準生理学第6版．医学書院，2005．
本間　栄：睡眠時無呼吸症候群．克誠堂出版，2009．
深井喜代子，福田博之 他：看護生理学テキスト．南江堂，2002．
藤原　知：運動解剖学．医歯薬出版，1979．
真島英信：生理学．光文堂，1984．
槙野　博 他：初心者から専門医までの腎臓学入門．東京医学社，2009．
増田敦子：解剖生理学をおもしろく学ぶ．医学芸術社，2008．
水野克己：よくわかる母乳育児．へるす出版社，2007．
宮村実晴 編：最新運動生理学―身体パフォーマンスの科学的基礎―．真興交易，1997．
三輪一智：系統看護学講座　生化学　第11版．医学書院，2005．
森　恵美 他：母性看護学概論．医学書院，2000．
山本敏行 他：新しい解剖生理学．南江堂，2000．
山内昭雄，鮎川武二：感覚の地図帳．講談社，2001．
吉岡成人 他：系統看護学講座　内分泌・代謝　第12版．医学書院，2007．
吉澤英造 他 訳：腰痛－最新のエビデンスに基づく予防とリハビリテーション－．ナップ，2005．
Jutta Hochschild：Strukturen und Funktionen begreifen.1，2．Thieme，2002．
James A. Porterfield：Mechanical Low Back Pain．Saunders，1991．

日本語　索引

【あ】

アウエルバッハ神経叢	177
アクチン	36
味細胞	126
圧覚	116
アデノシン三リン酸	3, 45
アドレナリン	243, 249, 252, 254
アポトーシス	22
アランチウス管	158
アルドステロン	252
アルブミン	161
鞍関節	27
アンドロゲン	254

【い】

胃	184
イオドプシン	121
胃腺	184
胃体	184
胃底	184
陰核	220
陰茎	215
陰茎海綿体	215, 217
陰茎深動脈	215, 217
インスリン	243, 254, 255
咽頭	136, 181
咽頭口部	136
咽頭鼻部	136
陰嚢	214
陰部神経	191, 208, 217

【う】

ウィリス動脈輪	152
ウェルニッケ	111
烏口肩峰靱帯	58
烏口鎖骨靱帯	58
烏口上腕靱帯	58
内呼吸	136
運動	42
運動性言語野	111
運動野	111

【え】

栄養膜	225
会陰	220
腋窩静脈	155
腋窩動脈	152
S状結腸	190
エストロゲン	215, 221, 254, 256
エリスロポエチン	160, 257
遠位橈尺関節	61
遠位尿細管	201, 203
嚥下	180, 182
嚥下性無呼吸	183
塩酸	184
遠心性収縮	42
延髄	99, 104

【お】

横隔膜	65, 143
横行結腸	190
黄色靱帯	66
黄色髄	21
黄体	218, 221
黄体形成ホルモン	221, 246
黄体ホルモン	221, 256, 257, 258
黄疸	160
横紋筋	34, 191
オキシトシン	247
オステン	20
オッディ括約筋	186
温度覚	116

【か】

外頚静脈	154
外頚動脈	152
外肛門括約筋	191
外耳道	121
外旋	29
外側楔状骨	18
外側溝	110
外側足底動脈	153
外側側副靱帯	61, 74, 78
外側半月	73
回腸	176
外腸骨静脈	156
外腸骨動脈	153
外転	28, 58
外転神経	88
解糖	46
外尿道括約筋	207
外尿道口	206, 207
海馬	99
外胚葉	98, 228
灰白質	101
外反膝	72
外鼻孔	136
外膜	144
海綿骨	20
海綿体洞	215
回盲弁	190
外力	8

外肋間筋	65, 143	冠状溝	146	臼状関節	27
下横隔動脈	153	冠状動脈	148, 150	弓状動脈	201
下顎	180	肝静脈	154	嗅神経	87
下顎骨	17	肝小葉	192	求心性収縮	42
化学的消化	179	関節	26	嗅粘膜	136
核	22	関節円板	27	橋	99, 104
角化	116	関節軟骨	27	胸郭	18
顎下腺	181	関節半月	27	胸管	154, 169
顎静脈	154	関節包	27	頬骨	17
角膜	120	肝臓	176	胸骨	18
下行結腸	190	杆体	121	胸鎖靭帯	58
下行大動脈	151	環椎	18	凝集原	161
顆状関節	27	環椎後頭関節	54	凝集素	161
下垂体	244	眼動脈	152	胸髄	100
下垂体門脈	244	間脳	99, 106	強制回旋運動	73
ガストリン	178, 257	顔面静脈	154	胸腺	173
下大静脈	154, 156, 201	顔面神経	88, 95	胸腺血液関門	173
肩関節	27	顔面頭蓋	17	胸大動脈	152
下腸間膜動脈	153	関連痛	130	胸椎	18
滑液	27			強膜	120
滑車神経	87	【き】		胸膜	142
活動張力	43	期外収縮	149	胸膜腔	142
活動電位	6, 83, 149	機械的消化	179	胸肋関節	64
滑膜	27	器官	4	棘間靭帯	66
滑膜性関節	26	気管	140	曲精細管	214
カテコールアミン	243, 252	気管支	140	距骨	18
下殿動脈	153	気管支動脈	152	近位橈尺関節	61
下鼻甲介	17	奇静脈	154, 156	近位尿細管	201, 203
下鼻道	136	基節骨	62	筋型動脈	144
下腹神経	208	基底脱落膜	226	筋原線維	36
下膀胱動脈	153	亀頭	215	筋収縮	44
カルシトニン	25, 243, 248, 250	キモトリプシン	188	筋鞘	35
肝円索	158	嗅覚	126	筋小胞体	36
感覚性言語野	111	球関節	27	筋節	36
含気骨	17	嗅球	99	筋線維	34, 35
眼筋	120	球形嚢	123	筋層間神経叢	177
眼瞼	120	嗅細胞	126	筋組織	4
寛骨	18	嗅索	99	筋フィラメント	36
間細胞	214	臼歯	181	筋分節	117
環軸関節複合体	54	吸収	178	筋紡錘	8, 38

【く】

区域気管支	140
空腸	176
クーパー腺	207
屈曲	28, 58
グラーフ卵胞	221
グリア細胞	98
グリコーゲン	249
グルカゴン	254
グルコース	249
クレアチニン	204
グロブリン	161

【け】

脛骨	18
頸神経叢	91
頸髄	100
頸椎	18
頸動脈洞	152
脛腓関節	78
頸膨大	100
係留細糸	163
血液	3
血液空気関門	142
血液精巣関門	214
血管作動性腸ペプチド	178
血管抵抗	201
月経	221
月経周期	221
結合組織	3
血漿	161
月状骨	18, 62
血漿浸透圧	202
血小板	160, 161
血小板血栓形成	161
血清	161
結腸	176
結腸紐	190
結腸膨起	190
血尿	205
血餅	161
結膜	120
腱	30, 38
腱間膜	30
肩甲骨	18, 56
肩甲上腕靱帯	58
肩鎖関節	27
腱索	148
肩鎖靱帯	58
犬歯	181
腱鞘	30
原始卵胞	221
減数分裂	216
検尿	205
原尿	201, 202
腱紡錘	38

【こ】

構音	138
口蓋骨	17
睾丸	214
交感神経	6, 94
交感神経幹	94, 235
交感神経系	94, 235
咬筋	180
口腔	176
後脛骨静脈	156
後脛骨動脈	153
高血圧	205
膠原線維	23
硬口蓋	180
虹彩	120
後室間溝	146
鉱質コルチコイド	252
膠質浸透圧	202
後縦靱帯	66
抗重力筋	8
甲状頸動脈	152
甲状腺	248
甲状腺刺激ホルモン	245, 248
甲状腺ホルモン	249
甲状軟骨	137
高張尿	204
喉頭	137
喉頭蓋	183
喉頭蓋軟骨	137
喉頭筋	137
後頭骨	17
後頭葉	110
更年期	230
後腹壁	200, 206
肛門	176
肛門管	190, 191
抗利尿ホルモン	204, 246
股関節	27, 69
呼吸細気管支	140
呼吸性アシドーシス	212
呼吸性アルカローシス	212
国際生活機能分類	12
鼓室	121
骨壊死	22
骨格筋	34
骨芽細胞	22
骨幹	16
骨細胞	22
骨小腔	22
骨髄	21
骨組織	3
骨端	16
骨端成長板	16, 24
骨端線	25
骨盤	68
骨盤腔	196
骨盤傾斜角	68
骨盤神経	190, 191, 208
骨盤底筋訓練	209
骨盤内臓神経	217
骨膜	20
ゴナドトロピン	246

ゴナドトロピン放出ホルモン	220	視覚野	111	シャーピー線維	21, 30
鼓膜	121	耳下腺	181	車軸関節	26
固有卵巣索	218	子宮	218, 219	射精	217
コラーゲン線維	23	子宮外膜	219	射精管	207, 215
ゴルジ装置	3	子宮筋層	219	斜走筋	184
コルチゾール	253	子宮頸管	219	尺骨	18, 60, 62
コレシストキニン	178	子宮頸部	219	尺骨静脈	155
コレシストキニン・パンクレオザイミン	257	子宮口	230	尺骨神経	63, 91
		子宮後屈	219	尺骨動脈	152
コレステロール	249	子宮腺	219	尺骨皮静脈	155
コロイド	248	糸球体	200	集合管	201
		糸球体血圧	202	集合リンパ管	162
【さ】		子宮体部	219	集合リンパ小節	173
		子宮底	219	舟状骨	18, 62
細気管支	140	子宮動脈	153, 218, 219	終動脈	145
細静脈	145	子宮内膜	219	十二指腸	176
臍静脈	157, 226	軸索	82	終脳	110
臍帯	226	軸椎	18	終末細気管支	140
最長筋	67	刺激伝導系	149	終末リンパ管	163
左胃動脈	153	指骨	18	絨毛	186
細動脈	144	篩骨	17	絨毛上皮	226
臍動脈	226	篩骨洞	136	絨毛突起	226
臍動脈索	158	自己分泌	240	主気管支	140
細胞	3	支持組織	3	手根間関節	27
細胞融合	225	思春期	230	手根骨	18, 62
細網組織	3	視床	106, 107, 244	主細胞	184
サイロキシン	249	視床下部	106, 107, 244	種子骨	17
サイログロブリン	248	指床間距離	64	樹状突起	82
鎖骨	18, 56	耳小骨	123	受精	224
鎖骨下静脈	154	視神経	87	シュワン細胞	82
坐骨大腿靭帯	69	姿勢保持	42	小陰唇	220
三角骨	18, 62	舌	181	上横隔動脈	152
三叉神経	88	膝蓋骨	18	消化	178
三層性胚盤	228	膝窩静脈	156	消化管	176
酸素負債	48	膝窩動脈	153	消化管ホルモン	177, 178
産道	229	膝窩リンパ	169	上顎	180
		膝動脈	153	上顎骨	17
【し】		指動脈	152	上顎洞	136
		シナプス	83, 235	消化腺	176
耳介	121	脂肪組織	3	松果体	256
視覚	120				

上行結腸	190	心筋層	146	髄核	66
踵骨	18	神経管	98	髄鞘	84
硝子軟骨	4, 21	神経元	82	水晶体	120
小腸	186	神経溝	98	膵臓	176, 193, 254
上腸間膜動脈	153, 167	神経細胞	98	錐体	104, 121
上殿動脈	153	神経性下垂体	245	錐体外路	113
小脳	99, 104, 108, 123	神経組織	4	錐体交叉	113
上皮小体	250	神経伝達物質	83, 177	錐体路	112
上皮小体ホルモン	243	神経頭蓋	17	膵島	254
上皮組織	3	神経内分泌	245		
上鼻道	136	神経板	98	【せ】	
小伏在静脈	156	進行性胃腸運動群	178	精液	216
上膀胱動脈	153	心室中隔	147	精管	215
小胞体	3, 22	腎小体	200	精管動脈	214
漿膜性心膜	147	深掌動脈弓	152	精索	214
静脈	144	腎静脈	156, 200, 201	精子	214, 216
静脈網	154	心尖	146	精子細胞	216
静脈角	154	心臓	144	静止張力	43
静脈管	157, 158, 229	腎臓	200	静止電位	83
静脈管索	158	心臓血管系	144	静止膜電位	6
静脈叢	154, 156	靭帯	30, 39, 57, 69	成熟卵胞	221
静脈弁	145	靭帯結合	26	性腺刺激ホルモン	246
小網	197	陣痛	229	性腺静脈	156
小葉間動脈	201	心底	146	性腺動脈	153
小菱形筋	62	伸展	28	精巣	214
小菱形骨	18	心電図	149	精巣上体	215
上腕骨	18, 56, 60	腎動脈	153, 200, 201	精巣上体管	214
上腕動脈	152	心内膜	146	精巣静脈	156, 214
食塊	179	腎盤	200	精巣動脈	153, 214
食道	181	真皮	116	精祖細胞	215
食道動脈	152	深部感覚	117	声帯ヒダ	138
食物残渣	179	心房性ナトリウム利尿ペプチド		正中神経	63, 91
鋤骨	17		257	成長ホルモン	25, 245
触覚	116	心房中隔	147	精嚢	215
自律神経	6, 94, 123, 237	腎門	200	正のフィードバック	241, 242
自律神経系	234			赤色髄	21
深陰茎筋膜	215	【す】		脊髄	98
腎盂	200	随意筋	34	脊髄円錐	100
心外膜	146	膵液	176	脊髄神経節	90
心筋	34	髄液	98	脊髄反射	102

脊柱	18	前頭骨	17			【た】	
脊柱管	100	前頭前野	111				
脊柱起立筋	70	前頭洞	136	大陰唇	220		
赤脾髄	173	前頭葉	110	胎芽	225, 228		
セクレチン	257	前庭ヒダ	138	対向流交換系	202		
舌咽神経	89, 95	前立腺	207, 215	第三脳室	98		
舌下神経	89	前腕正中皮静脈	155	胎脂	229		
舌下腺	181			胎児心拍	229		
赤血球	160	【そ】		胎児尿	226		
節後線維	235	総肝動脈	153	代謝性アシドーシス	213		
舌骨	17	総頚動脈	152	代謝性アルカローシス	213		
節後ニューロン	235	桑実胚	225	体循環	150		
切歯	181	臓側胸膜	142	体性感覚	116		
節前線維	235	臓側腹膜	196	体性感覚野	111		
節前ニューロン	235	総腸骨静脈	156	大前庭腺	220		
セルトリ細胞	214	総腸骨動脈	151, 153	大蠕動	191		
セロトニン	256	総腸骨リンパ節	168	大腿動脈	153		
線維性関節	26	僧帽弁	148	大腿筋膜張筋	70		
線維性心膜	147	足底静脈	156	大腿骨	18		
線維軟骨	4, 21	足底動脈弓	153	大腿静脈	156		
線維軟骨結合	26	側頭筋	180	大腿深動脈	153		
線維輪	66	側頭骨	17	大腸	190		
浅陰茎筋膜	215	側頭静脈	154	胎動	229		
全か無かの法則	83	側頭葉	110	大動脈	144		
前脛骨静脈	156	足背弓状動脈	153	大動脈弓	151		
前脛骨動脈	153	足背静脈	156	大動脈弁	148		
仙骨	18	足背動脈	153	大脳	99		
仙骨神経	95	側副循環路	145	大脳回	110		
仙骨神経節	236	鼠径管	215	大脳基底核	108		
仙骨神経叢	91, 92	鼠径リンパ節	169	大脳溝	110		
前室間溝	146	組織	3	大脳縦裂	110		
前縦靱帯	66	咀嚼	180, 182	大脳新皮質	99		
浅掌動脈弓	152	咀嚼筋	180	大脳動脈輪	152		
仙髄	100	疎性結合組織	3	大脳辺縁系	99		
腺性下垂体	244	足根間関節	27	胎盤	226		
先体	216	足根骨	18	大伏在静脈	156		
前大脳動脈	152	外呼吸	136	大網	197		
仙腸関節	27, 70	ソマトスタチン	255, 257	第四脳室	98		
前庭神経	123			大菱形骨	18, 62		
蠕動運動	177, 197, 206			大弯	184		

唾液腺	176, 181	聴覚	121	等速性収縮	42
楕円関節	27	聴覚野	111	頭頂骨	17
脱臼	29	蝶形骨	17	等張性収縮	42
多尿	204	蝶形骨洞	136	等張尿	204
多裂筋	67	長骨	16	頭頂葉	110
短骨	16	腸骨大腿	69	洞房結節	149
胆汁	176, 192	蝶番関節	26, 61	動脈	144, 153
胆汁酸	188	跳躍伝導	83	動脈管	157, 229
弾性型動脈	144	腸腰靭帯	67	動脈管索	158
弾性軟骨	21	腸腰動脈	153	洞様毛細血管	145
胆嚢	193	直腸	176, 190	トリプシン	188
タンパク尿	205			トリヨードサイロニン	249

【つ】

トルク　9

【ち】

		椎間関節	27		
恥丘	220	椎孔	100		【な】
蓄尿	206	椎骨静脈	154	内陰部動脈	153
蓄尿反射	208	椎骨動脈	152	内胸動脈	152
恥骨大腿靭帯	69	痛覚	116	内頚静脈	154
腟	220			内頚動脈	152
腟前庭	220		【て】	内肛門括約筋	190, 191
緻密骨	20	丁植	26	内耳神経	88
着床	224, 225	低張尿	204	内旋	29
肘外偏角	61	テストステロン	256	内臓感覚	130
中間楔状骨	18	デルマトーム	117	内臓頭蓋	17
肘関節	61	電解質	211	内側・外側翼突筋	180
中手骨	18, 62	電解質コルチコイド	252	内側楔状骨	18
中心溝	110	電解質輸液製剤	211	内側足底動脈	153
中枢神経	82			内側側副靭帯	61, 74, 78
肘正中皮静脈	155		【と】	内側半月	73
中節骨	62	動眼神経	87, 95	内腸骨静脈	156
中仙骨動脈	153	瞳孔	120	内転	28
中足骨	18	橈骨	18, 60, 62	内尿道括約筋	207
中大脳動脈	152	橈骨静脈	155	内尿道口	206
中直腸動脈	153	橈骨神経	63, 91	内胚葉	228
中脳	99, 104, 105	橈骨動脈	152	内反膝	72
中胚葉	228	橈骨皮静脈	155	内分泌	6, 240
中鼻道	136	糖質コルチコイド	253	内膜	144
中副腎動脈	153	等尺性収縮	42	内力	8
中膜	144	豆状骨	18, 62	内肋間筋	65, 143
腸肋筋	67	動静脈吻合	145	軟口蓋	180, 183

軟骨	21	肺根	141	鼻骨	17
軟骨結合	26	肺サーファクタント	229	腓骨静脈	156
軟骨性関節	26	肺循環	150	糜汁	179
軟骨性骨化	24	肺小葉	141	尾髄	100
軟骨組織	3	肺尖	140	ヒス束	149
		肺底	140	脾臓	172

【に】

		肺動脈	150	ビタミン	25
乳腺	220	排尿	206	ビタミンD	250
乳頭	220	排尿筋	207	左鎖骨下動脈	152
乳頭筋	148	排尿障害	208	左総頚動脈	152
乳輪	220	排尿反射	208	鼻中隔	136
ニューロン	82	胚盤胞	225	脾動脈	153
尿管	200, 206	肺胞	140, 141	ヒト絨毛性ゴナドトロピン	
尿細管	200	肺胞毛細血管	145		226, 258
尿酸	204	肺門	141	ヒト胎盤性ラクトーゲン	226
尿失禁	208	排卵	218, 221	鼻粘膜	126
尿素	204	ハウシップ窩	22	皮膚分節	117
尿道	200	白質	101	表皮	116
尿道海綿体	215	白体	218, 221	鼻涙管	136
尿道球腺	207, 215	白脾髄	173	ピロリ菌	189
尿路感染	204	破骨細胞	22		
妊娠黄体	226	破水	230	【ふ】	
		バソプレシン	204, 246	フィードバック	241

【ね】

		白血球	160, 161	フィブリノゲン	161
ネフロン	200	発声	138	フォルクマン管	20
捻挫	29	馬尿酸	204	不規則骨	17
粘膜下神経叢	177	ハバース管	20	腹腔	177
		馬尾	100	腹腔動脈	153
【の】		ハムストリングス	70	副交感神経	6, 94
脳	98	パラソルモン	25	副交感神経系	95, 235
脳側室	98	バルトリン腺	220	副細胞	184
脳幹	99, 104, 105	半関節	27	副腎	252
脳脊髄液	98	半規管	123	副神経	89
脳頭蓋	17	半奇静脈	156	副腎皮質刺激ホルモン	245
ノルアドレナリン	252, 254			腹大動脈	152, 153, 156
		【ひ】		腹直筋	70

【は】

		皮下組織	116	副半奇静脈	156
歯	181	鼻腔	136	副鼻腔	136
パイエル板	173	腓骨	18	副鼻腔炎	136
肺区域	141	尾骨	18	腹膜	196

腹膜外器官	196	
腹膜腔	196	
腹膜内器官	196	
浮腫	211	
不整脈	149	
プチアリン	181	
負のフィードバック	241, 242, 253	
プルキンエ線維	149	
ブローカ	111	
プロゲステロン	221, 256, 257	
プロテオグリカン	23	
プロラクチン	246	
吻合	145	
糞便	211	
分回し運動	29	
噴門	184	

【へ】

平滑筋	34
閉経	230
平衡覚	123
平衡砂	123
閉鎖動脈	153
閉鎖卵胞	218
平面関節	27
壁細胞	184
壁側胸膜	142
壁側腹膜	196
ヘマトクリット	160
ヘモグロビン値	160
ベル・マジャンディーの法則	101
辺縁系	106
娩出物	229
娩出力	229
扁桃	137, 173
扁桃体	99
扁平骨	17
鞭毛	216

ヘンレループ	201

【ほ】

縫合	26
膀胱	200, 206
膀胱三角	206
傍糸球体装置	201
房室結節	149
乏尿	204
傍分泌	240
ボウマン嚢	200
ボタロー管	157
勃起	217
勃起神経	217
ホルモン	240

【ま】

マイスナー神経叢	177
膜性骨化	24
末梢神経	82
末節骨	62

【み】

ミエリン鞘	84
ミオシン	36
味覚	126
右鎖骨下動脈	152
右総頚動脈	152
右リンパ本幹	154, 170
密性結合組織	3
ミトコンドリア	3
ミネラルコルチコイド	252
脈拍	149
味蕾	126

【む】

無尿	204

【め】

迷走神経	89, 95
メサンギウム細胞	201
メラトニン	256
免疫機能	161

【も】

毛細血管	144, 145
毛細リンパ管	162, 163
盲腸	190
網膜	120
毛様体	120
網様体	104
門脈	145, 154, 157

【や】

ヤコビー線	101

【ゆ】

有鈎骨	18, 62
有頭骨	18, 62
幽門括約筋	176, 184
幽門前庭	184
輸出細動脈	201
輸入細動脈	201

【よ】

葉間動脈	201
葉気管支	140
腰静脈	156
腰神経節	236
腰神経叢	91, 92
羊水	226
腰髄	100
腰椎	18
腰椎穿刺	101
腰動脈	153
腰膨大	100
羊膜	230

羊膜上皮	226	卵巣動脈	153, 218, 219	涙腺	120
容量血管	145	卵巣門	218		
		卵胞	218	**【れ】**	
【ら】		卵胞刺激ホルモン	220, 246	レニン	201, 257
ライディッヒ細胞	214	卵胞ホルモン	221, 256, 258	レプチン	258
螺旋動脈	217, 219, 221				
螺旋関節	26	**【り】**		**【ろ】**	
卵円窩	147, 158	立方骨	18	肋横突関節	64
卵円孔	157, 158, 229	リモデリング	23	肋下動脈	152
卵割	225	輪状靱帯	61	肋椎関節	64
卵管	218	輪状軟骨	137	肋間神経	91
卵管采	219	輪状ひだ	186	肋間動脈	152
卵管ヒダ	219	リンパ	3	肋骨	18
卵丘	221	リンパ小節	172	ロドプシン	121
卵形嚢	123	リンパ節	172	濾胞細胞	248
ランゲルハンス島	254	リンパ洞	172		
卵子	218, 224	リンパ本幹	162	**【わ】**	
卵巣	218			ワルダイエル咽頭輪	137
卵巣周期	221	**【る】**		腕神経叢	57, 91
卵巣静脈	156	涙器	120	腕頭静脈	154
卵巣堤索	218	涙骨	17	腕頭動脈	151

外国語　索引

【A】

abdominal cavity	177
abduction	28
absorption	178
ACTH	245
actin	36
adduction	28
adrenal gland	252
adrenalin	252
aldosterone	252
androgen	254
ANP	257
anus	176
apoptosis	22
artery	144
articular cartilage	27
articular disk	27
articulation	26, 138
atlas	18
ATP	3, 45
atrial natriuretic peptide	257
auditory sensation	121
autocrine	240
autonomic nerve	94
autonomic nervous system	234
axis	18
axon	82

【B】

Bartholin's gland	220
BER	177
blood capillary	144
bone lacuna	22
bone marrow	21
brain	98
brain stem	99, 104
bronchus	140
bulbo-urethral gland	215

【C】

calcaneus	18
calcitonin	250
capitate	18
cardiac muscle	34
carpal bones	18
cartilage	21
catecholamine	252
CCK-PZ	257
cell	3
cerebellum	99, 104, 108
cerebrospinal fluid	98
cerebrum	99
cervical vertebra	18
cholecystokinin-pancreozymin	257
clavicle	18, 56
CNS	82
coccyx	18
compact bone	20
concentric contraction	42
cones	121
cornea	120
cortisol	253
CRH	254
cuboid	18

【D】

dendrite	82
Dermatome	117
diaphysis	16
diencephalon	106
digestion	178
digestive organ	176
dislocation	29

【E】

eccentric contraction	42
endocrine	240
endoplasmic reticuium	22
epiphyseal growth plate	16
epiphyseal line	25
epiphysis	16
erythropoietin	257
esophagus	181
estrogen	221, 254, 256
ethmoid bone	17
extension	28

【F】

feedback	241
femur	18
fertilization	224
fibula	18
flat bone	17
flexion	28
follicle-stimulating hormone	246
frontal bone	17
FSH	221, 246, 256

【G】

gallbladder	193
gastric inhibitory polypeptide	257

gastrin	257			midbrain	99, 104
GH	245	**【 J 】**		MMC	178, 185
GIP	257	joint	26	muscle spindle	38
glia cells	98	joint capsule	27	myofibril	36
glucagon	254			myosin	36
GnRH	220	**【 K 】**			
gomphosis	26	kidney	200	**【 N 】**	
gonadotropin	246			nasal bone	17
Graafian follicle	221			nasal cavity	136
		【 L 】		navicular	18
		lacrimal bone	17	negative feedback	241
【 H 】		langerhans islets	254	nephron	200
hamate	18	large intestine	190	nerve cells	98
Haversian canal	20	larynx	137	neurocranium	17
Hawship's lacuna	22	lateral cuneiform	18	neuron	82
hCG	226, 258	lens	120	noradrenalin	252
heart	144	leptin	258	nucleus	22
hip bone	18	Leydig 細胞	214		
Histology	2	LH	221, 246, 257	**【 O 】**	
hPL	226	ligament	30, 39	occipital bone	17
Ht 値	160	limbic system	106	olfaction	126
Human Anatomy	2	long bone	16	oral cavity	176
human chorionic gonadotropin	258	lunate	18	organ	4
humerus	18	luteinizing hormone	246	osteoblast	22
hyoid bone	17	lymph nodes	172	osteoclast	22
hypophysis	244			osteocyte	22
hypothalamus	106, 244	**【 M 】**		osteon	20
		mammary gland	220	osteonecrosis	22
【 I 】		mandible	17	ovarian cycle	221
ICF	12	mastication	180	ovary	218
implantation	224	maxilla	17	ovulation	218
inferior nasal concha	17	medial cuneiform	18	ovum	218
insulin	255	medulla	99	oxygen debt	48
interbrain, diencephalon	99	medulla oblongata	104	oxytocin	247
intermediate cuneiform	18	melatonin	256		
iris	120	menstration	221	**【 P 】**	
irregular bone	17	menstrual cycle	221	palatine bone	17
isometric contraction	42	mesotedon	30	pancreas	193, 254
isotonic contraction	42	metacarpal bones	18	paracrine	240
		metatarsal bones	18	parasympathetic nervous system	

273

	95, 235	retina	120	sympathetic nervous system	94
parathyroid gland	250	ribs	18	symphysis	26
parietal bone	17	rods	121	synapse	83
patella	18			synchondrosis	26
penis	215	【S】		syndesmodial joint	26
perineum	220	sacrum	18	synovial fluid	27
periosteum	20	salivary gland	181	synovial joint	26
peristaltic movement	177	sarcolemma	35	synovial membrane	27
peritoneum	196	sarcomere	36	synpathetic nervous system	235
Peyer's patches	173	scaphoid	18	system	4
phalangeal bones	18	scapula	18	Systematic Anatomy	2
pharynx	136, 181	Schwan cell	82		
phonation	138	secretin	257	【T】	
pineal body	256	semen	216	T3	249
pisiform	18	semilunar cartilage	27	T4	249
pituitary gland	244	seminal vesicle	215	talus	18
placenta	226	sense of sight	120	tarsal bones	18
plasma	161	seretonin	256	taste cell	126
pleura	142	Sertoli 細胞	214	teeth	181
PNA	3	serum	161	telencephalon	110
pneumatic bone	17	sesamoid bone	17	temporal bone	17
pons	99, 104	Sharpey's fiber	21, 30	tendon	30, 39
positive feedback	241	short bone	16	tendon sheath	30
PRL	246	skeletal muscle	34	tendon spindle	38
progesterone	221, 256	small intestine	186	test bud	126
prolactin	246	smell sensation	126	test sensation	126
prostate gland	215	smooth muscle	34	testis	214
proteoglycans	23	somatostatin	255, 257	testosterone	256
PTH	243	spainal cord	98	thalamus	106, 244
puple	120	sperm	214	thorax	18
pyramis	104	sphenoid bone	17	thymus	173
		spinal ganglion	90	thyroid gland	248
【Q】		spleen	172	thyroid hormone	249
QOL	12	spongy bone	20	thyroxine	249
		sprain	29	tibia	18
【R】		sternum	18	tissue	3
radius	18	stomach	184	tongue	181
referred pain	130	striated muscle	34	tonsil	137
renin	201, 257	sutura	26	Topohraphic Anatomy	2
reticular formation	104	swallowing	180	trachea	140

trapezium	18	*urinary bladder*	200	*villi*	186
trapezoid	18	*uterine tube*	218	*VIP*	178, 185, 257
triiodothyronine	249	*uterus*	218, 219	*visceral sensation*	130
triquetrum	18			*viscerocranium*	17
TSH	240, 245, 248			*vision*	120

【V】

【U】

		vagina	220	*Volkmann's canal*	20
		vasoactive intesitinal peptide	257	*vomer*	17
ulna	18	*vasopressin*	246		
uniform velocity contraction	42	*vein*	144		
ureter	200	*vertebral column*	18		
urethra	200	*vestibular sensation*	123		

【Z】

zygomatic bone	17

からだの動きの解剖生理学

2011年2月1日　第1版第1刷発行

編　　集	加藤征治　　KATO, Seiji
発 行 者	市井輝和
発 行 所	株式会社　金芳堂
	〒606-8425 京都市左京区鹿ヶ谷西寺ノ前町34番地
	振替　01030-1-15605
	電話　075-751-1111（代）
	http://www.kinpodo-pub.co.jp/
組　　版	デジテックジャパン株式会社
印　　刷	亜細亜印刷株式会社
製　　本	有限会社　清水製本所

© 加藤征治, 金芳堂, 2011
落丁・乱丁本は直接小社へお送りください．お取替え致します．

Printed in Japan
ISBN978-4-7653-1470-1

JCOPY ＜(社)出版者著作権管理機構　委託出版物＞

本書の無断複写は著作権法上での例外を除き禁じられています．複写される場合は，そのつど事前に，(社)出版者著作権管理機構（電話 03-3513-6969，FAX 03-3513-6979, e-mail: info@jcopy.or.jp）の許諾を得てください．

健康と病気にまつわる体の仕組み

著
加藤征治　大分大学医学部教授

① 人体の仕組みについて従来の解剖学テキストと異なり、健常人の生理的現象からたどり、各臓器の構造と機能を理解できるような解説。
② 病気の発症と症状については、人体の基本的構造に基づいて解剖学専門の立場から説明。
③ 各項目は、基本的に器官系ごとにまとめ、どこから読んでもいいように項目を読みきりスタイルにまとめた。
④ 読む人に興味を起こさせるように医学・解剖学に関する雑学的知識も記述した。

A5判・360頁・図137　　定価 **3,360円**（本体 3,200円＋税5％）　　ISBN4-7653-1217-8

おもしろ解剖学読本

改訂4版

共著
加藤征治　大分大学教授
三浦真弘　大分大学講師

解剖学において、形態と機能さらに疾患との結びつき等を重視し、イラストを多数用いて、語源やエピソードを盛り込み退屈だと思われている解剖学を楽しみながら学べるユニークな構成。医学生のみならず、広くコメディカル領域の人々にも役立つ副読本。

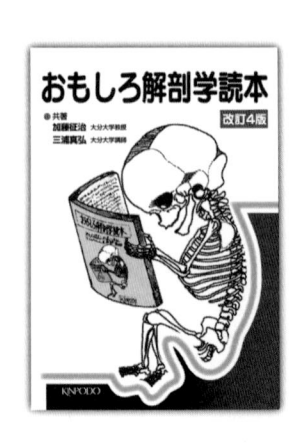

A5判・424頁・図137　　定価 **4,095円**（本体 3,900円＋税5％）　　ISBN4-7653-1143-0

金芳堂　刊